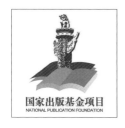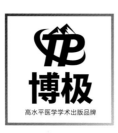

国家出版基金项目
NATIONAL PUBLICATION FOUNDATION

博极
高水平医学学术出版品牌

"十四五"国家重点出版物出版规划项目

COMPLEX DISEASES OF CIRCULATORY SYSTEM

循环系统复杂病

主 审　葛均波　马长生

主 编　何 奔

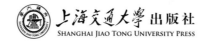

上海交通大学出版社
SHANGHAI JIAO TONG UNIVERSITY PRESS

内容提要

本书包括 10 章,按照高血压相关病例、心力衰竭相关病例、缺血性心脏病相关病例、结构性心脏病相关病例、肺动脉高压相关病例、心律失常相关病例、心肌病相关病例、心肌炎相关病例、大血管病相关病例和其他复杂病,对循环系统临床诊治过程中诊断或治疗复杂的疾病进行了分类。在此基础上,在全国范围内的一流医院中选取了对应的典型病例,并根据病例资料,通过病理学特点及诊治过程的讨论,以及专家的述评,从整合医学的角度,集中呈现了循环系统复杂性疾病的临床科研成果及临床思维的形成过程,可供高年资住院医师和主治医生参考。

图书在版编目(CIP)数据

循环系统复杂病/何奔主编. —上海:上海交通
大学出版社,2023.1

整合医学出版工程.复杂病系列

ISBN 978-7-313-27895-1

Ⅰ.①循… Ⅱ.①何… Ⅲ.①心脏血管疾病-诊疗

Ⅳ.①R54

中国国家版本馆 CIP 数据核字(2023)第 037626 号

循环系统复杂病

XUNHUAN XITONG FUZABING

主　　编:何　奔

出版发行:上海交通大学出版社　　　　　　　地　　址:上海市番禺路 951 号

邮政编码:200030　　　　　　　　　　　　　电　　话:021-64071208

印　　制:上海万卷印刷股份有限公司　　　　经　　销:全国新华书店

开　　本:787mm×1092mm　1/16　　　　　印　　张:14.5

字　　数:345 千字

版　　次:2023 年 1 月第 1 版　　　　　　　印　　次:2023 年 1 月第 1 次印刷

书　　号:ISBN 978-7-313-27895-1

定　　价:88.00 元

《整合医学出版工程·复杂病系列》
丛书编委会

本书编委会

主　审　葛均波(复旦大学附属中山医院)

　　　　马长生(首都医科大学附属北京安贞医院)

主　编　何　奔(上海交通大学医学院附属胸科医院)

副主编　聂绍平(首都医科大学附属北京安贞医院)

　　　　沈玲红(上海交通大学医学院附属胸科医院)

编　委(按姓氏笔画排序)

　　　　卜　军(上海交通大学医学院附属仁济医院)

　　　　王继光(上海交通大学医学院附属瑞金医院)

　　　　李沛威(香港中文大学威尔斯亲王医院)

　　　　李若谷(上海交通大学医学院附属胸科医院)

　　　　汪　芳(上海交通大学医学院附属第一人民医院)

　　　　沈节艳(上海交通大学医学院附属仁济医院)

　　　　张　宇(上海交通大学医学院附属胸科医院)

　　　　张　敏(上海交通大学医学院附属胸科医院)

　　　　陈　歆(上海交通大学医学院附属瑞金医院)

　　　　邵　琴(上海交通大学医学院附属胸科医院)

　　　　孟　舒(上海交通大学医学院附属新华医院)

　　　　姜　萌(上海交通大学医学院附属仁济医院)

　　　　黄　东(复旦大学附属中山医院)

　　　　梁　春(海军军医大学附属长征医院)

　　　　虞　敏(上海交通大学医学院附属第一人民医院)

　　　　潘文志(复旦大学附属中山医院)

　　　　潘　欣(上海交通大学医学院附属胸科医院)

总序

21世纪以来,现代医学获得了极大的发展。人类从来没有像现在这样长寿,也从来没有像现在这样健康,但医学受到的质疑也从来没有像现在这样激烈,史无前例的发展瓶颈期扑面而来。其中,专业过度细化、专科过度细划和医学知识碎片化是现代医学发展和临床实践遇到的难题之一。要解决问题,需要新的思维方式和先进的科学技术。于是,整合医学便应运而生。

何谓整合医学?它是从人的整体出发,将各医学领域最先进的知识理论和各临床专科最有效的实践经验加以有机整合,并根据生物、心理、社会、环境的现实进行修整与调整,形成的更加符合、更加适合人体健康和疾病诊疗的新的医学体系。整合医学是实现医学模式转变的必由之路,更是全方位、全周期保障人类健康的新思维、新模式和新的医学观,是集认识、方法、发展、创新、融合的系统工程,需要在由院校基础教育、毕业后教育及继续教育构成的进阶式医学教育体系中得以体现和实践。

长期以来,我国的医学教育基本上还是沿袭了20世纪的传统模式。在院校教育这一阶段,学生不得不面对不同课程间机械重复、相关内容条块分割、各课程间衔接不紧密的问题。医学生毕业后在临床工作中也形成了惯性思维,在处理临床病例时,往往以孤立、分割的思维诊治,从而出现了"只见树木,不见森林"的现象。因此,构建以器官系统整合为核心的教学体系,体现国内整合医学领域的最新学术成果,无疑可以让医学生和医生从器官系统的角度学习、梳理并掌握人体知识,使基础和临床结合、内外科诊治统一,更好地服务于患者。这是对医学教学的一大创新,也是临床实践的一大创新,既可以从根本上推动我国医学人才的培养和医疗改革工作的开展,又可以促进我国分级诊疗措施的实施和医学临床科研的发展,助力《"健康中国2030"规划纲要》的实施。

为培养卓越医学创新人才,上海交通大学医学院长期致力于医学教改和医改实践,从20世纪90年代就开始尝试进行医学整合教育的探索。学校成立了医学院整合课程专家指导委员会,在试点了近10年的基础上,在全国率先实现了教学改革的"最后一公里",建立了临床医学专业整合课程体系,在所有医学专业中全面铺开系统整合式教学,打破传统的三段式教学模式,使基础与临床交错融合,加强文理并重的医学通识教育,实现医学教育的三个前移,即接触临床前移、医学问题前移、科研训练前移;三个结合,即人文通识教育与医学教育结合、临床和基础医学教育结合、科研训练和医学实践结合；四个不断线，即基础医学教育不断线、临床医学教育不断线、职业态度与人文教育不断线、科研训练和创新能力培养不断线。并于 2008 年率先组织编写并出版了国内第一套《器官系统整合教材》，引领了国内高水平医学院校的整合式教学改革。《整合医学出版工程·复杂病系列》，是在前述理论教材基础上的实践升华，是多年来整合医学在临床医学研究与应用方面的成果呈现，也是上海交通大学出版社对重大学术出版项目持续跟进、功到自然成的体现。

生命健康是关乎国计民生的大事，对于百姓来说，常见病、多发病皆能在社区医院或其他基层医院得到处理，真正困扰他们的是诊断难、治疗难的相对复杂的疾病。现阶段我国基层医疗单位处置复杂疾病的能力和设备有限的现状，直接导致了"看病难"等现象的发生。随着人民对健康需求的日益增长，这也成为影响当代中国的一个痛点。而医学科研的目的是为了临床应用，也就是解决临床诊疗中的各种问题。复杂性疾病亦是临床问题的焦点之一，全世界为此投入了巨大的人力和物力，所产生的科研成果也应用在临床具体病例的诊疗过程中。本套图书以上海交通大学医学院的临床专家为基础，邀请了协和、北大、复旦、华西等著名医学院校的一大批专家，主要抓住"复杂病"这一疾病中的主要矛盾，以人体器官系统为纲，选取了全国各大医院的典型病例，由全国著名的专家学者进行点评和解析，将医学相关领域最先进的理论知识和临床各专科最有效的实践经验加以整合，并根据患者个体的特点进行修正和调整，使之形成更加符合人体健康和疾病诊治的全新医学知识体系，是整合医学在临床研究和应用方面的具体探索，不仅可以帮助基层医师、住院医师对复杂病进行识别从而及时转诊，还可以帮助专科医师掌握诊治技能，从而提高诊治效率、服务于更多的患者，对于建立现代医疗体系、促进分级诊疗体系等也具有重大意义。

非常欣慰本套图书体现的改革传承。编者团队的权威、所选案例的典型、专家解析的深刻，给我留下了深刻印象，我相信，这种临床医学的大整合、大融合，必将为推进我国以"住院医师规范化培训""专科医师规范化培训"为核心的医学生毕业后教育的改革和发展做出重大的贡献。

中国工程院院士

上海交通大学副校长

上海交通大学医学院院长

范先群

2022 年 12 月 24 日

前言

历时 2 年，克服了重重困难，这本《循环系统复杂病》终于可以与读者见面了。

接到上海交通大学医学院主编此书的任务之初，我的脑海里立即跳出 2 个问题：①什么是复杂病？在现代医学发展如此迅猛的时代，还有复杂病吗？②也许 A 医生认为很复杂的疾病，在 B 医生看起来却是不复杂甚至很简单的疾病，我们应该如何来界定复杂病？

可是当我们的团队在梳理讨论应该编入哪些病例时，却发现临床上的确很多循环系统相关的疾病，在诊断过程中会让人感到迷惑，有的疾病还涉及多学科领域，需要通过仔细分析、抽丝剥茧的方式，方能透过现象深入本质，且往往在明确诊断后，有让人毛塞顿开、恍然大悟之感。我想，这也是临床医学科学的奥妙之处；我们选择了医生作为自己一生的职业，在这个科学技术日新月异的时代，变化中唯一不变的，难道不是用我们的智慧，去把诊断搞清楚，把治疗技术水平搞上去？

得益于上海交通大学医学院强大的临床资源，得益于全国心血管科同仁的大力支持与倾情相助，这本汇聚了集体智慧结晶的《循环系统复杂病》终于可以出版了。该书以病例为主线，每个病例按照其临床特点归类，以利于读者阅读，同时，每个病例我们都要求既包含诊疗过程回顾，又需要有明确的诊断、治疗与临床转归，但其最精华之处莫过于专家点评了。本书的所有病例均来自全国著名医院的著名专家，集其多年临床经验与理论知识，言简意赅，重点突出，逻辑严密，既引经据典又切合实际，让人读了之后临床思维能力大有提高。作为主编，许多内容我能先睹为快，又能不时与作者、专家请教学习，深感收获颇丰，十分荣幸。

相信本书的出版能对初入心血管临床的住院医师、主治医师有所裨益，如能帮助他们在诊疗实践过程中稍微开拓一点思路，多诊断出几个疑难杂症，那也是对社会、对医学事业十分重要的贡献。当然，限于我们自己水平与经验的局限性，书中也一定存在不少错漏之处，我们十分希望读者能不吝指出，帮助我们提高，以便在再版时修订。

Ben He

2022 年 12 月于上海

目 录

第一章

高血压相关病例

病例1 高血压合并低钠、低钾血症

▶ 主诉 ▶▶▶

血压升高伴口干、多饮、运动障碍 7 年,加重 1 个月。

▶ 病史摘要 ▶▶▶

患者,女性,60 岁,因"血压升高伴口干、多饮、运动障碍 7 年,加重 1 个月"入院。7 年前患者因"言语不清、行动迟缓"于渭南市中心医院住院,发现血压升高(130/90 mmHg 左右)、低钠、低钾,伴口干、多饮、乏力,诊断为"高血压、脑出血、电解质紊乱",予对症支持治疗。出院后予高盐饮食,左旋氨氯地平降压,未监测血压及血电解质。遗留言语不清、行动迟缓等后遗症。1 个月前患者突发下肢瘫痪,不能行走,可言语,伴口干、多饮、乏力,至安徽医科大学附属第一医院神经外科住院治疗,查四肢肌力 V-级,双侧 Babinski 征可疑阳性,血钠最低 114.4 mmol/L,血钾最低 2.4 mmol/L,予静脉补钾、补钠等对症治疗仍反复低钠、低钾,查垂体 MRI、脑磁共振血管成像(magnetic resonance angiography,MRA)均未见明显异常,予对症处理后转我院进一步诊治。

病程中精神、胃纳可,夜眠佳,二便无特殊,体重未见明显变化。2012 年脑出血、梗阻性脑积水,保守治疗,遗留行动迟缓、言语不清。否认糖尿病、慢性肾脏疾病、冠心病等病史。2019 年 10 月肺炎病史。否认乙肝、结核等传染病史;否认重大手术、外伤史;否认输血史;否认过敏史。个人史及家族史无特殊。

▶ 入院查体 ▶▶▶

体温(T)36.7℃,脉搏(P)109 次/分,呼吸(R)20 次/分,血压(BP)110/81 mmHg。身高 150 cm,体重 55 kg,体重指数(body mass index,BMI)24.44 kg/m²,神清,精神淡漠,轮椅推入病房,PICC 置管中,留置导尿中,颈动脉听诊未闻及明显血管杂音,双肺呼吸音清,未闻及明显干、湿啰音,心率 109 次/分,律齐,各瓣膜听诊区未及明显病理性杂音,腹平软,无压痛、反跳痛,肝、脾肋下未及,肝、肾无叩痛,上腹部及肋脊角处未闻及血管杂音,双下肢不肿,双侧足背动脉搏动对称,双侧 Babinski 征阴性。

◇ 辅助检查 ◇◇◇

尿常规：比重 1.010，pH 8.0，白细胞（＋＋＋），蛋白质（＋）。尿白蛋白/肌酐比值（albumin/creatinine ratio，ACR）：微量白蛋白 35.90 mg/dl，血清肌酐（serum creatinine，SCr）7.00 mmol/L，ACR 51.29。血电解质：钠 131 mmol/L，钾 2.91 mmol/L，氯 94 mmol/L，钙 2.24 mmol/L，磷 0.70 mmol/L，镁 0.72 mmol/L（入院后多次复查血钠最低 123 mmol/L，血钾最低 2.4 mmol/L，且反复补充后又降低）。生化：血糖 4.8 mmol/L。肾功能：尿素 1.9 mmol/L，SCr 48 μmol/L，尿酸（uric acid，UA）109.3 μmol/L。血脂：甘油三酯（triglyceride，TG）1.08 mmol/L，总胆固醇（serum total cholesterol，TC）5.69 mmol/L，高密度脂蛋白胆固醇（high-density lipoprotein cholesterol，HDL‐C）1.31 mmol/L，低密度脂蛋白胆固醇（low-density lipoprotein cholesterol，LDL‐C）3.73 mmol/L，B 型钠尿肽（B-type natriuretic peptide，BNP）32.0 pg/ml。24 小时尿（2 300 ml）：蛋白定量 181 mg/24 h，尿钠 119.6 mmol/24 h，尿钾 93.61 mmol/24 h，尿氯 197.8 mmol/24 h，尿钙 6.21 mmol/24 h。甲状腺功能：三碘甲状腺原氨酸（triiodothyronine，T_3）1.12 nmol/L，甲状腺素（thyroxine，T_4）86.93 nmol/L，游离三碘甲状腺原氨酸（free triiodothyronine，FT_3）3.51 pmol/L，游离甲状腺素（free thyroxine，FT_4）12.76 pmol/L，促甲状腺激素（thyroid stimulating hormone，TSH）9.429 5 μIU/mL。血醛固酮：卧位 125.94 pg/ml，立位 936.94 pg/ml。尿醛固酮：7.49 μg/24 h。血浆肾素活性：卧位 4.51 ng/（ml·h），立位 7.54 ng/（ml·h）。血常规、肝功能、血尿皮质醇、尿儿茶酚胺：未见异常。

心电图：未见异常。心脏超声：未见明显异常。

胸部 CT：左肺下叶团片状磨玻璃灶，两肺散在斑点灶，右肺中叶少许炎症。附见：左侧肾上腺稍粗。

头颅 MRI：双侧基底节区、侧脑室旁及额顶叶多发腔隙灶，部分为小软化灶；右侧外囊区陈旧性出血灶，局部软化灶形成；脑白质变形；脑积水；双侧上颌窦、筛窦轻度炎症改变（图 1-1）。

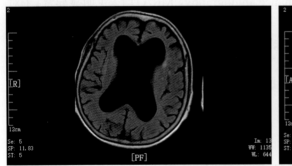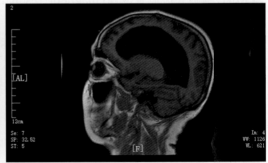

图 1-1 头颅 MRI

限水试验如图 1-2 所示。

◇ 初步诊断 ◇◇◇

①抗利尿激素分泌不恰当综合征（syndrome of inappropriate antidiuretic hormone

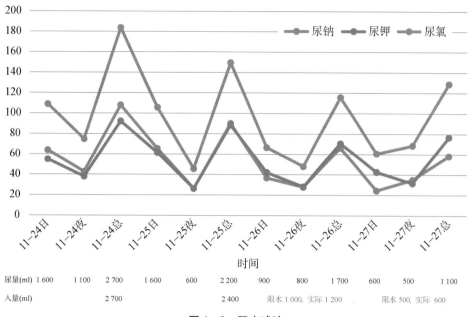

时间											
尿量(ml)	1 600	1 100	2 700	1 600	600	2 200	900	800	1 700	600	500	1 100
入量(ml)			2 700			2 400	限水 1 000，实际 1 200			限水 500，实际 600	

图 1‑2　限水试验

secretion，SIADH)；②电解质紊乱(低钠血症、低钾血症)；③高血压病 1 级(极高危组)；④脑出血后遗症；⑤亚临床甲状腺功能减退症；⑥高脂血症。

治疗及转归

患者入院后每日限水 1 000 ml,适当补充钠、钾,予呋塞米利尿治疗(诊断 SIADH 后开始使用)。托伐普坦(苏麦卡)每日 1/4 片(每片 15 mg),提高对水的清除率。患者入院后停用左旋氨氯地平,改螺内酯降压,血压波动在(120～130)/(70～80)mmHg。使用托伐普坦后血钠逐步上升,波动在 135～140 mmol/L(图 1‑3),血钾在使用螺内酯及口服补充氯化钾后逐渐恢复正常,患者逐步停用口服氯化钾。出院时患者口干缓解,运动能力改善,可行走。

最后诊断

①原发性高血压；②抗利尿激素分泌不恰当综合征。

讨论及评述

1. 高血压伴低钾

首先应询问患者发病年龄、家族史,是否使用过利尿剂、甘草等药物,近期有无胃肠道疾病。体格检查是否存在性发育异常,腹部有无血管杂音等体征,结合实验室检查查明原因。鉴别诊断应考虑：①摄入不足、丢失过多导致的低钾血症；②药源性低钾血症；③伴低钾的继发性高血压(原发性醛固酮增多症；继发性醛固酮增多症,譬如肾血管性高血压、肾素瘤；皮质醇增多症、盐皮质激素增多症；先天性肾上腺皮质增生；Liddle 综合征；甲状腺功能亢进、库欣综合征等,嗜铬细胞瘤也会存在轻度低钾)；④原发性高血压:合并肾性或肾外失钾。

(1) 原发性醛固酮增多症：主要表现除高血压、低血钾外,还包括醛固酮水平增高、肾素

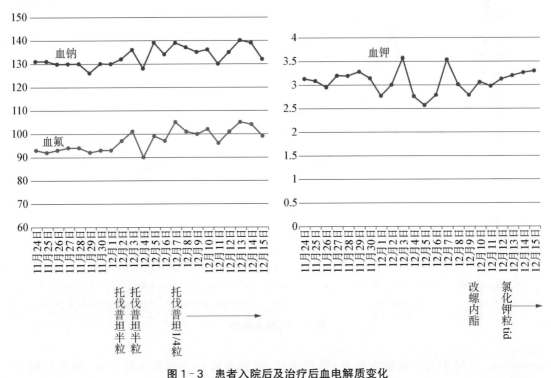

图 1-3 患者入院后及治疗后血电解质变化

受抑。本病患者 CT 提示左侧肾上腺稍粗,血醛固酮偏高,但肾素不低,故原发性醛固酮增多症依据不足。

(2)肾血管性高血压:可表现为高血压、低血钾、继发性醛固酮增多,即高醛固酮、高肾素,其病因常见为纤维肌性发育不良(fibromuscular dysplasia,FMD)、大动脉炎和肾动脉粥样硬化。本病患者 60 岁,实验室检查未见继发性醛固酮增多,外院超声双肾大小正常、对称,肾血管性高血压依据不足。

(3)其他继发性高血压:患者无满月脸、水牛背、向心性肥胖、皮肤紫纹、痤疮等皮质醇增多的表现,无手抖、易怒、消瘦等,无阵发性血压升高伴大汗淋漓、面色苍白等,血尿皮质醇、尿儿茶酚胺正常,甲状腺功能为亚临床减退,故库欣综合征、甲状腺功能亢进症、嗜铬细胞瘤所致继发性高血压依据不足。

(4)肾实质性高血压:患者尿蛋白定量偏高,但无水肿,无血尿,肾功能正常,超声双肾大小正常、对称,肾实质性高血压依据不足。尿蛋白定量偏高不除外低钠引起渗透压改变所致。

综上所述,考虑为原发性高血压。

2. 低钠血症

需鉴别肾脏失钠的疾病、胃肠消化液丧失、甲状腺功能减退、顽固性心衰、精神性烦渴、脑性盐耗综合征(CSWS)、SIADH 等疾病导致的低钠血症。

患者无明显水肿,无明显皮肤干燥,考虑正常容量性低钠血症。利用公式估算血渗透压为 252.7 mOsm/kg(<280 mOsm/kg),皮肤弹性不差,考虑为低渗性低钠血症。

(1)肾脏失钠:肾上腺皮质功能减退症、失盐性肾病、利尿剂治疗等。这类因素常常伴有血容量不足,血尿素氮(blood urea nitrogen,BUN)增高。本病患者正常容量性低钠血症,且血尿素氮偏低,皮质醇水平正常,肾脏失钠的疾病依据不足。

(2)胃肠消化液丧失:如腹泻、呕吐,胃肠、胆道、胰腺造瘘,胃肠减压都可丧失大量消化液而致低血钠,常有原发病且尿钠多低于 30 mmol/L。该患者无胃肠道疾病及上述症状,尿钠偏高,故胃肠消化液丧失依据不足。

(3)甲状腺功能减退:有时也可出现低血钠,可能为释放精氨酸加压素(arginine vasopressin,AVP)过多或肾脏不能排出稀释尿所致。患者甲状腺功能提示亚临床甲减,已予左甲状腺素治疗,并补充钠、钾,仍呈现低钠、低钾血症,故因甲状腺功能减退导致的低钠、低钾依据不足。

(4)顽固性心衰:晚期肝硬化伴腹水或肾病综合征等,可出现稀释性低血钠,但各有相应原发病,且伴有水肿、腹水、尿钠降低。而本患者并无明显水肿,肝、肾功能正常,BNP 不高,尿钠偏高,不支持肝硬化、肾病综合征、心衰所致高容量性低钠血症。

(5)脑性盐耗综合征(CSWS):该病表现为低钠血症、尿钠增高和低血容量,对钠和血容量补充有效,而限水反使病情加重。本病患者虽然有低钠血症、尿钠增高,但无明显水肿,无明显皮肤干燥,补充钠和血容量后无效,限水后病情缓解,故可排除脑性盐耗综合征。

综上所述,考虑低钠血症为 SIADH 所致。患者既往脑出血、肺炎病史,考虑为 SIADH 的诱因;尿钠偏高,血渗透压估算偏低,尿素氮下降,均支持 SIADH;限水(每日 1 000 ml 以内)同时诊断性使用托伐普坦治疗,血钠波动在 135 mmol/L,进一步支持 SIADH 诊断。

3. SIADH

SIADH 是由于下丘脑-垂体系统受损引起内源性抗利尿激素(antidiuretic hormone,ADH)分泌异常增多,导致尿钠排出增多,肾脏对水的重吸收增加引起血钠下降、低血渗透压而产生的一系列神经受损的临床症状。SIADH 是临床上引起低钠血症最常见的原因,尽管有明确的诊断标准,但仍被低估。目前对低钠血症的处理及 SIADH 患者的预后尚不清楚。

ADH 分泌入血并作用于肾脏集合管和远曲小管基底细胞膜的 V2 受体,使腺苷酸环化酶活化,增加其上皮细胞内环磷酸腺苷,并使细胞膜上水通道蛋白(aquaporin,AQP)2 发生磷酸化,腔膜通透性增加,"水通道"开放,使水重吸收增加,尿液浓缩,产生明显的抗利尿作用。其病理生理机制主要为:①ADH 异常增多,引起肾脏远端小管及集合管加强对水的重吸收,从而引起尿液浓度升高,导致尿液渗透压升高。②水重吸收后,在体内潴留,细胞外液容量扩张,血液稀释,引起血液渗透压及血清钠浓度下降。③细胞外液容量进一步扩张,可抑制近曲小管对钠的重吸收、心房钠尿肽释放增多、醛固酮分泌受到限制,综合性原因使得尿钠排出增多,加重血清钠浓度的下降。

SIADH 临床表现主要是神经肌肉和胃肠道症状,其严重程度与血钠浓度及其下降速度有关。主要包括:①临床症状的轻重与 ADH 分泌量有关,同时取决于水负荷的程度;②血清钠一般低于 130 mmol/L,尿钠一般超过 30 mmol/L;③当血清钠浓度低于 120 mmol/L 时,可出现无力、嗜睡,甚而精神错乱、惊厥与昏迷;④血浆渗透压常低于 270 mmol/L,而尿渗透压常高于血渗透压,血清肌酐、尿素氮、尿酸等常降低,血浆 AVP 常升高。本症一般无水肿。

SIADH 诊断包括精确评估血容量和排除鉴别诊断。如果满足 5 个基本标准(低渗低钠血症、尿钠、尿渗透压超过血浆渗透压、无水肿和容量衰竭、肾和肾上腺功能正常)应考虑诊断 SIADH。主要病因分为四大类:肿瘤、药物、中枢神经系统疾病和肺部疾病。对于 SIADH 的诊断,取决于临床线索,至少应包括胸片或胸部 CT 检查。

在诊断低钠血症患者时,首先要评估神经系统症状的严重程度,并检查患者的血容量状态,以确定是否需要用高渗盐水进行紧急治疗。

SIADH 的治疗主要包括 3 个方面。

(1) 病因治疗:积极去除病因、治疗原发病。

(2) 对症治疗:限制液体是轻度或中度低钠血症的首选治疗方法;利尿;补充钠、钾。

(3) 药物治疗:ADH 受体亚型Ⅱ-拮抗剂托伐普坦可提高对水的清除率,或可使用苯妥英钠抑制下丘脑分泌 ADH。患者需要定期监测血电解质及血尿渗透压,定期随访。

病例提供单位:上海交通大学医学院附属瑞金医院

整理:刘常远,陈歆

述评:王继光

📖 参考文献

[1] HAYCOCK GB. The syndrome of inappropriate secretion of antidiuretic hormone [J]. Pediatr Nephrol, 1995,9(3):375 - 381.

[2] BAYLIS PH. The syndrome of inappropriate antidiuretic hormone secretion [J]. Int J Biochem Cell Biol, 2003,35(11):1495 - 1499.

[3] MATWIEJCZUK S, PÜSKÜLLÜO GLU M, ZYGULSKA AL. Oncological emergencies: syndrome of inappropriate antidiuretic hormone secretion (SIADH) [J]. Przegl Lek, 2014,71 (10):541 - 543.

[4] PERI A, GROHÉ C, BERARDI R, et al. SIADH: differential diagnosis and clinical management [J]. Endocrine, 2017,55(1):311 - 319.

[5] VERBALIS JG, GREENBERG A, BURST V, et al. Diagnosing and treating the syndrome of inappropriate antidiuretic hormone secretion [J]. Am J Med, 2016,129(5):537. e9 - 537. e23.

[6] MARTIN J, BURNIER M, LU H. Conduite à tenir face au syndrome de sécrétion inappropriée d'hormone antidiurétique (SIADH) [Approach to the syndrome of inappropriate antidiuretic hormone secretion (SIADH)] [J]. Rev Med Suisse, 2018,14(628):2116 - 2120.

[7] JONES DP. Syndrome of inappropriate secretion of antidiuretic hormone and hyponatremia [J]. Pediatr Rev, 2018,39(1):27 - 35.

病例2 年轻女性,重度高血压伴低血钾

▶ 主诉 ▶▶▶

头晕,血压升高 1 天。

病史摘要

患者,女性,21岁。患者1天前因头晕测血压发现重度升高,170+/(115～120)mmHg,无其他不适,至我院急诊就诊。测右上肢血压179/124mmHg,左上肢血压181/115mmHg;查肾功能正常,血钾偏低(3.36 mmol/L),头颅CT未见明显异常,为进一步诊治收住入院。追问病史,1个月前有咽痛、流涕等症状,测体温正常,服用"感冒药"后好转,后出现颌下淋巴结肿大,自服"头孢"后稍好转。病程中精神、胃纳可,夜眠一般,夜尿2～3次/晚,大便无特殊,体重未见明显变化。患者外祖母高血压,否认一级亲属高血压,否认其他遗传性疾病史。患者既往体健,否认慢性肾脏疾病、冠心病、糖尿病等病史,否认传染病史,否认手术外伤史,否认输血史,否认药物和食物过敏史。出生并生长于原籍,否认疫水、疫区接触史,否认吸烟、酗酒史。未婚,否认性生活史。月经规律,经量中等,无痛经。

入院查体

身高160 cm,体重50 kg,BMI 19.53 kg/m²,腰围68.5 cm,臀围92.0 cm。神清,精神可;入院血压171/116 mmHg,颈动脉听诊未闻及明显血管杂音;双肺呼吸音清,未闻及明显干、湿啰音;心率117次/分,律齐,各瓣膜听诊区未闻及明显病理性杂音;腹软,无压痛、反跳痛,肝脾肋下未触及,肝肾无叩痛,上腹部及肋脊角处未闻及血管杂音;双下肢无水肿,双侧足背动脉搏动存在,病理征(—)。

辅助检查

血、尿同步电解质:血钾 3.17 mmol/L,尿钾 48.11 mmol/24 h;尿微量白蛋白/肌酐4.49 mg/mmol;24 h 尿蛋白定量 293 mg/1 700 ml;尿五联蛋白:24 h 尿微量白蛋白168.98 mg/24 h,余正常范围;尿皮质醇851.02 μg/24 h;1 mg 地塞米松抑制试验:阴性;血浆肾素活性(plasma renin activity, PRA):基础 4.64 ng/(ml · h)、激发 8.94 ng/(ml · h);血醛固酮:基础 1276.75 pg/ml、激发 1 415.30 pg/ml;尿醛固酮:超线性。未见明显异常检查,包括血、尿常规,心肌蛋白、血糖、血脂,肝、肾功能,血同型半胱氨酸、血黏度、C-反应蛋白(C-reactive protein, CRP)、红细胞沉降率(erythrocyte sedimentation rate, ESR)、类风湿因子、抗链球菌溶血素 O(antistreptolysin O,ASO)、免疫球蛋白、补体、抗中性粒细胞胞质抗体(anti-neutrophil cytoplasmic antibodies,ANCA)、抗核抗体、抗可溶性抗原抗体、抗双链 DNA 抗体、抗肾小球基底膜抗体、血皮质醇、促肾上腺皮质激素、甲状腺功能、尿儿茶酚胺等。

肾脏、肾上腺超声:左肾 114 mm×50 mm,右肾 98 mm×32 mm,右侧肾上腺区未见明显占位。心脏超声:未见明显异常。颈动脉超声:双侧颈动脉血流参数未见明显异常。眼底检查:I级高血压性视网膜病变。动态血压:24 小时平均血压 149/96 mmHg,平均脉搏 72 次/分;日间平均血压 157/103 mmHg,平均脉搏 78 次/分;夜间平均血压 132/83 mmHg,平均脉搏58 次/分。踝肱指数:左侧 1.11,右侧 1.14。

初步诊断

高血压、低血钾,原因待查。

◉ 诊断与鉴别诊断 》》》

患者为年轻女性,发病前1个月有上呼吸道感染,高血压病程短,但血压水平重度升高,伴轻度低血钾。下一步还需完善哪些检查?如何进行病因诊断与治疗?

高血压、低血钾的病因主要包括:原发性醛固酮增多症,肾血管性高血压,肾实质性高血压,少见疾病包括肾素瘤、Liddle综合征、先天性肾上腺皮质增生症,其他内分泌性高血压,如甲状腺功能亢进症、库欣综合征、嗜铬细胞瘤等也会出现轻度低钾。此外,有可能为原发性高血压合并肾性或肾外失钾。

(1)原发性醛固酮增多症:主要表现除高血压、低血钾外,还包括醛固酮水平增高、肾素降低。该患者虽然醛固酮水平明显增高,但肾素同样增高,呈继发性醛固酮增多的表现,且醛固酮肾素比值小于300,不满足原发性醛固酮增多症的筛查条件。患者存在微量白蛋白尿,不排除合并因早期肾脏损害所致的继发性醛固酮增多,可结合肾上腺影像学检查,必要时待继发性醛固酮增多病因纠正后复查血浆醛固酮和血浆肾素活性。

(2)肾血管性高血压:可表现为继发性醛固酮增多,出现高血压、低血钾症状,其病因常见为纤维肌性发育不良(FMD)、大动脉炎和肾动脉粥样硬化。本病患者为年轻女性,突发血压重度升高1天,实验室检查表现为继发性醛固酮增多,超声示左侧肾脏长径较右侧长约16 mm,肾血管性高血压需重点考虑。

(3)虽然上呼吸道感染症状在发病前1个月,但仍需注意急性肾小球肾炎,患者无水肿,实验室检查提示24小时尿蛋白定量293 mg,主要为微量白蛋白尿,无血尿,肾功能正常,补体C3、总补体均正常,其余免疫指标亦未见明显异常,故肾实质性高血压包括急性肾小球肾炎与慢性肾炎等均依据不足。肾素瘤同样表现为继发性醛固酮增多,患者超声未见肾脏上明显占位,可结合CT或MRI检查,但过小的病变有时影像学不可见,必要时结合分侧肾静脉取血以明确鉴别。Liddle综合征为单基因遗传病,主要表现为低醛固酮、低肾素,可排除。1 mg地塞米松抑制试验阴性,甲状腺功能、尿儿茶酚胺在正常范围,结合临床表现,可排除库欣综合征、甲状腺功能亢进症和嗜铬细胞瘤。生长发育正常,血皮质醇正常,促肾上腺皮质激素正常,先天性肾上腺皮质增生症依据不足。

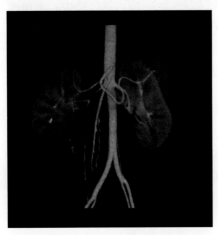

图2-1 肾动脉薄层CTA

因此,病因诊断聚焦于肾血管性高血压、肾素瘤,并需排除原发性醛固酮增多症,故进一步完善分侧肾小球滤过率、肾动脉CT血管造影(CT angiography,CTA)、肾上腺CT,必要时进一步行肾动脉造影、肾静脉取血。

◉ 治疗及转归 》》》

患者分侧肾小球滤过率:左肾 63.25 ml/min,右肾 40.49 ml/min。肾动脉薄层CTA:右肾动脉局限性轻中度狭窄;右侧见副肾动脉,较细(图2-1);肾上腺未见明显异常。

肾静脉取血测PRA:结果见表2-1。

表 2-1 用药前后肾静脉及外周血管 PRA 水平

取血部位	用药前 PRA [ng/(ml·h)]	用药后 PRA [ng/(ml·h)]*
左肾静脉	4.84	8.29
右肾静脉	8.21	8.12
外周血管	4.62	8.21

注:* 口服卡托普利;PRA,血浆肾素活性

双肾动脉造影及右肾动脉球囊扩张术:左肾动脉造影未见明显异常(图 2-2);右肾动脉中段狭窄约 80%,右下分支远段可见一右肾动脉瘤(图 2-3)。行右肾球囊扩张术,1 根 Runthrough 导丝分别入右肾动脉主支及第一分支,UltraSoft 4.0 mm×20 mm 球囊 10atm 60 秒 2 次,复查肾动脉造影血流通畅,无残余狭窄(图 2-4),分支血管血流通畅。

术后服用贝那普利 10 mg/片,一日半片,血压达标。术后 3 个月复查分侧肾小球滤过率:左肾 57.64 ml/min,右肾 57.47 ml/min。

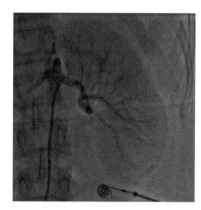

图 2-2 左肾动脉造影

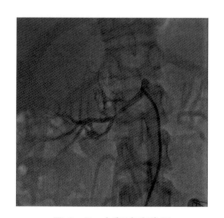

图 2-3 右肾动脉造影

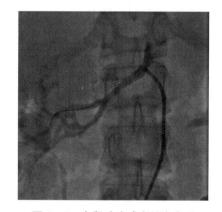

图 2-4 右肾动脉球囊扩张术后

◆ 最后诊断

肾静脉取血结果示右侧血浆肾素活性增高,但用卡托普利后不能被激发,两侧血浆肾素活性未见明显差异,结合影像,肾素瘤诊断依据不足,符合右肾动脉狭窄的改变,故最终诊断:肾血管性高血压,右肾动脉狭窄(纤维肌性发育不良)、右肾动脉球囊扩张术后。

◆ 讨论及述评

肾血管性高血压病因主要为动脉粥样硬化、大动脉炎和 FMD,动脉粥样硬化多见于老年人,而大动脉炎和 FMD 更多见于青年女性。

对存在腹部杂音,尤其是舒张期杂音的患者,使用血管紧张素转换酶抑制剂(angiotensin converting enzyme inhibitors,ACEI)或血管紧张素受体阻滞剂(angiotensin receptor blocker,ARB)后肾功能恶化的患者,吸烟或有糖尿病的患者出现严重的高血压或高血压突然加重,全身性动脉粥样硬化和反复发作的肺水肿患者,需要警惕动脉粥样硬化所致的肾动脉狭窄。筛查手段包括肾动脉超声、CT 或 MRA。近来一些研究提示,该类患者单纯药物治疗与血运重建术的预后相似,而且动脉粥样硬化性肾动脉狭窄之前可能已经存在高血压并发症,并不一定对血压有明显影响,因此有学者提出在高血压患者中筛查动脉粥样硬化性肾动脉狭窄的意义并不大。但需注意,如果双侧肾动脉狭窄继发肺水肿,紧急的血管重建则是可以挽救生命的。

40 岁以下不明原因高血压,腹部听诊杂音,不明原因肾萎缩或肾功能减退等,是大动脉炎所致肾动脉狭窄的高危人群,其筛查方式同样为肾动脉超声、CT 或 MRA,但同时需要评估全身血管和四肢血压,并进行大动脉炎活动度评估。大动脉炎的诊断目前主要根据 1990 年美国风湿病学会(American College of Rheumatology,ACR)制定的标准。伴有血管严重狭窄(或闭塞)且造成严重并发症是手术治疗的指征。

FMD 是一种非动脉粥样硬化、非炎症性动脉疾病,其主要特征是动脉壁异常细胞增殖和结构变形;患者 80%～90% 是女性。根据血管造影的外观,FMD 分为局灶性(可发生于动脉的任何部位)和多灶性(呈"串珠样",多发生于动脉的中段和远端),可导致动脉瘤、夹层和迂曲。单纯动脉瘤、夹层或迂曲并非 FMD 特异性,因此不能诊断 FMD;如果 FMD 局灶或多灶性病变同时存在,在其他血管上的动脉瘤、夹层或迂曲则应考虑多血管累及。

根据 FMD 诊治国际共识,年龄小于 30 岁的高血压患者,尤其女性,急进性、恶性或 3 级高血压,难治性高血压,非泌尿系病因所致的单侧肾脏缩小,疑似肾动脉夹层或梗死,其他有至少 1 处血管存在 FMD,如果存在上述临床线索,则应排查肾动脉 FMD。诊断首选无创的影像学检查方法,例如 CTA。如 CTA 存在禁忌,可选择 MRA。仅在一些诊断 FMD 有丰富经验的超声中心,考虑将肾动脉超声作为首选诊断方法。基于导管的血管造影为"金标准"。一旦发现肾动脉 FMD,其他主要血管也应进行排查。血管成形术是肾动脉 FMD 血运重建的推荐方法,支架置入术仅用于手术并发症的治疗,例如血流限制性夹层或动脉破裂等。

病例提供单位:上海交通大学医学院附属瑞金医院

整理:胡哲,陈歆

述评:王继光

📖 参考文献

[1] WONG L, HSU TH, PERLROTH MG, et al. Reninoma: Case report and literature review [J]. J Hypertens, 2008,26(2):368 - 373.

[2] RIMOLDI SF, SCHERRER U, MESSERLI FH. Secondary arterial hypertension: when, who, and how to screen [J]? Eur Heart J, 2014,35(19):1245 - 1254.

[3] 大动脉炎性肾动脉炎诊治多学科共识中国专家组. 中国大动脉炎性肾动脉炎诊治多学科专家共识[J]. 复旦学报(医学版),2019,46(6):711 - 725.

[4] GORNIK HL, PERSU A, ADLAM D, et al. First international consensus on the diagnosis and management of fibromuscular dysplasia [J]. J Hypertens, 2019,37(2):229 - 252.

病例3 青年继发性高血压

主诉

头痛、血压升高3年,水肿8个月,鼻出血1个月。

病史摘要

患者,男性,34岁。因"头痛、血压升高3年,水肿8个月,鼻出血1个月"入院。3年前无明显诱因出现头痛,无头晕、黑矇、恶心、呕吐、视物模糊等,就诊当地医院,测血压160/100 mmHg,给予口服硝苯地平控释片(30 mg/d),头痛缓解,未检测血压。2年前上述症状再发,性质同前,再次就诊当地医院,血压控制不佳(具体不详),加用螺内酯、氢氯噻嗪联合降压,症状缓解后未监测血压。8个月前出现双下肢水肿,呈晨轻暮重,伴活动后气促,无胸闷、胸痛。1个月前头痛加重,鼻出血1~2次/天,且止血困难,每次持续3小时,至当地医院就诊,测血压220/140 mmHg,当地医院急查血红蛋白(hemoglobin,Hb)160 g/L,白细胞计数(white blood cell count,WBC)、红细胞计数(red blood cell count,RBC)、血小板计数(platelet count,PLT)正常;凝血功能正常,血肌酐185 μmol/L,尿酸744 μmol/L;双侧肾脏MRI平扫+血管成像显示:左肾动脉近段局限性管腔变窄,远段血流信号明显减弱,右肾动脉主干及前后支走行自然。给予硝普钠静脉降压、利尿等治疗,血压降至140/90 mmHg。后肌酐进行性升高至313 mmol/L,为求进一步诊治来我院,以"高血压"收入院。起病以来,精神状态尚可,近1个月节食减重10 kg,食欲、大便正常,近1周自觉尿中泡沫增多,睡眠可。既往体健。否认高血压、糖尿病等慢性病史,否认传染病史,无手术、外伤、输血史,无药物及食物过敏史。否认家族遗传病史。久居原籍,为城际公交车司机,否认疫水及有毒、化学系、放射性物质接触史,无吸烟史,无饮酒史。已婚,育有1子,爱人及儿子体健。

入院查体

体格肥胖,身高175 cm,体重96 kg,BMI 31.35 kg/m²,发育正常,查体配合。生命体征:T 36.6℃,P 86次/分,R 18次/分,BP 140/100 mmHg(双上肢基本对称)。神清,对答正常,自主体位;口唇无发绀,颈静脉充盈;双肺呼吸音正常,未闻及干、湿啰音;心前区无局限性隆起或凹陷,心尖搏动位于左侧第5肋间左锁骨中线外0.5 cm,可扪及抬举样冲动,心浊音界稍向左扩大;心率86次/分,律齐,P2＜A2,各瓣膜听诊区未闻及杂音及额外心音;全腹平软,无压痛及反跳痛,肝、脾肋下未及;双下肢轻度水肿。

辅助检查

尿蛋白(＋＋)、球蛋白34 g/L、尿素22.7 mmol/L、尿酸783 μmol/L、肌酐397 μmol/L、TC 4.42 mmol/L、TG 1.95 mmol/L、HDL－C 0.98 mmol/L、LDL－C 2.87 mmol/L、ESR

45 mm/h、BNP前体14 700 pg/ml、血磷1.65 mmol/L;电解质、凝血功能、糖化血红蛋白、血常规、粪常规、肌钙蛋白和肝功能正常。

双侧肾脏MRI平扫+血管成像:左肾动脉近段局限性管腔变窄,远段血流信号明显减弱;右肾动脉主干及前后支走行自然。

心电图:窦性心动过缓,心室内传导阻滞,左心室高电压,ST-T改变(图3-1)。

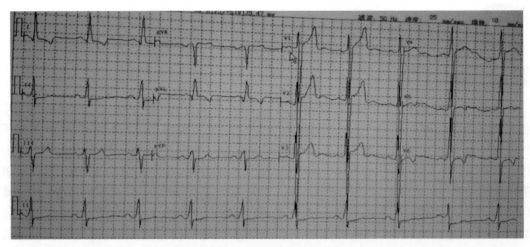

图3-1　患者心电图

胸片:心影增大,呈"靴形心"(图3-2)。

颈动脉B超:双侧颈动脉硬化伴双侧斑块形成。

▶ 初步诊断 ▶▶▶

①左肾动脉狭窄;②继发性高血压3级(很高危),高血压性心脏病,心功能Ⅱ级;③慢性肾损伤[慢性肾脏病(chronic kidney disease,CKD)3期],高血压性肾损害;④高尿酸血症;⑤颈动脉粥样硬化。

▶ 诊断和鉴别诊断 ▶▶▶

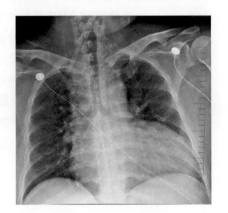

图3-2　患者X线胸片

该患者为青年男性,重度肥胖,病程短,进展快,且合并高血压急症表现,表现为血压急剧升高,伴心、脑、肾、眼底等靶器官功能不全,有肌酐升高、尿蛋白增加,MRI示左侧肾动脉狭窄,需就高血压的病因进行鉴别诊断,重点排查有无继发性高血压可能。

该患者重度肥胖,从事易导致精神应激的职业(司机),不排除为原发性高血压可能。

临床上高血压导致的肾损害有时候难与肾性高血压相鉴别。高血压导致的肾功能损害,首先从肾小管浓缩功能开始,肾小球滤过率可能还长期保持正常或增强,直到最后阶段肾小球滤过率才降低,血肌酐升高,早期很少出现明显的蛋白尿和血尿。高血压肾病患者高血压病史一般长于肾脏病史,出现蛋白尿一般有5年以上的持续性高血压;肾活检符合高血压引起的小动脉硬化。而肾性高血压一般无高血压病史,可表现为突然出现高血压或长期高血压突然加剧。肾性高血压又可分为肾实质性高血压和肾动脉性高血压。肾实质性高血压首先询问有无发热、水肿、血尿、肾炎等；然后检验肾功能、尿常规和中段尿培养、B超等；肾活检通过对肾小球、肾小管、间质及血管病变的分析，并结合临床可对疾病做出最终诊断。肾血管性高血压，为各种原因导致单侧或双侧肾动脉主干或分支狭窄引起的高血压。常见病因有：多发性大动脉炎、肾动脉纤维肌性发育不良，动脉粥样硬化。结合该患者的病程和影像学表现，为肾动脉狭窄引起的继发性高血压可能性大。

还需排查其他继发因素，包括主动脉狭窄、原发性醛固酮增多症、嗜铬细胞瘤、皮质醇增多症、甲亢、阻塞性睡眠呼吸暂停等。需进一步查：四肢血压、肾上腺CT、血肾素、醛固酮、血管紧张素、皮质醇、促肾上腺皮质激素（adrenocorticotropic hormone，ACTH）水平、甲状腺功能、儿茶酚胺水平等。

治疗及转归

患者入院后行进一步检查。尿总蛋白定量918 mg/L、24小时尿蛋白定量2 464 mg/24 h、尿肌酐10 375 μmol/L、24小时尿肌酐17.6 mmol/24 h、尿总蛋白/尿肌酐782 mg/g、尿微量白蛋白518 mg/L、微量白蛋白/肌酐441 mg/g、尿视黄醇结合蛋白0.8 mg/L。α_1-微球蛋白37.3 mg/L、尿免疫球蛋白（IGU）46.8 mg/L、尿转铁蛋白（TRF）34.5 mg/L、尿κ-轻链32.2 mg/L、尿λ-轻链16.8 mg/L、尿κ/λ比值1.9167、甲状旁腺激素65.56 pg/ml。

血清IgG、IgA、IgM、IgE、补体C3、补体C4、抗"O"、自身免疫性抗体全套（-）、血管紧张素Ⅰ、血管紧张素Ⅱ、肾素、血醛固酮水平正常。

双肾及肾动脉彩超：右肾大小约101 mm×46 mm，左肾大小约104 mm×50 mm，双肾外形规则，皮质回声增强，皮髓质分界欠清，集合系统结构欠清晰，无分离。双肾血流信号较稀疏，血管树充盈差，仅可见少许星点状血流信号。左肾动脉主干位置较深，仅能显示近肾门部分，左肾动脉主干显示不清。结论：双肾慢性肾损害声像图，双肾血管树充盈差。

心脏彩超：左心房内径51 mm，右心房内径50 mm，左心室舒张末内径69.5 mm，左心室收缩末内径54 mm，室间隔17～20 mm，左心室后壁18 mm，升主动脉38 mm，左心室射血分数（left ventricular ejection fractions，LVEF）48%，肺动脉压41 mmHg。结论：①左心扩大伴左心室肥厚；②右心房肥大；③轻度主动脉瓣关闭不全；④主动脉轻度增宽；⑤轻度主肺动脉增宽，轻度肺动脉压增宽；⑥左心室收缩、舒张功能减退。

眼底照相（双眼）：双侧视乳头轻度水肿。

患者入院后予口服硝苯地平控释片60 mg每日1次（qd）、阿罗洛尔10 mg每日3次（tid）、盐酸可乐定150 mg tid降压，阿托伐他汀钙片20 mg qd降脂，非布司他片40 mg qd降尿酸，呋塞米片20 mg qd利尿，尿毒清颗粒1包每日4次（qid），金水宝胶囊3粒tid。用药4天，血压降至（130～190）/（80～110）mmHg，加用乌拉地尔持续静脉微泵，血压仍在（120～180）/（80～110）mmHg，肌酐降至200 μmol/L。

10天后予水化（氯化钠）后行左肾动脉造影术：左肾动脉起始部明显狭窄，予5 mm×40 mm球囊扩张左肾动脉，局部夹层撕裂，复查造影狭窄明显改善（图3-3）。

术后加用奥美沙坦酯片（10 mg qd），4天后血压逐渐降至（130～150）/（80～90）mmHg。术后2天肌酐降至116 μmol/L。

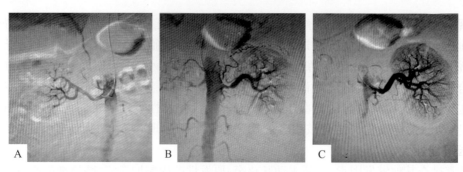

图3-3 肾动脉造影+球囊扩张术

A.右侧肾动脉无明显狭窄;B.左侧肾动脉开口重度狭窄;C.术后左肾动脉夹层撕裂,局部狭窄明显改善

患者半年后再次出现头昏、视物模糊,伴恶心、呕吐,当地医院诊断"高血压危象",经治疗,头颅CT平扫:双侧基底节区多发小类圆形稍低密度灶,边界欠清,双侧侧脑室前、后角旁脑白质密度如常。肾动脉成像:左肾动脉起始段狭窄并狭窄后扩张,右肾动脉主干纤细。单光子发射计算机断层显像(single photon emission computed tomography,SPECT)/CT:①左肾血流灌注及功能中度受损,②右肾小,血流灌注差,提示右肾无功能。再次收入我科,入院血压168/100 mmHg,肌酐165 μmol/L,尿蛋白(一),24 h尿蛋白定量718 mg,尿总蛋白定量287 mg/L。再次行左肾动脉造影+支架植入术,造影见左肾动脉起始端明显狭窄,狭窄大于60%,置入球囊扩张支架6 mm×19 mm一枚;复查造影见狭窄消失,血流明显改善(图3-4)。后长期随访,血压、肾功能保持稳定。

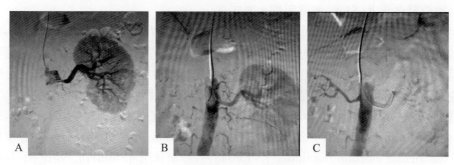

图3-4 左肾动脉造影+支架植入术

A.左肾动脉开口起始端明显狭窄;B.置入球囊支架后狭窄消失;C.右肾动脉无狭窄

最终诊断

①左肾动脉狭窄;②继发性高血压3级(很高危),高血压性心脏病心功能Ⅱ级;③慢性肾损伤(CKD 3期),高血压性肾损害;④高尿酸血症;⑤颈动脉粥样硬化。

讨论及述评

大多数高血压患者并不能找到明确的病因,这种情况被定义为原发性高血压,是多种因素相互作用的结果。在继发性高血压的人群中,肾血管性高血压所占比例高达20%。肾动脉狭窄(renal artery stenosis,RAS)一般定义为肾动脉主干和(或)其分支直径减少≥50%,狭窄两端收缩压差≥20 mmHg或平均压差≥10 mmHg,是引起高血压和(或)肾功能不全的重要原因之一,如未经适当治疗,病情呈进行性加重,肾功能逐渐恶化,可进展至终末期肾病,临床上主要表现为肾血管性高血压和缺血性肾病。肾动脉狭窄会导致肾脏血流的低灌注,刺激肾小球入球动脉的球旁细胞分泌肾素,激活肾素-血管紧张素-醛固酮系统,血管紧张素Ⅱ作用于全身微动脉使其收缩,增加外周血管阻力,也可以使静脉收缩,增加回心血量,还可作用于中枢神经系统,促进神经垂体释放血管加压素;此外,血管紧张素Ⅱ可刺激肾上腺皮质球状带分泌醛固酮,从而导致水、钠的潴留,继而引起高血压。长期的肾动脉狭窄和高血压会对狭窄侧肾脏造成不可逆的损害,且对健侧肾脏也有一定的影响。

在 RAS 患者中,超过 2/3 是由动脉粥样硬化引起。动脉粥样硬化性肾动脉狭窄(atherosclerotic renal artery stenosis,ARAS)通常发生在同时存在其他大血管疾病的高风险的患者中,常见于冠心病患者或者是有卒中史的患者,尤其常见于合并外周血管病变的老年患者。还有一些不太常见的原因,包括大动脉炎、纤维肌性发育不良(FMD)、血栓、栓塞、主动脉夹层累及、外伤、先天性肾动脉发育异常、结节性多动脉炎、白塞病、放射治疗后瘢痕、周围组织肿瘤以及束带压迫等,以大动脉炎和 FMD 最为常见。

药物降压是肾血管性高血压的基础治疗方法,可选用的药物有 ACEI/ARB、钙拮抗剂、β受体阻滞剂等。钙拮抗剂是治疗肾血管性高血压的安全有效药物。ACEI/ARB 有可能使单功能肾或双侧 RAS 患者的肾功能恶化,须慎用,开始使用时需要密切监测尿量和肾功能。β受体阻滞剂能抑制肾素释放,有一定的降压作用,可以选用。利尿剂激活肾素释放,一般不主张用于肾血管性高血压,但患者如合并原发性高血压、肺水肿或心力衰竭,仍可选用。RAS 的血管重建治疗首选经皮介入治疗,但 RAS 到何种程度必须进行血管重建目前尚无一致意见,推荐血管重建最小阈值为直径狭窄 50%。但对于肾动脉直径狭窄 50%～70% 的患者,要有明确的血流动力学依据,一般以跨病变收缩压差＞20 mmHg 或平均压差＞10 mmHg 为准。直径狭窄＞70% 是比较有力的解剖学指征。

病例提供单位:海军军医大学附属长征医院

整理:厉娜

述评:梁春

参考文献

[1] PIECHA G, WIECEK A, JANUSZEWICZ A. Epidemiology and optimal management in patients with renal artery stenosis [J]. J Nephrol, 2012,25:872-878.

[2] KAWASHIMA A, SANDLER CM, ERNST RD, et al. CT evaluation of renovascular disease [J]. Radiographics, 2000,20:1321-1340.

[3] SON JS. Successful cutting balloon angioplasty in a child with resistant renal artery stenosis [J]. BMC Res Notes, 2015,8:670.

[4] MARTIN LG, RUNDBACK JH, WALLACE MJ, et al. Quality improvement guidelines for angiography, angioplasty, and stent placement for the diagnosis and treatment of renal artery stenosis in adults [J]. J Vasc Interv Radiol, 2010,21:421-430; quiz 230.

[5] MINOCHA J, PARVINIAN A, BUI JT, et al. Transcatheter renal interventions: a review of established and emerging procedures [J]. J Clin Imaging Sci, 2015,5:5.

第二章

心力衰竭相关病例

病例 4 心力衰竭、心肾综合征伴左心室内多发占位

主诉

胸闷、气急伴双下肢水肿 1 年余,加重不能平卧 1 个月。

现病史

患者,男性,32 岁。胸闷、气急伴双下肢水肿 1 年余,加重不能平卧 1 个月。患者入院 1 年前开始出现胸闷、气急,就诊外院呼吸内科,发现胸腔积液、心影扩大,心超提示左心室增大,LVEF 0.38,未进一步明确病因。外院予胸腔积液穿刺引流,患者症状缓解。目前仅服用降压药(硝苯地平控释片)和中药(具体成分不详)治疗。1 个月前,患者胸闷气促症状加重,不能平卧,伴双下肢水肿。外院生化报告提示肝酶升高[丙氨酸氨基转移酶(alanine aminotransferase, ALT)155 U/L],肾功能损害(SCr 265 μmol/L);胸部 CT 提示双侧胸腔积液;心超提示左心室收缩功能减弱,LVEF 0.32,左心室内多发占位。外院予利尿、抗感染、保肝、改善肾功能等治疗后,患者胸闷、气促等不适症状有所减轻,双下肢水肿有所好转。现为进一步诊治入院。慢性肾炎(慢性肾功能不全)20 余年。高血压 3 年,最高血压 170/120 mmHg,未规律监测血压。慢性胃炎病史,有阵发性"胃痛"史。无烟、酒等不良嗜好,否认疫区居住史,否认吸毒史。无家族遗传病史,无心脏病家族史。

入院查体

体格中等,身高 172 cm,体重 56 kg,BMI 18.9 kg/m²,发育正常,查体配合。BP:166/105 mmHg(左上肢),160/100 mmHg(右上肢)。神清,体温平,无皮疹及皮下结节;无口腔溃疡。HR 114 次/分,律齐,心界左下扩大,各瓣膜听诊区未闻及明显杂音;肺部听诊未闻及啰音;双下肢凹陷性水肿(+);右腹股沟扪及痛性肿块(外院深静脉穿刺所致)。

辅助检查

血常规:RBC 3.82×10¹²/L, Hb 118 g/L, ESR>120 mm/h。肝功能:直接胆红素 4.1 μmol/L,天冬氨酸氨基转移酶(aspartate aminotransferase, AST)54 U/L;肾功能:尿素

氮 25.2 mmol/L，SCr 237 μmol/L。BNP 1 559 ng/L。心肌酶谱：心肌肌钙蛋白 I(cardiac troponin I，cTnI)0.75 ng/ml，肌酸激酶 MB 同工酶(CK－MB)4.2 ng/ml；凝血常规：D－二聚体 3.51 mg/L。尿常规：尿蛋白(＋)，24 小时尿蛋白定量 2.2 g。肝炎免疫：HBsAg(－)，HBsAb＞1 000 mIU/mL，HBeAg(－)，HBeAb(＋)，HBcAb(＋)。未见明显异常的指标包括：甲肝抗体、丙肝抗体、人类免疫缺陷病毒(human immunodeficiency virus，HIV)抗体、梅毒抗体、自身免疫抗体(包括 ANCA)、IgG、IgA、IgM、大便常规。

心电图提示：左心房扩大可能，左心室高电压，ST－T 改变(图 4-1)。

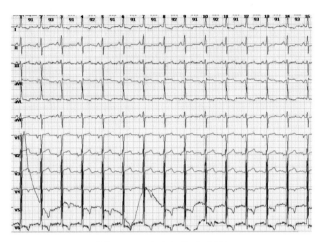

图 4-1 患者入院心电图

超声心动图提示：

左心房增大(46 mm)，左心室增大[左心室舒张末期内径(left ventricular end-diastolic dimension，LVEDD) 60 mm]；左心室壁整体收缩活动减弱(左心室壁均匀性增厚，心肌内回声不均，LVEF 38%)，左心室舒张功能减退，E/E'＞12。

左心室内多发占位(下壁心尖部 2 处、侧壁心尖部 1 处团块样中等回声，随血流甩动，有蒂连接室壁，大小分别为 19 mm×14 mm、15 mm×9 mm、8 mm×4 mm，见图 4-2)；右心房增大(52 mm×44 mm)，右心室内径正常，三尖瓣环收缩期位移(tricuspid annular plane systolic excursion，TAPSE)16 mm；微量心包积液(左心室后方房室沟内 4 mm 无回声区)。

初步诊断

①心脏扩大原因待查；②左心室占位；③慢性心功能不全，纽约心脏协会(New York Heart Association，NYHA)分级Ⅲ～Ⅳ级；④慢性肾功能不全；⑤肾性高血压；⑥心肾综合征(cardiorenal syndrome，CRS)Ⅴ型。

鉴别诊断

患者为青年男性，无烟酒嗜好，以心衰症状为主要表现，心超提示左心室明显扩张，射血分数降低，其病因可能是什么？ 如何判断患者心腔内占位的性质？

临床上常见的表现为心脏扩张的病因主要包括以下几种：缺血性心肌病、心肌淀粉样变、自身免疫性疾病、血管炎性疾病、高血压心脏病。

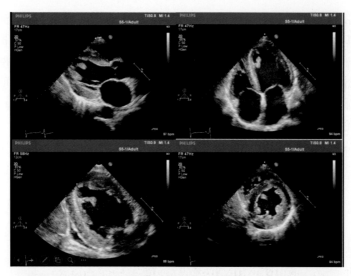

图 4-2　超声心动图提示左心房、左心室增大，左心室内多发占位（箭头所示位置）

（1）缺血性心肌病：通常指由于冠脉疾病导致的左心室功能显著受损（LVEF≤40%），患者既往有心肌梗死病史，或存在冬眠心肌，或冠脉造影提示冠状动脉存在严重狭窄。患者常有心绞痛症状，心超可能提示心肌存在节段性收缩活动异常。心脏 MRI 可见心肌灌注异常区域。

（2）心肌淀粉样变：表现为心室舒张功能异常伴有双心房增大，左心室对称性向心性肥厚，双侧心室收缩功能减退，临床上可出现心力衰竭、心肌微小梗死、心律失常及猝死。患者心电图表现常常为 QRS 波低电压，心超提示心室壁呈磨玻璃样改变，也具有限制性心肌病双房增大、室壁不厚或轻度增厚、左心室不扩大而充盈受限的超声学表现。心脏 MRI 可见双房明显扩大，弥漫性或透壁性伴舒缩功能受限，室间隔"斑马征"，左心室内膜广泛延迟强化。

（3）自身免疫性疾病：符合扩张型心肌病的临床诊断标准，具有系统性红斑狼疮、胶原血管病或白塞病等证据。

（4）血管炎性疾病：包括大血管血管炎、中型血管血管炎、小血管血管炎以及累及不同血管大小的血管炎，其直接或间接累及心肌，引起继发性的心脏扩大。

（5）高血压心脏病：长期的高血压会引起左心室肥厚，增加心衰等心血管事件的风险，超声心动图有相关表现。

心脏 MRI 对于心肌病的诊断、鉴别诊断及预后评估均有很高价值。心脏磁共振（cardiac magnetic resonance，CMR）平扫与延迟钆增强（late gadolinium enhancement，LGE）成像技术不仅可以准确检测心肌功能，而且能清晰识别心肌组织学特征（包括心脏结构、心肌纤维化瘢痕、心肌活性等），是诊断和鉴别心肌疾病的重要检测手段。因此，可进一步完善下相关检查。

进一步辅助检查

心脏 MRI：左心房增大，左心室增大；左心室内多发条形信号影；LGE 检查未见强化，考虑血栓可能性大。左心室壁整体收缩活动度下降，心肌灌注未见异常，LGE 显像提示整个心室壁心肌未见延迟强化现象（图 4-3）。

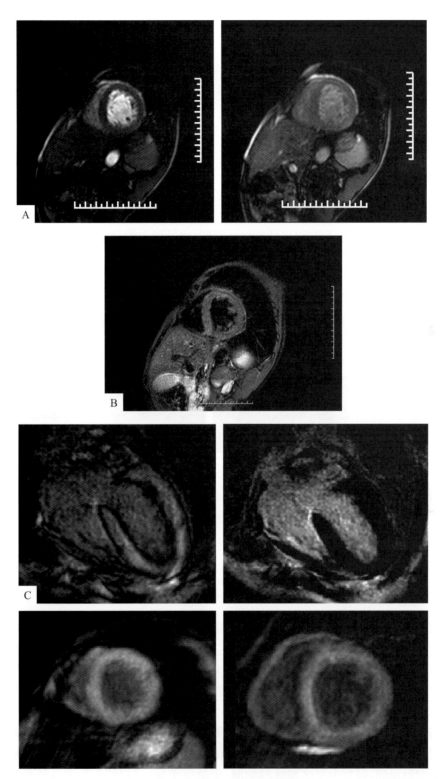

图 4 - 3 患者心脏 MRI 结果

A. 心肌灌注显像未见异常；B. T2WI 未见内膜水肿；C. LGE 显像提示整个心室壁心肌未见延迟强化现象

分析

患者心肌灌注未见异常,据此可排除缺血性心肌病;患者心超磨玻璃样改变,心脏MRI未见明显延迟强化,可排除心肌淀粉样变;患者自身免疫抗体(一),不考虑自身免疫性疾病引起的心脏扩大。

根据心脏MRI结果,左心室内占位未见延迟强化,考虑为血栓病变。

补充病史1

患者慢性肾功能不全,外院行肾脏穿刺活检,病理结果提示:刚果红染色阴性。肾穿刺组织:5条肾组织有80~100个肾小球,有0~2个肾小球病变,属轻微病变;肾小动脉血管壁增厚、硬化、闭塞,管壁周围及组织局灶性单核细胞、中性粒细胞浸润。考虑肾动脉血管炎性疾病。胸部增强CT提示冠脉开口部位瘤样扩张(图4-4)。

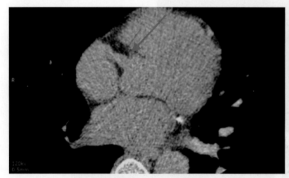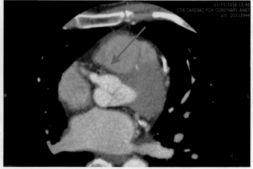

图4-4 胸部增强CT提示冠脉开口部位瘤样扩张(箭头部位)

讨论

血管炎的分类主要基于受累血管的大小,包括大血管血管炎、中型血管血管炎、小血管血管炎以及累及不同血管大小的血管炎。患者属于哪种类型?

补充病史2

患者右腹股沟扪及痛性肿块(外院深静脉穿刺所致),查血管超声提示:右腹股沟皮下见30 mm×16 mm弱回声区,形态尚规则,边界存在,可见两处窦道形成,与股动脉相通,较大内径约2.7 mm。彩色多普勒血流显像(color Doppler flow imaging, CDFI)见涡流状血流信号,测及动脉血流速度曲线,窦道处测及双期双向动脉血流速度曲线。结论:右侧腹股沟区皮下假性动脉瘤形成。

患者股动脉假性动脉瘤未能压闭,考虑该处亦存在血管炎。请外科局部处理并同时取活检,病理报告提示:股动脉及其分支血管见节段性透壁和外膜急性炎症、坏死,伴有中性粒细胞、单核细胞浸润,可见少量嗜酸性粒细胞,未见巨细胞。与"结节性多动脉炎"病理大致相符。

最终诊断

①结节性多动脉炎;②慢性心功能不全,心室腔内血栓形成,心功能不全(NYHA 分级Ⅲ~Ⅳ级);③慢性肾功能不全;④肾性高血压;⑤心肾综合征Ⅴ型。

治疗及转归

(1) 改善心功能、改善心肌重构:卡维地洛 10 mg 每日 2 次(bid)、培哚普利 2 mg qd、托拉塞米 20 mg qd、螺内酯 20 mg qd。

(2) 控制血压:硝苯地平控释片 30 mg bid。

(3) 抗凝治疗:华法林+低分子肝素抗凝,1 周后改为单用华法林。

(4) 改善肝肾功能。

(5) 糖皮质激素治疗:泼尼松 25 mg bid 口服(po),未给予免疫抑制剂。

患者出院 1 个月后门诊随访,查 BNP 115 pg/ml、肌酐 317 μmol/L。

心超:左心房、左心室内径较前相仿,LVEF 43%,左心室舒张功能未见异常 E/E'=8;左心室下壁心尖段见 1 处条索样回声,随血流甩动,大小约 8 mm;右心房、右心室内径正常,TAPSE 17 mm;心包腔内未见无回声区。

9 个月后再次复查随访,患者无不适,心功能Ⅰ级(NYHA 分级),泼尼松减量为 20 mg qd。复查 BNP 58 pg/ml,肌酐 187 μmol/L,ESR 25 mm/h。心超提示:LVEDD 50 mm,左心室收缩末期内径(left ventricular end-systolic diameter,LVESD)35 mm,较前明显缩小;LVEF 53%,左心室心腔内占位基本消失。

讨论及评述

结节性多动脉炎(polyarteritis nodosa,PAN)是一种系统性坏死性中小血管炎,伴发动脉瘤性结节,通常与病毒(乙肝病毒、丙肝病毒、HIV、巨细胞病毒)感染有关,与 ANCA 无关,因此 ANCA 呈阴性。PAN 经常累及肾脏、皮肤、关节、肌肉、神经和胃肠道,诊断时这些器官系统受累常以各种组合形式出现,有时则全部累及。其临床分型包括:①皮肤型,仅皮肤受累,可见皮肤结节、紫癜、网状青斑;②系统型,可累及肾脏、心脏、神经、皮肤等多个系统。根据特征性症状、体格检查结果和相符的实验室检查结果,可临床疑诊 PAN,但确诊依赖于活检病理,影像学(CTA、MRA、血管造影)的检查也具有诊断意义,可发现较大血管中存在多发性动脉瘤和不规则缩窄伴较小穿通支动脉闭塞。

PAN 在心血管系统的表现通常为亚临床型的,约 10% 的患者出现临床症状。其主要引起心包炎、心肌炎等,累及冠状动脉时可导致冠状动脉炎、冠状动脉瘤和冠脉痉挛等,继而引起心功能不全,出现心衰症状。心脏 MRI、冠脉 CTA 可发现小动脉瘤。由于肾脏是最常累及部位,引起患者肾功能不全,可有肾性高血压。在治疗上,轻度的 PAN 可单用口服糖皮质激素治疗,中至重度的 PAN 患者需大剂量糖皮质激素联合免疫抑制剂(如环磷酰胺)治疗,之后使用硫唑嘌呤或甲氨蝶呤维持缓解,治疗应根据患者疾病的严重程度进行调节。本例患者虽然属于中重度 PAN,但暂不危及器官或生命,可按轻度患者的治疗方案处理,即口服泼尼松改善症状,并逐步减量。

在本病例中,一方面,结节性多动脉炎直接累及心肌及冠脉,引起冠脉炎、心肌炎,导致

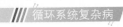

心力衰竭;另一方面,结节性多动脉炎累及患者肾脏,引起慢性肾功能不全,继发肾性高血压,加重患者心功能的恶化。因此,其符合心肾综合征的第 5 类分型,即急性或慢性全身性疾病引起的心功能不全和肾功能不全。

病例提供单位:上海交通大学医学院附属胸科医院

整理:张敏

述评:何奔

📚 参考文献

[1] 中华医学会心血管病学分会,中国心肌炎心肌病协作组. 中国扩张型心肌病诊断和治疗指南[J]. 临床心血管病杂志,2018,34(5):421－434.

[2] BALOW JE. Renal vasculitis [J]. Kidney Int, 1985,27(6):954－964.

[3] GUILLEVIN L, MAHR A, CALLARD P, et al. Hepatitis B virus-associated polyarteritis nodosa: clinical characteristics, outcome, and impact of treatment in 115 patients [J]. Medicine (Baltimore), 2005,84(5):313－322.

[4] RAMOS-CASALS M, MUÑOZ S, MEDINA F, et al. Systemic autoimmune diseases in patients with hepatitis C virus infection: characterization of 1020 cases (The HISPAMEC Registry) [J]. J Rheumatol, 2009,36(7):1442－1448.

[5] KALLENBERG CG, BROUWER E, WEENING JJ, et al. Anti-neutrophil cytoplasmic antibodies: current diagnostic and pathophysiological potential [J]. Kidney Int, 1994,46(1): 1－15.

[6] RONCO C, HAAPIO M, HOUSE AA, et al. Cardiorenal syndrome [J]. J Am Coll Cardiol, 2008,52(19):1527－1539.

病例5 进展性心肌肥厚伴顽固性心力衰竭

主诉

血压升高 20 年,呼吸困难 1 年,加重伴晕厥 1 个月。

病史摘要

患者,男性,68 岁。因"血压升高 20 年,呼吸困难 1 年,加重伴晕厥 1 个月"入院。患者1999 年体检时发现血压升高,后多次测量均升高,最高 200/100 mmHg,就诊于当地医院,诊断为"高血压",规律口服贝那普利片,血压波动在(140～160)/(80～90)mmHg。1 年前于活动后出现呼吸困难,伴心慌、心悸、胸闷、气急,无胸痛及肩背部放射痛,无大汗、黑矇,无恶心、呕吐,症状进行性加重,平地行走 200 米即感胸闷、气急,休息后稍缓解,至当地县人民医院就诊,被诊断为"高血压性心脏病",予治疗后症状好转出院。半年前因"感冒"再次出现活动后呼吸困难,性质同前,程度较前加重,当地县医院诊断为"肺炎、冠心病、胸腔积液",予以抗感染、扩张冠脉、利尿、抗血小板治疗,症状无缓解,来我科住院治疗。行冠脉造影结果示:左主干(left main,LM)(-);左前降支(left anterior descending,LAD)中段狭窄30%,心肌梗死溶栓治疗(thrombolysis in myocardial infarction,TIMI)3级;左回旋支(left circumflex artery,LCX)(-),TIMI 3级;右冠状动脉(right coronary artery,RCA)(-),TIMI 3级。心脏彩超:左心室增大伴左心室壁整体收缩活动减弱,下壁低平,左心室肥厚,右心室偏大,左心功能不全,LVEF 50%,诊断为高血压性心脏病心力衰竭,予抗心衰治疗后症状缓解出院。出院后上述症状反复出现。1个月前再次出现活动后呼吸困难,站立时感黑矇、头昏,多次意识丧失,伴出汗,无四肢抽搐、大小便失禁,卧位后即逐渐清醒,醒后家属测血压低,约80/50 mmHg,当地医院予地高辛(0.125 mg qd)、呋塞米(40 mg qd)、美托洛尔(11.875 mg qd)治疗,症状进行性加重。20天前开始出现绿视,近2天反复恶心、呕吐,血BNP 14 400 pg/ml。门诊以"心衰"收入我科。患者自发病以来精神状态很差,近半年来体重下降20 kg,饮食不振,大便量少,小便量少(约500 ml/d),睡眠不佳。既往健康状况可。否认糖尿病病史,否认结核、肝炎等传染病史,否认外伤史。65岁时因胆囊炎行胆囊切除术。否认输血史。否认食物、药物过敏史。否认家族遗传病史。

入院查体

体格消瘦,身高180 cm,体重58 kg,BMI 17.90 kg/m^2。生命体征:T 36.2℃,P 76次/分,R 19次/分,BP 106/70 mmHg(左右两侧基本对称),神清,精神差,轮椅推入病房,恶病质,轻度声嘶,音调低,皮肤巩膜无黄染,颈静脉怒张,双侧耳前/耳后、双侧颌下、双侧锁骨上、双侧锁骨下腋窝、双侧腹股沟触及数枚肿大淋巴结,直径1~2 cm,质韧,表面光滑,活动度可,桶状胸、肋间隙增宽,双肺呼吸音清,未闻及干、湿啰音,心前区无局部隆起或凹陷,心尖搏动位于左侧第六肋间锁骨中线外1 cm,未触及抬举样冲动,无震颤及心包摩擦感,心浊音界向左下扩大,心率76次/分,律齐,第一心音明显减弱,$P_2 > A_2$,可闻及奔马律,各瓣膜听诊区未闻及杂音及心包摩擦音。全腹平软,无压痛及反跳痛,肝、脾肋下未及,双下肢无水肿。

辅助检查

Hb 129 g/L,总胆红素38.9 μmol/L,间接胆红素36.6 μmol/L,尿素氮20.8 mmol/L,尿酸893 μmol/L,肌酐271 μmol/L,白蛋白45 g/L,球蛋白25 g/L,肌酸激酶(creatine kinase,CK)54 mmol/L,CK-MB 12 mmol/L,BNP前体14 400 pg/ml,肌钙蛋白0.50~0.61 ng/ml(多次测量均在此范围上下波动),肌红蛋白130.5 ng/ml,TC 6.84 mmol/L,TG 2.25 mmol/L,HDL-C 0.73 mmol/L,LDL-C 4.85 mmol/L,同型半胱氨酸38.4 μmol/L,钙2.73 mmol/L,磷1.69 mmol/L,地高辛浓度0.90 ng/ml;余尿常规、粪常规、凝血、电解质、生化指标正常。

心电图(半年前):窦性心律,左心室高电压,胸导Q波改变(V1~V3),ST段改变(图5-1)。

心电图(此次入院):窦性心律,一度房室传导阻滞,Q波改变(V1~V3),ST-T改变(图5-2)。

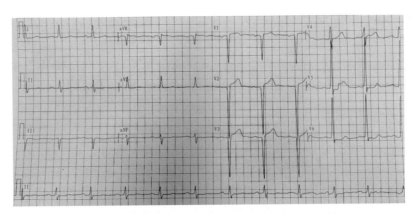

图 5-1 半年前心电图:左心室高电压,胸导 Q 波改变,ST 段改变

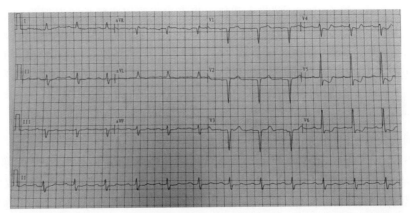

图 5-2 半年后心电图:一度房室传导阻滞,Q 波改变,ST-T 改变;电压较前明显降低

心脏彩超(半年前):左心房内径 38 mm,LVEDD 60 mm,LVESD 43 mm,室间隔厚度 13～15 mm,左心室后壁厚度 14 mm,肺动脉干 28 mm,右心房内径 42 mm,右心室 26 mm,主动脉根部内径 42 mm,升主动脉 40 mm,左心室壁增厚,室壁回声增强,欠均匀,静息状态下左心室壁整体收缩活动减弱,尤以下壁振幅低平,左心室射血分数略减低,右心房饱满,右心室稍增大,肺动脉干增宽,根据轻微三尖瓣反流估测肺动脉收缩压约为 35 mmHg,E/A<1,少量心包积液。

心脏彩超(此次入院):左心房内径 33 mm,左心室舒张末内径 50 mm,左心室收缩末内径 37 mm,室间隔厚度 18～24 mm,左心室后壁厚度 14～15 mm,肺动脉干 27 mm,右心房内径 33 mm,主动脉根部内径 38 mm,升主动脉 40 mm,左心房、左心室不大(较前缩小),左心室壁增厚(较前次明显增厚),室壁回声增强,欠均匀,静息状态下左心室壁整体收缩活动减弱,尤以下壁振幅低平,左心室射血分数略减低,LVEF 50%(Simpson 法),根据轻微三尖瓣反流估测肺动脉收缩压约为 38 mmHg,E/A<1,少量心包积液(图 5-3)。

> 初步诊断

①原发性高血压 3 级(很高危),高血压性心脏病,心力衰竭,心功能Ⅲ级;②洋地黄中毒?③慢性肾功能不全(CKD 4 期);④晕厥原因待查;⑤胆囊切除术后。

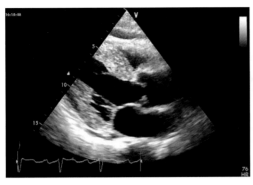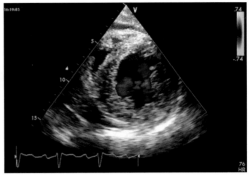

图5-3 心脏彩超：左心室肥厚，以室间隔肥厚为主，心肌回声增强，实质内可见散在颗粒样回声

诊断和鉴别诊断

老年患者，既往有高血压病史20余年。1年前出现活动后呼吸困难，我院心电图提示左心室高电压，胸导Q波改变（V1～V3），ST段改变，心脏彩超示左心室肥厚、左心扩大，射血分数降低。出院后按高血压性心脏病、心力衰竭治疗，症状进行性加重，反复直立位晕厥。再入院后心脏彩超示心肌肥厚较前明显加重，但心电图电压较前降低，需进一步就心衰和晕厥的病因进行鉴别。

对于心衰病因的鉴别，首先是高血压性心脏病。患者有20余年高血压病史，后心电图提示左心室高电压，心脏彩超示左心室肥厚，支持高血压性心脏病的诊断。但经利尿、强心等治疗，症状进行性加重，半年后心脏彩超示心肌肥厚较前明显加重，但心电图电压较前降低，肌钙蛋白持续升高，需高度警惕心肌淀粉样变可能。其次，患者心衰合并心电图的Q波，需要与缺血性心肌病相鉴别，该患者已行冠脉造影，排除了阻塞性冠心病可能。再次，需与肥厚型心肌病相鉴别，家族遗传性肥厚型心肌病的心电图表现可有病理性Q波，但心电图应为高电压表现。

患者晕厥均发生在卧位转立位时，曾自测血压偏低，考虑为直立性低血压（orthostatic hypotension，OH）。可测量立、卧位血压以明确诊断。直立性低血压发生原因复杂，包括神经源性的原因（自主神经功能障碍）及非神经性源性的原因（低血容量、心功能障碍、药物影响）。神经性直立性低血压患者常伴有自主神经功能障碍相关的神经变性疾病（如多系统萎缩、帕金森病）或外周神经病变（如糖尿病、淀粉样变性、艾滋病），在体位变化时不能完成充分的反射性调节（血管收缩、心率加快），从而导致低血压。

还需排查有无其他原因引起的晕厥，如反射性晕厥、心律失常性晕厥和器质性心脏病性晕厥。本患者合并肾功能不全、心衰，口服地高辛后出现绿视，要警惕地高辛中毒引起心律失常可能。

进一步检查

血清IgG 8.72 g/L、血清IgA 0.47 g/L、血清IgM 10.40 g/L、血清κ-轻链2.86 g/L、血清λ-轻链3.043 g/L、血κ/λ比值3.043、血清IgE 34.40 g/L、尿κ-轻链128.00 mg/L、β2微球蛋白7.27 mg/L、总前列腺特异性抗原（total prostate specific antigen，tPSA）5.94 μg/L、游离前列腺特异性抗原（free prostate specific antigen，fPSA）1.44 μg/L、fPSA/tPSA 0.24，

神经元特异性烯醇化酶（neuron specific enolase，NSE）24 μg/L、细胞角蛋白 19 片段（cytokeratin-19-fragment，CYFRA21 - 1）3.46 μg/L，铁蛋白 1 168.00 μg/L，人附睾蛋白 4 756.7 pmol/L，余甲胎蛋白（alpha-fetoprotein，AFP）、癌胚抗原（carcinoembryonic antigen，CEA）、糖类抗原（carbohydrate antigen，CA）199、CA125、CA153 正常。

M 蛋白结果：M 带属于 IgM 型，κ 轻链型。

血清蛋白电泳：在 γ 区可见一 M 峰，量为 0.97%。

血清游离轻链（sFLC）：κ 1 127 mg/L，λ 14.18 mg/L、κ/λ 比值 79.55。

皮肤活检：刚果红（＋）。

骨髓穿刺：骨髓有核细胞增生活跃。浆系：浆细胞占 3.5%。粒、红系：增生，形态比例未见明显异常。巨核系：增生，血小板散在成小簇可见。

结核感染 T 细胞斑点试验有反应（无反应性对照孔 0，抗原 A 孔 28，抗原 B 孔＞30，有反应性对照孔正常）。ESR 28 mm/h，补体 C3 0.468 g/L，补体 C4 0.185 g/L。

甲状腺功能：T_3 1.10 nmol/L，T_4 113.50 pmol/L，FT_3 3.39 nmol/L，FT_4 24.56 pmol/L，超敏 TSH 5.53 mIU/L，抗体指标正常。

立卧位血压测量：卧位血压 110/74 mmHg（左上肢）、卧位血压 108/70 mmHg（右上肢），站立后即刻患者头昏、黑矇，后意识模糊、不能自行站立，血压 53/30 mmHg（右上肢），立刻将患者转为卧位，意识即刻恢复，血压 90/56 mmHg（右上肢）。

24 小时心电图：窦性心律，一度房室传导阻滞，平均心室率 70 次/分，室上性早搏 196 次，室性早搏 167 次，未见大于 2 秒的长间歇。

肝、胆、胰、脾、肾 B 超：双肾囊肿伴囊壁钙化，双肾皮质回声增强。

神经传导速度：左、右腓神经运动传导速度减慢（分别为 43.5 m/s、41.5 m/s），左腓肠神经感觉电位波幅降低（1.6 μV）。

头颅 MRI 平扫：①脑多发腔隙性缺血、梗死灶，老年脑；②双侧额颞顶部硬脑膜下积液；③双侧筛窦炎。

最后诊断

①系统性淀粉样变性（轻链型）累及心脏、肾脏、胃肠道、自主神经、周围神经；②心力衰竭，心功能Ⅲ级（NYHA 分级）；③高血压病 3 级（很高危），高血压性心脏病；④直立性低血压；⑤慢性肾功能不全（CKD 4 期）；⑥胆囊切除术后。

治疗及转归

予停用地高辛，予护胃、补液、加强营养等支持治疗，予双下肢着弹力袜、米多君口服改善直立性低血压症状，予甲钴胺、维生素 B_1 营养神经。后转我院血液科，予 CBD 方案化疗，具体方案为：环磷酰胺（0.2 g 静滴，d1～4）＋硼替佐米（2.1 mg 皮下注射，d1、d4、d7、d10）＋地塞米松（20 mg 静滴，d1～4、d7～10），辅以保肝、护胃、止吐等对症支持治疗。完成 C1 d7 化疗后，出现恶心、呕吐症状，肌钙蛋白 2.21 ng/mL、BNP 前体 35 000 pg/ml，LVEF 43%，考虑病情进展，心肌淀粉样变性进一步增强，与家属沟通后，停用当前化疗方案，予以 CP 方案，具体为环磷酰胺 50 mg qd＋泼尼松 20 mg qd 口服治疗，6 天后出院。出院后继续予以环磷酰胺（50 mg qd po）、泼尼松（20 mg qd po）、呋塞米（20 mg qd po）、奥美拉唑（20 mg qd po)、盐酸昂司丹琼(8 mg tid po)治疗。

患者离院后症状无改善,半个月后猝死。

讨论及评述

心肌淀粉样变性是原发性或继发性因素致使淀粉样物质沉积在心肌间质,同时不断浸润损伤心肌细胞,主要引起心脏限制性充盈障碍,最终导致进行性心力衰竭为主要表现的一种心脏疾病。目前认为其在临床射血分数保留型的心衰患者中可达 $5\%\sim13\%$。临床中心电图示低电压+心脏彩超见室壁肥厚时,需警惕心肌淀粉样变性可能。

根据淀粉样纤维前体蛋白及临床表现的不同,临床将心肌淀粉样变分为 5 型:原发性轻链型淀粉样变、遗传性淀粉样变、老年性系统性淀粉样变、继发性淀粉样变及孤立性心房性淀粉样变。其中最常见的类型即原发型心肌淀粉样变。原发性淀粉样变性和伴发于浆细胞病的淀粉样变所沉积淀粉样物质均是免疫球蛋白轻链,故统称为 AL 型淀粉样变。骨髓浆细胞产生的单克隆免疫球蛋白轻链作为淀粉样物质的前体,沉积在心房、心肌间质、传导系统等部位,微观上导致细胞代谢、钙离子转运、受体调节的异常以及细胞水肿,宏观上可引起心肌僵硬度增加,顺应性下降,造成以限制性心肌病或难治性心力衰竭为主要表现的心肌疾病。

该病的临床表现包括:①心功能不全,以限制性心肌病最为常见,多表现为右心功能不全;②血压降低,特点是收缩压降低、脉压减小,可因病变累及自主神经功能而导致直立性低血压;③淀粉样蛋白浸润引起心房颤动、高度房室传导阻滞、室性心动过速、心源性猝死;④冠状动脉或心肌微血管受累引起心肌缺血和心绞痛;⑤舌受累可表现为僵硬、肥大,出现巨舌症,还可累及消化道、皮肤、骨骼、肾脏。心电图主要表现为胸前导联 R 波递增不良、QRS 低电压,可出现在一半以上的原发性心肌淀粉样变患者中,主要考虑为淀粉样物质浸润干扰心室壁内电传导所致。也可出现心房颤动等心律失常的心电图表现,非特异性 ST-T 改变、异常 Q 波等心电图伪心肌梗死表现。典型的心脏超声表现为心肌内颗粒样强回声、左心室壁或室间隔增厚,还可出现左心室的射血时间缩短、右心室游离壁增厚、收缩功能正常或下降、舒张功能减退等,心瓣膜或乳头肌也可因淀粉样物质沉积而增厚或增粗。多数心肌淀粉样变患者心脏磁共振表现为延迟钆增强(LGE),LGE 显像区域为淀粉样物质沉积区域,两者具有良好的相关性,在诊断心肌淀粉样变性方面具有特异性。

AL 型淀粉样变的治疗目标是抑制异常浆细胞产生游离轻链、改善器官功能,主要借鉴多发性骨髓瘤的治疗经验。治疗包括心力衰竭管理和减少淀粉样物质的形成及沉积。该病预后较差,当临床症状出现时,则病情进展很迅速,中位生存期小于 6 个月,当患者出现右心衰竭的症状时,病情常进行性恶化,往往在短期内死亡。

病例提供单位:海军军医大学附属长征医院

整理:厉娜

述评:梁春

参考文献

[1] BORRON SW, BISMUTH C, MUSZYNSKI J. Advances in the management of digoxin toxicity

in the older patient [J]. Drugs Aging, 1997, 10:18 - 33.

[2] GHEORGHIADE M, HALL VB, JACOBSEN G, et al. Effects of increasing maintenance dose of digoxin on left ventricular function and neurohormones in patients with chronic heart failure treated with diuretics and angiotensin-converting enzyme inhibitors [J]. Circulation, 1995, 92: 1801 - 1807.

[3] 中国系统性淀粉样变性协作组, 国家肾脏疾病临床医学研究中心. 系统性轻链型淀粉样变性诊断和治疗指南[J]. 中华医学杂志, 2016, 96(44):3540 - 3548.

[4] 赵蕾, 田庄, 方全. 心肌淀粉样变性临床特点及影像学特征[J]. 中华心血管病杂志, 2015, 43(11):960 - 964.

[5] SHER T. Recent advances in the diagnosis and management of cardiac amyloidosis [J]. Future Cardiol, 2014, 10(1):131 - 146.

[6] 朱家良, 李国华. AL型心肌淀粉样变的诊疗进展[J]. 中国医药导报, 2019, 16(12):50 - 53.

病例6 年轻男性, 肺部大片阴影

主诉

咳嗽、咳痰1个月余。

病史摘要

患者, 男性, 26岁, 因"咳嗽、咳痰1个月余"收治入院。患者1个月前(2018 - 08 - 13)越南旅游回来后出现咽痛、流清涕, 未予重视, 1周后患者出现咳嗽、咳痰, 痰黄, 较黏稠。当地医院查血常规正常, 予"抗病毒口服液、鲜竹沥口服液"治疗, 咳嗽稍缓解。1个月后(2018 - 09 - 13)患者再次出现咳嗽、咳痰, 程度较前加重, 同时反复出低热, 最高体温38.5℃(腋下)。再查血常规:正常;心电图:窦性心动过速, 电轴左偏, R波递增不良。肺功能:中度限制性通气障碍, 支气管舒张试验阴性。胸部CT平扫:两下肺大片渗出阴影, 首先考虑感染(图6 - 1)。予左氧氟沙星静滴8天, 阿奇霉素静滴2天, 体温恢复正常, 但咳嗽、咳痰症状不能缓解, 同时出现胸闷气促。2018 - 09 - 23患者于当地医院住院治疗, 再查血常规示正常;复查胸部CT提示两下肺大片渗出阴影, 较前加重(图6 - 2);心超示左心增大, 中度肺动脉高压, 二尖瓣中等量反流, 主动脉、三尖瓣、肺动脉瓣膜少量反流, 少量心包积液, LVEF 40%, 左心房内径41 mm, LVEDD 64 mm;心电图示窦律, 胸导R波递增不良, 非特异性室内传导阻滞(图6 - 3);BNP 193 pg/ml。心梗"三合一":正常。OGTT提示糖尿病, 糖化血红蛋白9.8%↑;TC 6.85 mmol/L↑, TG 2.23 mmol/L↑, HDL - C 0.96 mmol/L, LDL - C 5 mmol/L↑;ASO、类风湿因子、肿瘤指标、甲状腺功能、肝肾功能正常。予以利尿、抗感染、营养心肌、降脂治疗。为进一步明确病因及治疗, 转入我院。患者既往体健, 平素爬山等剧烈运动相对受限, 容易累。否认儿童肥胖史。否认慢性病史, 否认精神障碍疾病。否认传染病史、手术外伤史、重要药物及毒物接触史。生长于原籍, 否认大量饮酒, 否认疫区驻留史, 否认动物密切接触史。患者为足月顺产, 婴幼儿期无特殊。未婚, 父母均健康, 否认疾病家族史。

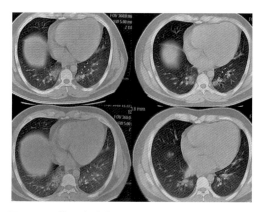

图6-1　第一次胸部CT提示两下肺大片渗出阴影，首先考虑感染

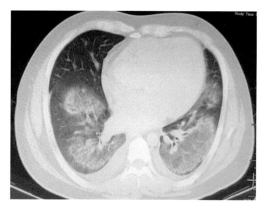

图6-2　第二次胸部CT提示两下肺渗出阴影较前明显加重

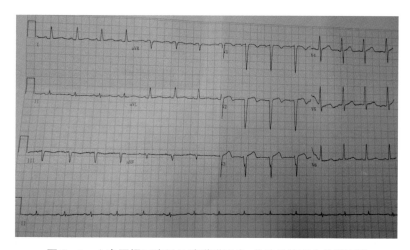

图6-3　心电图提示胸导R波递增不良，非特异性室内传导阻滞

入院查体

体型偏胖，身高175 cm，体重82 kg，BMI 26.7 kg/m²，发育正常，查体配合。生命体征：T 36.9℃，P 90～110次/分，R 18次/分，BP 125/77 mmHg（左右两侧基本对称）。患者入院时神清，对答正常，但说话时有气短、不连续，回答问题时会反复干咳或因气短而反复停顿。口唇无发绀，无杵状指，双肺呼吸音粗，两下肺可及少许湿啰音，可平卧。心率90～110次/分，律齐，各瓣膜听诊区未及明显病理性杂音。腹软，无压痛。双下肢凹陷性水肿（一），双侧桡动脉及双下肢足背动脉搏动正常且对称。

辅助检查

血常规：WBC 7.14×10⁹/L，中性粒细胞（neutrophil，N）百分比（N%）62.8%，Hb 141 g/L；CRP 12 mg/L↑；ESR 56 mm/h↑，降钙素原0.07 ng/ml。心肌酶：肌红蛋白

22.30 ng/ml，CK－MB(mass)1.4 ng/ml，cTnI 0.016 ng/ml，氨基末端 BNP 前体(NT－proBNP)429.90 pg/ml↑。呼吸道九联-肺炎支原体 IgM、嗜肺军团菌 IgM、Q 热立克次体 IgM、肺炎衣原体 IgM、腺病毒 IgM、呼吸道合胞病毒 IgM、甲型流感病毒 IgM、乙型流感病毒 IgM、副流感病毒 IgM：均阴性。输血前全套-HIV、乙肝、甲肝、丙肝、梅毒抗体：均阴性。EB 病毒(EBV)-壳抗原(CA)－IgM ＜10.00 U/ml，EBV－CA－IgG 117.00 U/ml↑；巨细胞病毒(CMV)-IgG 43.30 U/ml↑，CMV－IgM ＜5.00 U/ml；风疹病毒 IGG ＜3.00 IU/ml，风疹病毒 IGM ＜10.00 AU/ml。冷凝集试验阴性，结核抗体检测阴性。肺炎支原体抗体(－)；细菌内毒素＜5.00 pg/ml，真菌葡聚糖＜31.25 pg/ml。

血脂血糖：空腹葡萄糖 7.37 mmol/L↑，糖化血红蛋白 9.80%↑，TC 6.88 mmol/L↑，TG 2.51 mmol/L↑，HDL－C 1.08 mmol/L↑，LDL－C 4.97 mmol/L↑。

其他未见明显异常的检验包括：D-二聚体、肝肾功能、电解质、甲状腺功能、肿瘤标志物、ASO、类风湿因子。

甲状腺及淋巴结 B 超：①双侧甲状腺未见明显肿块，双侧甲状旁腺区域未见明显肿块；②后腹膜、双侧颈部、锁骨上、腋窝、腹股沟未见明显异常肿大淋巴结。

动态心电图：窦律，房性早搏(6 次)。

心电图：窦律，心室内阻滞(图 6－4)。

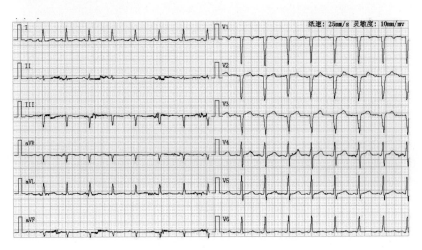

图 6-4　心电图提示心室内阻滞

初步诊断

①肺部感染；②病毒性心肌炎；③左心扩大，心功能不全；④高脂血症；⑤2 型糖尿病。

诊断和鉴别诊断

患者为年轻男性，出国旅游回来出现咽痛、流清涕、咳嗽、咳痰、发热等上呼吸道感染前驱症状，对症治疗 1 个月后仍未好转，继而出现胸闷、气促症状。心电图提示窦速，电轴左偏，R 波递增不良。肺功能：中度限制性通气障碍，支气管舒张试验阴性。胸部 CT 平扫：两下肺大片渗出阴影，首先考虑感染。予以左氧氟沙星和阿奇霉素抗感染治疗后，胸部 CT 平扫提示两下肺阴影较前明显扩大。心超提示左心增大,中度肺动脉高压,LVEF 40%,左心房内径 41 mm,LVEDD 64 mm。患者以"肺部大片渗出阴影、左心扩大"为主要疾病特征,下一步还需要完善哪些检查? 如何进行病因诊断与治疗?

从患者上呼吸道感染前驱症状病史,CT 提示肺部渗出阴影,抗生素治疗效果不佳,继而出现胸闷、气促及左心扩大,从疾病病因一元论的角度,首先考虑急性病毒性心肌炎,病毒造成心肌损伤及左心扩大,继而导致心力衰竭和肺动脉高压。心肌炎常由普通病毒感染或病毒感染后的免疫反应导致,病因包括感染性与非感染性两大类。其中最常见的病因为病毒感染,其他因素少见。心肌炎在国际上无统一的诊断标准,多采用结合临床、实验室检查和其他相关辅助检查来确诊。心内膜心肌组织活检是心肌炎确诊的"金标准",但很多医院目前没有开展。考虑患者为病毒性心肌炎,并存在大片肺部阴影,所以寻找病原学依据非常关键。血清中病毒特异性 IgG 降低,IgM 与 IgA 升高,提示病毒性心肌炎的可能性大。肺部阴影需考虑肺部感染、肺水肿、肺部肿瘤、肺不张、肺结核、肺栓塞等,根据化验结果及前后 CT 影像特点对照,应考虑肺部感染渗出灶或肺水肿。患者有越南旅游史,胸部 CT 提示肺部阴影较前加重,是否存在罕见病原体或新型病毒感染的可能,故下一步做病原微生物基因检测寻找病原学依据,同时加强利尿后复查胸部 CT,为鉴别诊断和下一步治疗提供帮助。

左心扩大的原因除了急性心肌炎,还有高血压性心脏病、扩张型心肌病、酒精性心肌病、缺血性心肌病、左心室致密化不全等疾病。急性心肌炎的诊断为排除性诊断,同时该患者没有明显心肌酶谱升高情况,发病过程中的血常规均正常,故上述疾病应作为鉴别诊断的重点。追问病史及寻找以前相关检查报告(体检相关的胸片、心电图、心超等),可进一步检查心超、冠脉 CTA、扩张性心肌病相关基因、心脏核磁共振、心脏灌注显像等明确病因,如条件允许,可行心内膜心肌组织活检。

进一步检查

入院第 2 天胸部 CT 平扫:右肺下叶及左肺舌段、下叶大片磨玻璃密度影,考虑水肿或感染;右侧胸腔积液;心脏增大(图 6 - 5)。

入院第 4 天胸部 CT 平扫(≥64 排):心脏大,右肺下叶及左肺舌段、下叶肺水肿可能,较前稍吸收好转,右侧胸腔积液(图 6 - 6)。

心超:①左心室短轴观:二尖瓣水平至心尖水平,左心室整体收缩活动减弱;②左心房、左心室明显扩大,考虑扩张型心肌病;③中度二尖瓣反流;④轻度三尖瓣反流;⑤左心室舒张功能减退;⑥左心室收缩功能低下(LVEF 36%)。

感染病原基因检测:未有明显病原体发现(病毒、细菌、真菌、寄生虫、支原体、衣原体等)。

冠脉 CTA:左心房及左心室扩大,冠脉未见明显异常(图 6 - 7)。

扩张性心肌病基因检测:患者及患者爸爸 DSP 基因杂合子,妈妈未检测到基因突变。

2018 年 1 月 3 日单位体检:心电图提示窦律,心电轴左偏(图 6 - 8)。

治疗及转归

患者入院后限制钠盐和水的摄入,加强利尿和改善心肌重构(呋塞米、螺内酯、诺欣妥、比索洛尔),改善心肌代谢紊乱(曲美他嗪),降血脂(阿托伐他汀钙片),控制血糖(二甲双胍缓释片)。后期可考虑心脏移植手术治疗。

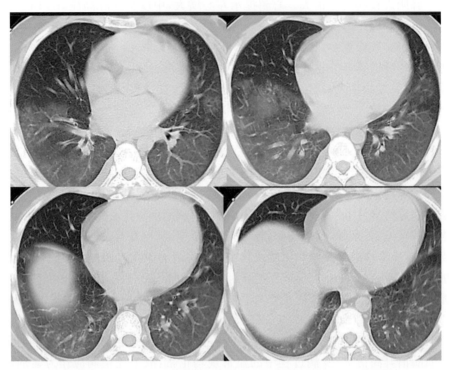

图 6-5　胸部 CT(入院第 2 天)提示肺部阴影较入院前有明显好转

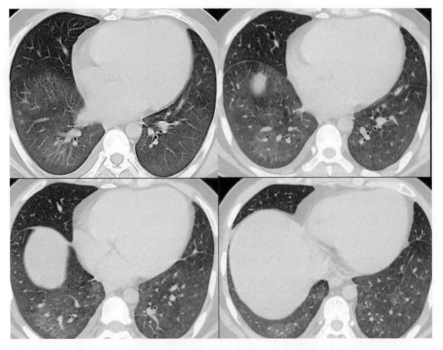

图 6-6　胸部 CT(入院第 4 天)提示肺部阴影进一步好转

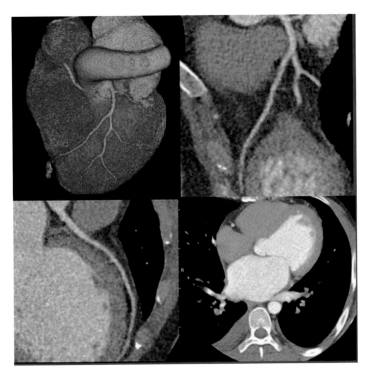

图 6-7 冠脉 CTA 提示左心扩大, 冠脉血管通畅

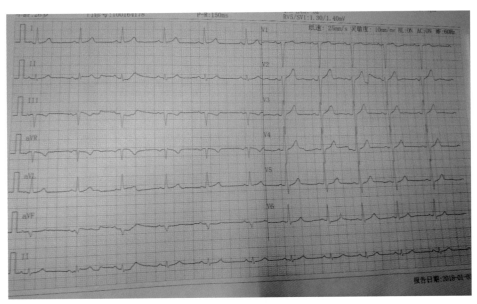

图 6-8 既往体检心电图提示心电轴左偏

患者出院后症状明显改善, 1 个月后复查胸部 CT 提示肺部阴影被完全吸收(图 6-9), 定期心超随访提示心功能逐步改善(表 6-1), 3 个月后 EF 升至 53%, LVEDD 缩小至 58 mm。

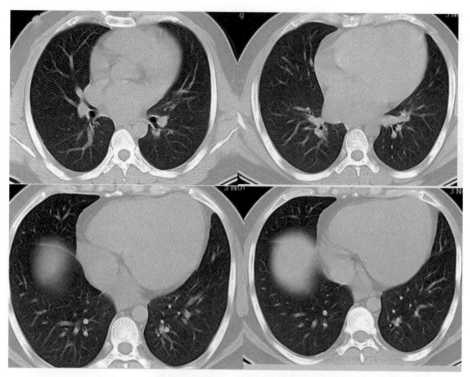

图6-9　1个月后胸部CT提示肺部渗出影被完全吸收

表6-1　前后心超参数对比

日　期	左心房内径(mm)	LVEDD(mm)	LVEF(%)
2018-09-25	41	64	40
2018-09-27	49.8	73	36
2018-11-10	48	63	45
2019-01-19	51	58	53

最后诊断

①水肿;②家族性扩张型心肌病;③心功能不全。

讨论及述评

　　该病例的整个发病和就诊过程非常接近急性心肌炎的演变过程,从疾病一元论的思维非常容易误诊,最后证实患者原先就存在左心扩大。患者因出国旅游劳累后,心脏失代偿出现心衰,出现咳嗽、咳痰等类似上呼吸道感染的症状,用抗生素等治疗效果不佳,迁延不愈,后期出现肺水肿,予以利尿治疗后症状改善,肺部阴影被完全吸收。对于心内科医师来说,如何鉴别肺部感染和肺水肿的CT影像特点非常重要。根据肺水肿积聚的部位,一般分为间质性肺水肿和肺泡性肺水肿两种,可同时存在。间质性肺水肿起病缓慢,液体主要积聚在肺间质内。肺泡性肺水肿起病急骤,液体主要积聚在肺泡内,特征表现是双肺内中带对称性大范围渗出性病变,典型者可表现为"蝶翼征"或"蝙蝠征"。该患者第二次胸部CT(图6-2)有非常典型的"蝶翼征",故应考虑心衰所致肺水肿,随后利尿治疗的良好效果也证实了这一点。

扩张型心肌病(dilated cardiomyopathy,DCM)是一种原因未明的原发性心肌疾病,本病的特征为左或右心室或双侧心室扩大,并伴有心室收缩功能减退,伴或不伴充血性心力衰竭。尽管并未发现明显病因,DCM很可能是由于各种毒性物质、代谢产物或病原体损伤心肌细胞导致的。急性病毒性心肌炎的后遗症通过免疫机制也可能导致DCM。自体免疫机制也被认为是DCM的一种病因。25%~50%的DCM有基因突变或家族遗传背景,遗传方式主要为常染色体显性遗传。截至目前最大的DCM测序队列中,研究人员观察到12个基因与DCM存在明显关联,其中包括 *DSP* 基因,强调了它们在DCM中的重要性和转化为诊断检测中的高可解释性。基因检测显示患者及其爸爸 *DSP* 基因突变杂合子,故最后诊断为家族性扩张型心肌病。

病例提供单位:上海交通大学医学院附属新华医院

整理:张燚

述评:张亚臣

参考文献

[1] 中华医学会心血管病学分会,中国心肌炎心肌病协作组.中国扩张型心肌病诊断和治疗指南[J].临床心血管病杂志,2018,34(5):421-434.

[2] 何修勇,荣永金,周元平,等.高分辨率CT在心源性肺水肿中诊断价值[J].山西医药杂志,2019,48(19):2356-2357.

[3] ASSAAD S, KRATZERT WB, SHELLEY B, et al. Assessment of pulmonary edema:principles and practice [J]. J Cardiothorac Vasc Anesth, 2018,32(2):901-914.

[4] MAZZAROTTO F, TAYAL U, BUCHAN RJ, et al. Reevaluating the genetic contribution of monogenic dilated cardiomyopathy [J]. Circulation, 2020,141:387-398.

病例7 治疗效果越来越差的顽固性心力衰竭

主诉

胸闷气促半年余,加重1个月。

病史摘要

患者,女性,65岁,农民,因"胸闷、气促半年余,加重1个月"入院。患者于入院前半年左右出现活动后胸闷、气促,我院查冠脉CTA提示左主干钙化斑块伴管腔轻度狭窄,左前降支远段心肌桥。给予阿司匹林、地尔硫䓬、辛伐他汀等治疗,效果不佳。后出现下肢肿胀不适,外院查

B超提示双下肢动脉硬化伴斑块形成,左侧隐、股静脉瓣功能不全,左侧小腿段浅静脉迂曲扩张,两下肢深静脉未见栓塞表现,未处理。入院前两个月,患者自觉胸闷、气促较前加重,遂至上海交通大学医学院附属第六人民医院就诊,查心电图提示窦性心律,肢体导联低电压,V1、V2呈QS型,T波改变(Ⅱ、Ⅲ、aVF低平、倒置)。肺部CT提示两肺透亮度减低,两肺胸腔积液,心包积液,肺水肿可能,两肺下叶局限性膨胀不全,右肺中叶、左肺上叶舌段少许索条。查BNP前体为2807 ng/L,血常规提示Hb 91 g/L,给予利尿(托拉塞米)及抗感染(莫西沙星)等治疗。次日回当地医院继续治疗,给予胸腔穿刺引流,胸腔积液提示为渗出液。肿瘤学检查提示CA125升高,甲状腺功能基本正常。查心脏彩超提示左心房增大(37 mm),左心室壁增厚(室间隔12 mm,左心室后壁14 mm),左心室壁心肌节段活动异常;二尖瓣中度反流。心包腔中等量积液。LVEF 63%。考虑心功能不全由心肌病引起可能大,给予利尿、抗感染、营养心肌等治疗,患者症状无明显好转。现为进一步诊治,以"心功能不全,心包积液"收治入院。患者既往体健,否认高血压、糖尿病及肝炎、结核等慢性病、传染病史。个人史及家族史无特殊。

入院查体

神志清,精神差,贫血貌。呼吸平稳,查体合作,应答切题。全身皮肤、黏膜无黄染、皮疹、出血点。浅表淋巴结未及肿大。双瞳孔等大、等圆,对光反射(+)。唇无发绀。颈软,气管居中,颈静脉无怒张,甲状腺无肿大。两肺呼吸音粗,肺底可及少许湿啰音。心前区无异常隆起,心率70次/分,律齐,心音可,未及额外心音,各瓣膜区未及病理性杂音,未及心包摩擦音。腹平软,无压痛、反跳痛及肌卫,肝、脾肋下未及,移动性浊音(-),肠鸣音正常。双下肢水肿(++)。神经系统(-)。血压95/75 mmHg。

辅助检查

血常规:CRP<1 mg/L, WBC 4.30×10⁹/L, Hb 99 g/L, PLT 201.00×10⁹/L。

肝功能:总蛋白69.5 g/L,白蛋白33.7 g/L↓,球蛋白35.8 g/L↑,钙2.21 mmol/L,磷1.25 mmol/L,尿素氮5.70 mmol/L,肌酐56 μmol/L,尿酸337 μmol/L。

自身免疫指标:SM/RNP(-),抗SM(-),抗SSA(-),SSB(-),抗Scl-70(-),PM-Scl(-),抗Jo-1(-),CENP B(-),PCNA(-),dsDNA(-),核小体(-),组蛋白(-),核糖体P蛋白(-),AMA-M2(-),Ro-52(-)。

肿瘤指标:AFP 1.96 ng/ml, CEA 1.77 ng/ml, CA199 8.25 U/ml, CA125 56.48 U/ml↑, CA15-3 12.25 U/ml, CA724 0.95 U/ml, CA211 2.39 ng/ml, NSE 15.29 ng/ml, CA242 5.46 IU/ml。

cTnI 0.153 ng/ml↑, NT-proBNP 9 673.00 pg/ml↑, D-二聚体0.29 mg/L。

24 h尿蛋白定量305.00 mg↑。

心电图:①窦性心律;②广泛导联低电压;③V1、V2呈QS波;④ST-T变化(图7-1)。

心脏彩超:①心包积液少量;②双房扩大,左心室稍肥大;③主动脉瓣反流(轻),轻度肺动脉瓣反流;④二尖瓣钙化,二尖瓣反流(轻度);⑤轻度三尖瓣反流,估测肺动脉收缩压47 mmHg;⑥房间隔缺损(Ⅱ、小);⑦左心室收缩功能正常。

动态心电图:窦性心律,房性早搏(30次),连发,短阵房性心动过速,多源性室性早搏(38次)。

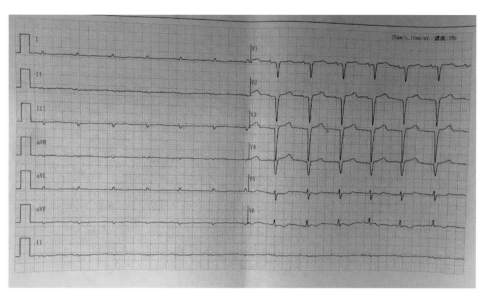

图7-1 心电图

初步诊断

①射血分数保留的心力衰竭,心功能Ⅳ级(NYHA 分级);②心包积液。

诊断及鉴别诊断

患者为老年女性,起病症状为活动后胸闷、气促不适。后出现下肢水肿,夜间阵发性呼吸困难。查体有贫血貌,肺底少许湿啰音及下肢水肿(++),心电图提示广泛导联低电压,NT-proBNP>125 pg/ml,辅助检查发现多浆膜腔积液,心脏彩超检查提示左心室稍肥大,双房增大,收缩功能正常。根据患者症状、体征、利钠肽及心脏彩超检查结果,结合射血分数保留的心力衰竭(HFpEF)的诊断标准:心衰的症状和体征;LVEF≥50%;BNP 升高且合并以下至少一条:①左心室肥厚和(或)左心房增大;②心脏舒张功能异常。患者的射血分数保留的心力衰竭诊断明确。

那么心力衰竭的原因是什么? 射血分数保留的心力衰竭多见于高血压病,但是该患者没有高血压病史,心电图没有左心室高电压及相应心肌劳损,心脏彩超没有左心室均匀肥厚的表现,不考虑继发于高血压的心肌肥厚导致的心力衰竭。肥厚型心肌病也是病因之一,但是患者超声心动图提示室间隔厚度与左心室后壁厚度比值小于1.3,不支持肥厚型心肌病诊断。患者心电图提示有广泛的低电压,且球蛋白异常升高,白球比例倒置,是否存在浸润性心肌病可能? 浸润性心肌病常见原因有淀粉样变、结节病、血红蛋白沉积病等,尤其以淀粉样变常见。进一步检查应完善 M 蛋白鉴定、血清免疫固定电泳、骨髓穿刺、心脏磁共振等检查。

进一步检查

心脏彩超:①心包积液(少量);②中度二尖瓣反流伴二尖瓣后叶根部钙化;③轻微-轻度主动脉瓣反流伴主动脉瓣钙化;④中度三尖瓣反流,估测肺动脉收缩压 47.4 mmHg;⑤双房扩大,左心室壁增厚,肥厚的心肌呈点状回声增强,考虑心肌淀粉样变,请结合临床;⑥房间隔缺损(Ⅱ、小);⑦左心室收缩功能正常低值;⑧右心室收缩功能低下(图7-2)。

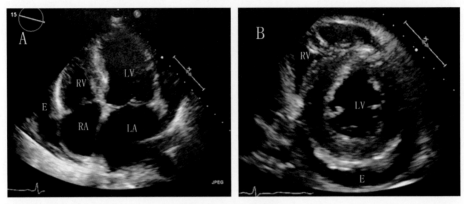

图7-2 心脏彩超

免疫球蛋白G 7.31 g/L,免疫球蛋白A 19.20 g/L↑,免疫球蛋白M 0.32 g/L↓,免疫球蛋白E 42.90 IU/ml,补体C3 0.80 g/L↓,补体C4 0.19 g/L,铁蛋白91.90 μg/L。

血浆游离轻链:游离轻链κ 20.5 mg/L(正常值6.7～22.4 mg/L),游离轻链λ 487 mg/L(正常值8.3～27.0 mg/L),κ/λ 0.042(正常值0.31～1.56)。

骨髓瘤荧光原位杂交(fluorescence in situ hybridization, FISH)阴性。

骨盆正位,胸片正、侧位,胸椎正、侧位,腰椎正、侧位,头颅正、侧位,股骨正、侧位数字化摄影:未见明确骨质破坏。

骨髓涂片:①骨髓增生活跃,粒红比例正常,巨系增生正常。②涂片浆细胞占9.5%。

心脏MRI:左心室室间隔部心肌肥厚,心肌活动度减弱,左心室流出道略狭窄,左心室收缩功能正常,心包及双侧胸腔积液。增强延迟扫描见左心室室间隔部及底面心肌片状延迟强化(图7-3)。

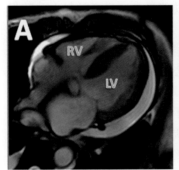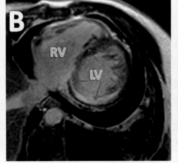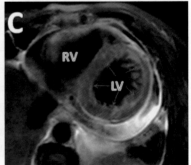

图7-3 心脏MRI

腹部皮肤脂肪活检病理:角化过度,表皮基底层色素颗粒增加,部分真皮乳头增宽,似见可疑均质红染物,真皮胶原增殖并波及皮下组织致间隔增宽。刚果红染色阳性。偏振光下可见苹果绿双折光(图7-4)。

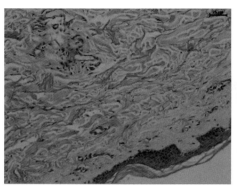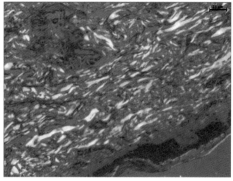

图7-4 腹部皮肤脂肪活检病理

最终诊断

①系统性轻链型淀粉样变性累及心脏；②射血分数保留的心力衰竭，心功能Ⅳ级（NYHA分级）。

治疗及转归

患者先应用BD方案（硼替佐米1 mg d1、d11、d13、d17；地塞米松20 mg，d1～2、d11～12、d13～14、d17～18）化疗2个疗程。化疗中，患者出现BNP前体、TnI升高，体重增加，予吸氧、利尿（呋塞米、螺内酯、托伐普坦）、扩冠（单硝酸异山梨酯缓释胶囊）、补充白蛋白、营养心肌（曲美他嗪、磷酸肌酸）、补充叶酸及维生素B_{12}等对症支持治疗，化疗顺利，复查IgA 6.48 g/L，治疗有效。后用BCD化疗方案3个疗程，达到了非常好的部分缓解，IgA正常，BNP前体最低3 500 pg/ml左右，症状无明显改善或恶化。患者在结束化疗半年后，病情再次出现恶化，后死于心力衰竭。

讨论及述评

心肌淀粉样变是一组由遗传、变性和感染等不同因素引起的，因蛋白质分子折叠异常导致的淀粉样物质的沉积综合征，错误折叠的蛋白质聚集成低聚物沉积在组织细胞外，往往导致组织损伤和器官功能障碍。能够导致沉积的前体蛋白有30余种，其中容易累及心脏的是轻链蛋白和转甲状腺素蛋白。轻链型淀粉样变是由恶变前或恶性浆细胞等分泌单克隆免疫球蛋白所致。其中80％左右为原发性淀粉样变所致，10％～15％为多发性骨髓瘤所致，诊断需要满足以下5个标准：①具有受累器官的典型临床症状和体征；②血、尿中存在单克隆免疫球蛋白；③组织活检可见无定形粉染物质沉积，且刚果红染色阳性（偏振光下可见苹果绿双折光）；④沉积物经免疫组化、免疫荧光、免疫电镜或质谱蛋白质组学证实为免疫球蛋白轻链沉积；⑤除外多发性骨髓瘤、华氏巨球蛋白血症或其他淋巴浆细胞增殖性疾病。

肾脏、心脏、肝脏和周围神经是原发性轻链型淀粉样变（pAL）患者最为常见的受累器官。心脏累及主要表现为活动后气短、肢体水肿、腹水、晕厥等限制性心功能不全表现。心电图多表现为肢体导联低电压和胸前导联的R波递增不良，可以伴有多种心律失常。超声心动图可见全心增厚，心肌内回声不均匀（"雪花状"回声），左心室射血分数多数正常或轻度下降。心脏核磁共振延迟显像可见心内膜下环形强化。血清肌钙蛋白T/I（cTnT/I）和

NT-proBNP升高是较为敏感的心脏受累的血清标志。

当临床上遇到不明原因的左心室肥厚,尤其在没有高血压或者心肌肥厚程度与高血压临床情况不符的时候,或者左心室肥厚但心电图提示为低电压,或进行性难治性心力衰竭,或出现不明原因的多浆膜腔积液等时,应警惕淀粉样变累及心肌可能。

在诊断淀粉样变时,应联合血清蛋白电泳、血/尿免疫固定电泳和血清游离轻链的检测来鉴定是否存在单克隆免疫球蛋白。其中,血清游离轻链的检测尤为重要,可以显著增加单克隆免疫球蛋白检出率,同时也可以作为后续疗效监测的主要指标。组织活检发现刚果红染色阳性的无定形物质沉积是诊断淀粉样变的金标准。受累器官(例如肾脏、心脏、肝脏和周围神经)的活检有着较高的诊断阳性率。对于不适合受累器官活检的患者,腹壁脂肪、舌体、齿龈和骨髓部位的活检也是一种诊断选择。多个微创部位的组合活检可以提高诊断阳性率。但是,微创部位活检阴性不能除外淀粉样变的诊断。可以采用免疫组化、免疫荧光、突变基因检测、免疫电镜和质谱蛋白质组学方法鉴定致淀粉样变蛋白类型。

梅奥2012分期包括3个危险因素:①肌钙蛋白T(I)/>0.025(0.08)μg/L;②NT-proBNP≥1 800 ng/L;③血清游离轻链差值(dFLC)≥180 mg/L。按照危险因素数目将患者分成:1期,无危险因素;2期,1个危险因素;3期,2个危险因素;4期,3个危险因素。

pAL治疗目标是高质量的血液学缓解,即达到非常好的部分缓解(very good partial remission,VGPR)及以上的血液学缓解。完全缓解(complete remission,CR)指血尿免疫固定电泳阴性,以及血清游离轻链(FLC)比值正常。非常好的部分缓解指FLC差值(dFLc)下降到<40 mg/L。治疗后心脏缓解的标准为:基线NT-proBNP水平≥650 ng/L者的NT-proBNP水平下降>300 ng/L,且>30%;或基线NYHA心功能分级Ⅲ或Ⅳ级者的心功能改善≥2个级别。心脏累及进展的标准是NT-proBNP水平增加>300 ng/L,且>30%;或血清肌钙蛋白水平增加≥33%;或射血分数下降≥10%。

临床上对于淀粉样变合并心功能不全的患者,应严格限制水和钠的摄入,监测出入量和体重。使用利尿剂控制心衰症状,避免使用洋地黄类药物和β受体阻滞剂。对于单纯心脏受累的年轻pAL患者,可以进行心脏移植。对于完成治疗后的患者,建议至少每3个月随访1次。随访内容至少要包括:血清游离轻链、血尿免疫固定电泳以及脏器损伤的标志物(例如24 h尿蛋白定量、血清肌酐、碱性磷酸酶和cTnT/I、NT-proBNP);必要时复查心脏超声和MRI。

病例提供单位:上海交通大学医学院附属新华医院

整理:冯向飞,周卿

述评:孟舒

参考文献

[1] 中国抗癌协会血液肿瘤专业委员会,中华医学会血液学分会白血病淋巴瘤学组.原发性轻链型淀粉样变的诊断和治疗中国专家共识(2016年版)[J].中华血液学杂志,2016,37(9):742-746.

[2] FINE NM, DAVIS MK, ANDERSON K, et al. Canadian Cardiovascular Society/Canadian Heart Failure Society Joint Position Statement on the evaluation and management of patients with cardiac amyloidosis [J]. Can Cardiol, 2020,36(3),322-334.

第三章

缺血性心脏病相关病例

病例8 急性冠脉综合征患者合并严重消化道出血

主诉

间断胸痛5年。

病史摘要

患者,男性,63岁。因"间断胸痛5年,再发1天"入院。患者5年前在上3层楼时出现胸痛,呈压榨样,疼痛位于胸骨后方,并向左肩和左臂内侧放射,休息或含服硝酸甘油后1~2min可缓解。发作时无咳嗽、呼吸困难、咯血,无面色苍白、大汗,无吞咽困难,发作与呼吸、进食、肢体活动无关,无静息痛或夜间痛,无夜间阵发性呼吸困难。就诊于我院,行冠状动脉造影(coronary angiography,CAG)示LAD近中段狭窄80%,植入支架1枚,术后规律服药,仍间断发作胸痛。1天前无明显诱因症状再发,持续5~8min,反复再发3次,急诊行CAG示:LM(一),LAD近中段支架内90%狭窄;LCX管腔不规则,RCA近中段70%狭窄。于LAD行血栓抽吸术,并于病变处植入Promus PREMIER 3.5mm×32mm支架1枚,术中采用比伐卢定抗凝。术后收入病房。既往高血压病史5年,血压最高150/100mmHg,未规律用药。有糖尿病病史1年。无肝炎、结核及其他传染病史,无外伤史,无手术史,无药物过敏史,无输血史。生长于原籍,无疫区居住史。无冶游史。吸烟40年,40支/天。无嗜酒史。适龄婚育,夫妻感情和谐。育有2女均体健。兄弟姐妹健在,否认疾病家族史。

入院查体

生命体征:T 36.5℃,P 55次/分,R 18次/分,BP 130/70mmHg。神志清,精神可。双肺呼吸音清,未闻及干、湿啰音。心率55次/分,律齐,各瓣膜听诊区未闻及杂音。腹软,无压痛及反跳痛。双下肢不肿。

辅助检查

血常规:Hb 165g/L。心肌标志物:CK-MB 2.5ng/ml(0.6~6.3ng/ml)。cTnI 0.02ng/ml(0~0.04ng/ml)。肝肾及凝血功能:大致正常。

心电图:窦性心律,V4~V6 导联 T 波倒置(图 8-1)。

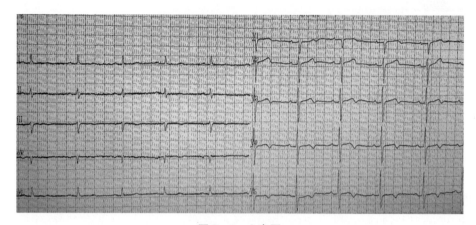

图 8-1　心电图

超声心动图:LVEDD 50 mm,LVEF 58%,左心室各壁运动和增厚率正常。
Grace 评分:99 分,低危。Crusade 评分:26 分,低危。

初步诊断

①不稳定型心绞痛(高危),经皮冠状动脉介入治疗(percutaneous coronary intervention,PCI)术后,心功能Ⅰ级(NYHA 分级);②高血压病 2 级(极高危);③2 型糖尿病。

鉴别诊断

(1) 急性心肌梗死:患者胸痛持续时间小于 30 分钟,cTnI 正常,故排除该诊断。

(2) 其他原因引起的胸痛:患者胸痛无明显诱因、持续时间较短,不除外肋间神经痛等,需进一步完善冠脉造影检查已排除该诊断。

治疗及病情变化

药物治疗:阿司匹林 100 mg qd;替格瑞洛 90 mg bid(首剂 180 mg);泮托拉唑 40 mg qd;阿托伐他汀 20 mg 每晚 1 次(qn);依那普利 10 mg qd;曲美他嗪 20 mg 每日 3 次(tid);阿卡波糖 50 mg tid。

患者 PCI 术后第四日晨起 5:30 如厕后突发胸闷、大汗伴四肢乏力,继而倒地,无意识丧失,原地查心电图:HR 71 次/分,V4~V6 导联 T 波直立。BP 112/74 mmHg。查体:双肺呼吸音清,双肺未闻及明显干、湿啰音,心律齐,心音低钝,无杂音及心包摩擦音。腹软,无压痛及反跳痛,双下肢无水肿。将患者扶至床上,予吸氧及心电监护及静脉补液,心率波动于 80~90 次/分,血压波动于(88~110)/(60~80)mmHg。

进一步检查及治疗

患者老年男性,PCI 术后 5 年,规律服用冠心病二级预防药物。此次 PCI 术后 4 天突发胸闷、乏力倒地,心电图示 T 波倒置转为直立,呈假性正常化,首先应除外心肌缺血甚至急性支架内血栓致心肌梗死;另外不除外其他引起心率快及血压低的原因,如出血或者心脏压塞等。需紧急完善相关检查。

为明确病情变化的原因，急查血常规、肝肾功能、心肌标志物、凝血功能；急查床旁超声心动图未见明显异常。但此后1.5 h，患者仍诉胸闷伴大汗。查体：BP 88/64 mmHg，心率88次/分。化验回报Hb 129 g/L，较入院时的165 g/L明显下降；血细胞比容38.1%；BUN 8.6 mmol/L，较入院时的3.4 mmol/L明显升高；D-二聚体665 ng/ml，血气未见明显异常，cTnI较前无明显变化。患者Hb明显下降不除外消化道出血可能，予暂停双联抗血小板、禁食水、泮托洛克静滴抑酸，生理盐水缓慢静滴扩容。2 h后(8:55)患者胸闷大汗仍无缓解，出现面色、眼睑苍白，四肢湿冷，心率80次/分，血压降至收缩压(SBP)90～107 mmHg，伴剑突下压痛，给予患者留置胃管，患者拒不配合未成功，血压不能维持，立即予多巴胺[最大液速22.2 μg/(kg·min)]、去甲肾上腺素(最大液速2.67 μg/min)、生理盐水(999 ml/h)静滴，患者一过性心率降至50次/分，心律为二度房室传导阻滞，血压最低78/22 mmHg。消化科急会诊考虑急性上消化道大出血可能性大，紧急备血，并再次复查Hb降至115 g/L，除持续泮托拉唑8 mg/h泵入、奥曲肽静滴外，加用羟乙基淀粉扩容，并于10:00紧急取血，输注血浆200 ml及悬红2 U，患者心率105～140次/分，SBP尚可维持于100～110 mmHg。

患者血流动力学极其不稳定，大量快速扩容、输血及超大剂量血管活性药物支持下，下一步临床决策是继续稳定血流动力学，还是明确休克病因？患者无恶心、呃逆等诱因，无呕血、黑便等消化道出血迹象，是否应该急诊床旁消化道内镜明确消化道出血？急诊胃镜是否能够成功实施？内镜下治疗能否成功止血？

消化科急会诊后认为，目前患者心室率快，血压维持困难，考虑大量上消化道活动性出血可能性大，决定行急诊床旁胃镜检查。内镜进入上消化道后见大量血液，估计量约1000 ml，血液被引出后可见贲门右后壁有一长约15 mm纵形撕裂，表面见血管断端及鲜血涌出(图8-2A)，予钛夹8枚夹闭创面，凝血酶喷洒、医用胶喷涂，操作持续约40 min。内镜下治疗后暂无活动性出血(图8-2B)。

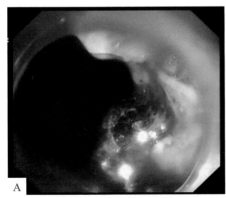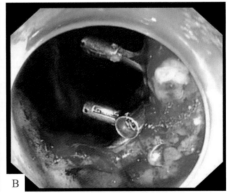

图8-2 贲门右后壁血管断端鲜血柱状涌出(A)，钛夹夹闭创面(B)

患者消化道出血原因为贲门撕裂并累及小动脉，胃镜下钛夹夹闭创面是否可靠？是否会发生再出血？患者能否耐受抗血小板治疗？是否需要采取进一步止血措施？

经介入科急会诊及讨论后，立即将患者转运至导管室，造影示胃左动脉分支仍有3处造影剂渗漏(图 8-3A)。经导管采用弹簧圈行胃左动脉栓塞后,复查造影示渗出完全消失(图 8-3B),止血确切。

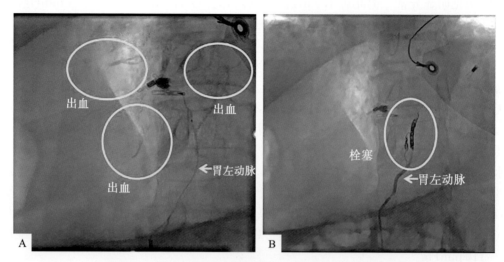

图 8-3 胃左动脉分支造影剂渗漏(A),栓塞后渗出消失(B)

患者出现消化道出血时,立即停用阿司匹林及替格瑞洛,停用双联抗血小板 2 天后(出血后第 3 天),恢复替格瑞洛 90 mg bid 进行单联抗血小板治疗。患者于 2 周后加用阿司匹林 100 mg qd 协同替格瑞洛,即恢复双联抗血小板治疗。同时患者长期口服质子泵抑制剂(proton pump inhibitor,PPI)保护胃黏膜治疗。患者出院后随访 6 个月,一般情况好,无冠脉缺血表现及出血迹象,各项化验检查指标均大致正常。

最后诊断

不稳定型心绞痛(高危),PCI 术后,心功能 Ⅰ 级(NYHA 分级),上消化道出血,低血容量性休克,高血压病 2 级(极高危),2 型糖尿病。

讨论及述评

1. 上消化道出血风险和内镜治疗后再出血风险评估

(1)急性上消化道出血危险分层:Blatchford 评分(表 8-1)基于临床查体及化验指标对初诊上消化道出血的风险进行分层,≥6 分为中高危,<6 分为低危。该患者发病后 3 h 左右评分已达 9 分,为高危出血患者。

表 8-1 急性上消化道出血 Blatchford 评分

项　　目	检测结果	评　　分
	100~109	1
收缩压(mmHg)	90~99	2
	<90	3

（续表）

项 目		检测结果	评 分
血尿素氮（mmol/L）		6.5～7.9	2
		(8.0～9.9)	3
		10.0～24.9	4
		≥25.0	6
血红蛋白（g/L）	男性	120～129	1
		(100～119)	3
		<100	6
	女性	100～119	1
		<100	6
其他表现		脉搏≥100 次/min	1
		黑便	1
		晕厥	2
		肝脏疾病	2
		心力衰竭	2

注：圈内数据为本例患者的实际数据范围

（2）再出血危险分层：Rockall 再出血评分（表 8-2）基于内镜后临床情况对再出血进行风险分层，0～3 分死亡危险很低，4～5 分死亡危险可达 30%，6～8 分最高死亡危险可达 50% 以上。该患者内镜下治疗后评分仍为 6 分，再出血风险为高危，因此建议进一步更明确的介入栓塞止血。

表 8-2 Rockall 再出血评分

变 量	评 分			
	0	1	2	3
年龄（岁）	<60	(60～79)	≥80	
休克	(无休克)	心动过滤	低血压	
伴发病	无		(心力衰竭、缺血性心脏病和其他重要伴发病)	肝衰竭、肾衰竭和肿瘤播散
内镜诊断	无病变，Mallory-Weiss综合征	(溃疡等其他病变)	上消化道恶性疾病	
内镜下出血征象	无或有黑斑		(上消化道血液潴留，黏附血凝块，血管显露或喷血)	

注：圈内内容为本例患者的实际情况

2. 急诊内镜的风险评估、干预时机

（1）内镜风险评估：内镜检查应兼顾缺血、出血及内镜操作的风险。

（2）干预时机：通常缺血风险高危者应推迟内镜下检查或治疗，并进行相关风险评估，每 24 h 重新评估 1 次是否行内镜检查。风险评估体系综合评估考虑存在致命性消化道出血的患者，应在严密监测生命体征的条件下于 24 h 内行内镜检查（甚至 12 h 内），尽早进行必要的干预及治疗。

（3）基于内镜影像的治疗建议：对内镜检查提示喷射状活动性出血、血管裸露、活动性渗血、血凝块附着，应积极实施内镜下止血治疗，完成内镜下止血后应予 PPI（如泮托拉唑首剂 80 mg 弹丸注射，其后 8 mg/h 静脉注射维持 72 h。对内镜下黑色基底、洁净基底的患者，内镜检查后给予常规口服 PPI 治疗即可。对于无法或需延迟进行内镜检查的患者，建议静脉 PPI（首剂 80 mg 静脉注射，其后 8 mg/h 静脉注射维持）联合胃黏膜保护剂治疗。

3. 介入栓塞治疗的时机

介入栓塞治疗不作为常规上消化道出血的止血手段，主要用于各种原因所致的难治性消化道出血，经血管造影检查发现有明确的消化道出血直接征象者。冠脉 PCI、血管腔内修复术、心脏瓣膜置换术后患者大部分有长期抗凝、抗栓治疗史，合并上消化道出血时，应考虑介入栓塞治疗以达到确切止血目的。

4. 上消化道出血抗栓治疗策略的调整

抗栓治疗过程中一旦发生上消化道出血，应综合评估缺血与出血风险。小出血[如出血学术研究联合会（Bleeding Academic Research Consortium，BARC）出血分型＜3 型]患者，可在充分止血及监测下继续服用抗栓药物；严重出血（如 BARC 出血分型≥3 型）患者，应考虑减少药物种类及剂量。当出血无法控制或可能威胁生命时，应立即停药，并予新鲜血小板输注等治疗；对于血栓事件高风险的患者[如金属裸支架（bare mental stent，BMS）置入≤1 个月或药物洗脱支架（drug-eluting stent，DES）置入≤3 个月]，应积极采用内镜下止血治疗，并尽可能保留 DAPT；对于溃疡性出血复发危险较高的患者，不建议使用氯吡格雷替代阿司匹林，而应该给予阿司匹林联合 PPI 治疗。

满足以下条件——血流动力学稳定、不输血情况下血红蛋白稳定、BUN 不继续升高、肠鸣音不活跃、便隐血转阴（非必需条件），则考虑出血已经得到控制，5 天后可恢复使用抗血小板药物。

病例提供单位：首都医科大学附属北京安贞医院

整理：冯斯婷

述评：聂绍平，冯斯婷

参考文献

［1］中国医师协会心血管内科医师分会，中国医师协会心血管内科医师分会血栓防治专业委员会，中华医学会消化内镜学分会，等. 急性冠状动脉综合征抗栓治疗合并出血防治多学科专家共识［J］. 中华内科杂志，2016，55（10）：813－824.

［2］ 抗血小板药物消化道损伤的预防和治疗中国专家共识组.抗血小板药物消化道损伤的预防和治疗中国专家共识(2012 更新版)［J］.中华内科杂志,2013,52(3):264 - 270.

［3］ 上消化道出血国际共别会议组,梁晓.非静脉曲张性上消化道出血处理共识意见［J］.胃肠病学,2010,15(6):348 - 352.

［4］ HALVORSEN S, STOREY RF, ROCCA B, et al. Management of antithrombotic therapy after bleeding in patients with coronary artery disease and/or atrial fibrillation: expert consensus paper of the European Society of Cardiology Working Group on Thrombosis ［J］. Eur Heart J, 2017,38 (19):1455 - 1462.

［5］ LAINE L, JENSEN DM. Management of patients with ulcer bleeding ［J］. Am J Gastroenterol, 2012,107(3):345 - 360.

病例9　1例多支病变急性心肌梗死患者的心脏康复治疗

主诉

胸闷 3 日加重伴胸痛 6 小时。

病史摘要

患者,男性,57 岁。因"胸闷 3 日加重伴胸痛 6 小时"入院。患者于入院前 3 日起无明显诱因下出现胸闷,呈压榨感,活动及安静时均可发作,每次持续时间约半小时。入院当日凌晨约 5 点,患者睡眠时发作绞榨性胸闷胸痛,程度较前有所加重。至我院急诊查心电图:Ⅱ、Ⅲ、aVF、V3R、V4R、V5R 导联 ST 段水平型抬高 0.05～0.10 mV;Ⅰ、aVL、V3～V6 导联 ST 段水平型压低 0.05～0.15 mV 伴 T 波正负双向。查心肌酶谱示 cTnI 9.42 ng/mL。为进一步诊治收入心内科。患者平素身体健康状况一般。高血压史多年,服用替米沙坦降压,血压控制不详;否认糖尿病、慢性肺病、手术外伤史、食物、药物过敏史以及肝肾功能不全等疾病史。长期生长于原籍,否认疫水、疫区接触史,否认吸烟、酗酒史,否认冶游史,否认家族异常性疾病史。已婚已育。

入院查体

查体:T 36.7℃,P 65 次/分,BP 101/65 mmHg,R 20 次/分。一般情况:神清,发育正常,营养良好,表情自然,步入病房,自主体位,对答切题。双肺呼吸音清,无干、湿性啰音。心率 65 次/分,律齐,各瓣膜听诊区未及明显病理性杂音。腹软,无压痛。双下肢凹陷性水肿(一),双侧桡动脉及足背动脉搏动正常、对称。

辅助检查

(1) 血生化:血常规、肝肾功能正常。cTnI 9.42 ng/mL,BNP 150 pg/ml(参考范围<100 pg/ml)。

(2) 心电图(入院时):Ⅱ、Ⅲ、aVF、V3R、V4R、V5R 导联 ST 段水平型抬高 0.05～

0.10 mV；Ⅰ、aVL、V3～V6 导联 ST 段水平型压低 0.05～0.15 mV 伴 T 波正负双向（图 9-1）。

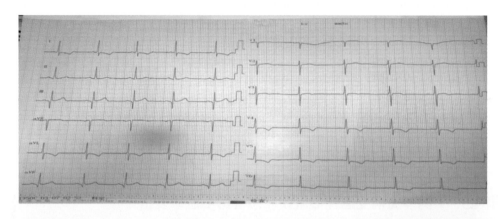

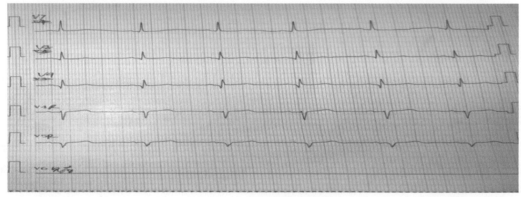

图 9-1 入院时心电图

初步诊断

①冠状动脉粥样硬化型心脏病，急性 ST 段抬高型心肌梗死（下壁＋右心室），Killip 分级Ⅰ级；②高血压病 1 级，极高危组。

鉴别诊断

（1）不稳定心绞痛：疼痛位于胸骨上、中段之后，呈压榨性，常在劳力、情绪激动、寒冷等情况下诱发，持续时间较短，含服硝酸甘油后可缓解，心电图常无变化或暂时性 ST 段改变，血清心肌标志物无变化，冠状动脉造影等检查可进一步明确。

（2）急性肺栓塞：可出现胸痛、咯血、呼吸困难、低氧血症和休克等症状，有肺动脉瓣区第二心音亢进等体征，心电图示Ⅰ导联 S 波加深，Ⅲ导联 Q 波显著、T 波倒置等。心脏彩超和肺动脉 CTA 检查、D-二聚体检测等可进一步排除。

进一步检查

（1）心脏超声示：心脏腔室大小正常，LVEF 60%；室间隔及左心室心尖部增厚；左心室下壁节段收缩活动减弱;升主动脉增宽,伴轻中度主动脉瓣反流;轻度二尖瓣反流。

（2）冠脉造影及介入结果:CAG 见 LM 短,LAD 近中段弥漫性病变,严重狭窄约 95%,第一对角支近段狭窄约 70%,TIMI 血流 3 级;LCX 开口至近段弥漫性病变,狭窄 70%～80%,远段弥漫性狭窄约 70%,TIMI 血流 3 级;RCA 近段狭窄约 80%,中段起完全闭塞,TIMI 血流 0 级(图 9-2)。造影诊断:冠心病,急性下壁＋右心室心肌梗死,冠脉三支病变,罪犯血管 RCA。

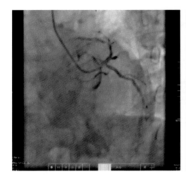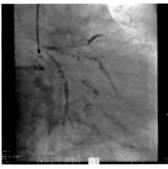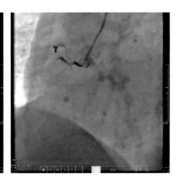

图 9-2　CAG 结果

治疗及转归

急诊介入治疗:成功介入治疗处理 RCA 闭塞病变,由远至近重叠植入 2.75 mm×24 mm 和 3.0 mm×29 mm 两枚支架(图 9-3)。建议患者择期处理左冠状动脉病变。给予阿司匹林＋替格瑞洛双联抗血小板、艾狄莫尼扩冠、匹伐他汀钙调脂、贝那普利降压等治疗。

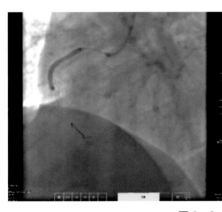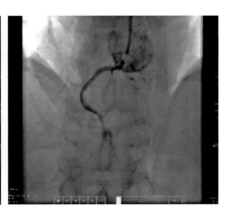

图 9-3　介入结果

患者于 PCI 术后 1 个月再次入院,完善相关检查,并行冠脉造影及介入治疗。

1. CAG 及介入结果

2019-10-08 行 CAG,造影显示 RCA 原支架通畅,于 LAD 植入 1 枚 3.0 mm×33 mm 支架(见图 9-4)。

2. 初次心肺运动试验评估(2019-10-10)

对于该患者,我们进行了心肺运动试验,给予心肺功能评估,初次评估结果详见图 9-5。

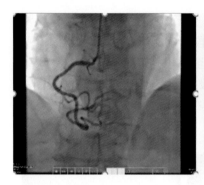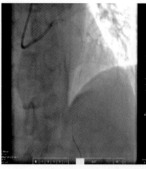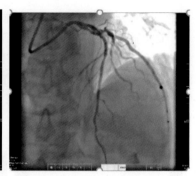

图 9-4　CAG 及介入结果

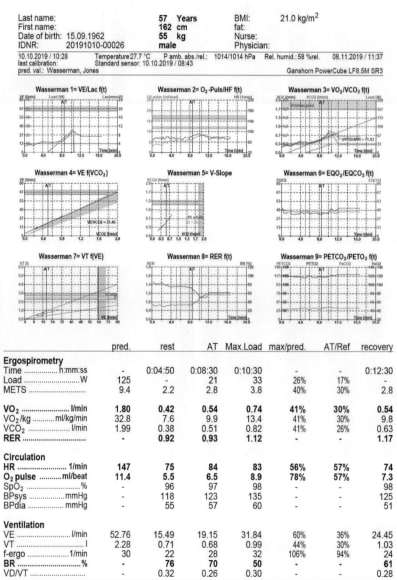

	pred.	rest	AT	Max.Load	max/pred.	AT/Ref	recovery
Ergospirometry							
Time .... h:mm:ss	-	0:04:50	0:08:30	0:10:30	-	-	0:12:30
Load ....W	125	-	21	33	26%	17%	-
METS	9.4	2.2	2.8	3.8	40%	30%	2.8
VO₂ .... l/min	1.80	0.42	0.54	0.74	41%	30%	0.54
VO₂/kg .... ml/kg/min	32.8	7.6	9.9	13.4	41%	30%	9.8
VCO₂ .... l/min	1.99	0.38	0.51	0.82	41%	26%	0.63
RER	-	0.92	0.93	1.12	-	-	1.17
Circulation							
HR 1/min	147	75	84	83	56%	57%	74
O₂ pulse ....ml/beat	11.4	5.5	6.5	8.9	78%	57%	7.3
SpO₂ ....%	-	96	97	98	-	-	98
BPsys .... mmHg	-	118	123	135	-	-	125
BPdia .... mmHg	-	55	57	60	-	-	51
Ventilation							
VE .... l/min	52.76	15.49	19.15	31.84	60%	36%	24.45
VT l	2.28	0.71	0.68	0.99	44%	30%	1.03
f-ergo 1/min	30	22	28	32	106%	94%	24
BR ....%	-	76	70	50	-	-	61
VD/VT	-	0.32	0.26	0.30	-	-	0.28

Cardiac Rehabilitation Centre

图 9-5　心肺运动试验结果

首次评估结果显示：

（1）静息心电图：ST‑T改变（V2～V6）。

（2）静态肺通气功能检查：中度混合性通气功能障碍。

（3）心电图踏车运动试验：阴性，未达亚极量心率，无心肌缺血。

（4）氧脉搏：峰值氧脉搏降低。

（5）心功能分级（Weber KT标准）：C级（中度至重度心功能受损）。

（6）运动心肺功能：中度障碍。

（7）运动耐量：重度减退。

（8）运动受限可能原因：心血管系统。

（9）建议改善生活方式，增加有氧运动，适度抗阻训练。

3. 心脏康复

对于该患者，根据临床特征及心肺运动试验评估的结果，进行了危险分层，并制定了运动康复的目标和个体化的运动处方。

冠心病危险分层：中高危［多支病变；峰值千克摄氧量（PeakVO$_2$/kg）13.4 ml/（kg·min）＜15 ml/（kg·min）；最大代谢当量（Met$_{max}$）3.8 METs，＜5.0 METs］

运动康复的目标：改善症状，提高体能，控制危险因素，防止支架内再狭窄。

运动康复治疗方案详见表9‑1。

表9‑1　运动康复方案

运动项目	热身＋有氧＋牵伸	热身＋有氧＋牵伸	热身＋有氧＋牵伸	热身＋有氧＋牵伸	热身＋有氧＋牵伸	热身＋有氧＋牵伸	热身＋有氧＋牵伸	热身＋有氧＋牵伸
时间（min）	10＋15＋10	10＋20＋10	10＋20＋10	10＋20＋10	10＋20＋10	10＋20＋10	10＋20＋10	10＋20＋10
强度（W）	12	18	21（W$_{AT}$）	25	25	25	27	30
Borg评分	13～14/2	13～14/2	12～13/2	13～14/4	13～14/4	13～14/4	12～13/2	13～14/4
有无不良反应/备注	无	无	无	无	无	无	无	无

有氧运动处方：

（1）运动形式：阻力踏车。

（2）运动强度：踏车负荷12 W（峰值功率40%）开始逐渐递增。

（3）运动频率：2～3次/周。

（4）运动方法：热身运动10分钟，有氧运动为踏车负荷20分钟，整理运动为减慢速度5分钟恢复至热身前呼吸和心率。

抗阻训练运动处方：

（1）运动形式：弹力带。

（2）运动强度：上肢训练为弹力带拉伸50%；下肢训练为弹力带拉伸80%。

（3）运动频率：2～3次/周。

（4）运动方法：每组姿势练习10次，每组重复2次。

注意事项:运动过程中严密观察患者有无胸闷等不适主诉,运动时心率、血压等波动,心电图有无 ST 段改变,有无严重心律失常等改变,并结合患者主观疲劳度的 Borg 评分,不超过 15 分。

4. 再次心肺运动试验评估(2019 - 11 - 15)

对于该患者,运动康复 1 个月后,我们再次进行了心肺运动试验,对心肺功能再评估。评估结果详见图 9 - 6。

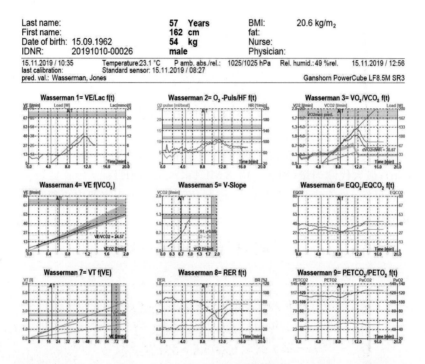

	pred.	rest	AT	Max.Load	max/pred.	AT/Ref	recovery
Ergospirometry							
Time .... h:mm:ss	-	0:04:20	0:08:30	0:11:20	-		0:13:20
Load ....W	124	-	24	41	33%	19%	-
METS	9.4	2.2	3.6	5.5	58%	38%	3.3
VO₂ .... l/min	**1.79**	0.41	0.68	1.03	58%	38%	0.63
VO₂/kg .... ml/kg/min	33.1	7.7	12.6	19.1	58%	38%	11.7
VCO₂ .... l/min	1.97	0.37	0.63	1.26	64%	32%	0.85
RER	-	0.88	0.93	1.21	-	-	1.34
Circulation							
HR 1/min	147	68	94	107	73%	64%	86
O₂ pulse .... ml/beat	**11.1**	6.1	7.2	9.7	87%	65%	7.3
SpO₂ ....%	-	97	97	98	-	-	98
BPsys .... mmHg	-	108	141	177	-	-	167
BPdia .... mmHg	-	55	62	80	-	-	69
Ventilation							
VE .... l/min	51.80	13.65	19.13	38.97	75%	37%	27.66
VT l	2.28	0.75	1.04	1.59	70%	46%	1.27
f-ergo 1/min	30	18	18	24	81%	61%	22
BR ....%	-	80	72	43	-	-	59
VD/VT	-	0.31	0.23	0.22	-	-	0.25

Cardiac Rehabilitation Centre

图 9 - 6 心肺运动试验结果

再次评估结果显示：

（1）静态肺通气功能检查：中重度限制性通气功能障碍。

（2）心电图踏车运动试验：阴性，未达亚极量心率。

运动中、运动后无进一步心肌缺血和心律失常，运动中后无胸闷、胸痛以及头晕等症状。

（3）运动终止原因：RER 到 1.21 终止，已尽力。

（4）心功能分级（Weber KT 标准）：B 级（轻度至中度心功能受损）。

（5）运动心肺功能：轻度障碍。

（6）运动耐量：中度减退。

（7）运动受限可能原因：心血管系统。

（8）建议改善生活方式，增加有氧运动，适度抗阻训练。

5. 运动康复前后比较

具体见表 9-2。

表 9-2 峰值和无氧阈值运动康复前后参数的变化

心肺运动试验		初次评估	再次评估	增加
峰值	千克摄氧量[ml/(kg·min)]	13.4	19.1	42%
	氧脉(ml/beat)	8.9	9.7	9%
	功率(W)	33	41	24%
	代谢当量(梅脱)	3.8	5.5	45%
无氧阈值	千克摄氧量[ml/(kg·min)]	9.9	12.6	42%
	氧脉(ml/beat)	6.5	7.2	11%
	功率(W)	21	24	14%
	代谢当量(梅脱)	2.8	3.6	29%

◎ 最终诊断 ▶▶▶

①冠状动脉粥样硬化型心脏病，急性 ST 段抬高型心肌梗死（下壁＋右心室），PCI 术后；②高血压病 1 级，极高危组。

◎ 讨论及述评 ▶▶▶

该患者为 57 岁男性，因胸闷、胸痛症状入院，辅助检查心电图示 ST 段改变，肌钙蛋白升高，考虑该患者为急性 ST 段抬高型心肌梗死（下壁＋右心室心梗）。急诊行冠脉造影，发现冠脉三支病变，RCA 中段起完全闭塞，TIMI 血流 0 级并迅速开通罪犯血管 RCA，并择期开通了 LAD。对于急性心肌梗死患者，三支病变，完成部分血运重建后，在规范化药物治疗的基础上，根据临床特征及结合运动负荷试验对患者进行评估、危险分层，并制定了个体化的运动处方。1 个月后再次进行评估，患者的主观症状、运动心肺功能、运动耐量明显改善。

急性心梗后患者的预后不但取决于梗死面积，还取决于心脏损伤的修复和心室重构的程度。越来越多的研究指出，心脏康复可以减少恶性心室重构，改善患者预后，同时很大程度上提高患者的生活质量。因而,除了规范的药物治疗外,所有心肌梗死患者应在急性期后尽快接受心肺功能评估并制订规范的康复方案。本病例提供了一个心梗患者康复治疗的规范样本。

1. 心脏康复

心脏康复是指综合性心血管病管理模式,通过综合干预手段,以降低心血管疾病发病率和病死率。心脏康复包括了规范化的药物治疗、戒烟、饮食及营养、心理、运动康复和日常生活指导。而基于运动的心脏康复可降低 ST 段抬高型心肌梗死(ST-segment elevation myocardial infarction,STEMI)患者的全因死亡率和再梗死率,有助于更好地控制危险因素、提高运动耐量和生活质量。冠心病患者应尽早开始心脏康复,对于急性心肌梗死(acute myocardial infarction,AMI)和/或急性冠脉综合征(acute coronary syndrome,ACS)恢复期、稳定性心绞痛、PCI 或冠状动脉旁路移植术(coronary artery bypass grafting,CABG)术后 6 个月内患者,建议尽早开始康复计划。而 STEMI 患者,如病情允许,应在住院期间尽早开始康复治疗,有助于改善患者的预后。

2. 冠心病患者危险分层

在实施运动康复前,应对冠心病患者进行整体的评估及危险分层(详见表 9-3):结合患者既往病史、心血管专科检查、运动耐量等评估,对患者进行危险分层;建议患者可在住院期间进行运动负荷试验,客观评估患者的运动能力,以指导日常生活或制订运动康复计划。

表9-3 冠心病患者危险分层

危险分层	运动或恢复期症状及心电图改变	心律失常	再血管化后并发症	心理障碍	左心室射血分数	功能储备(METs)	血肌钙蛋白浓度	峰值摄氧量 [ml/(kg·min)]	AT[ml/(kg·min)]	PCI
低危	运动或恢复期症状无心绞痛症状或心电图缺血改变	无休息或运动引起的复杂心律失常	AMI 溶栓后血管再通,PCI 或 CABG 后血管再通且无合并症	无心理障碍(抑郁、焦虑等)	>50%	≥7.0	正常	≥20	≥15	择期 PCI 单支病变
中危	中度运动(5.0～6.9 METs)或恢复期出现心绞痛症状或心电图缺血改变	休息或运动时未出现复杂室性心律失常	AMI、PCI 或 CABG 后无心源性休克或心力衰竭	无严重心理障碍(抑郁、焦虑等)	40%～49%	5.0～7.0	正常	15～19	12～15	急诊 PCI,部分重建 PCI,多支病变
高危	低水平运动(<5.0METs)或恢复期出现心绞痛症状或心电图缺血改变	休息或运动时出现复杂室性心律失常	AMI、PCI 或 CABG 后合并心源性休克或心力衰竭	严重心理障碍(抑郁、焦虑等)	<40%	≤5.0	升高	<15	<12	

3. 冠心病患者康复分期

冠心病患者康复计划的实施可分为3期。

第Ⅰ期(院内康复期):目标是缩短住院时间,促进日常生活能力及运动能力的恢复,避免卧床带来的不利影响,对患者进行评估、患者教育、日常生活指导等。

第Ⅱ期(院外康复早期或门诊康复期):对患者先进行评估和危险分层,以制定个体化的运动处方,可在心电、血压监护下实施中等强度的运动。

第Ⅲ期(院外长期康复):也称为社区或家庭康复,以维持健康生活方式和运动习惯,继续运动康复,同时纠正危险因素及关注心理、社会的支持。

4. 冠心病患者运动康复的实施

冠心病患者实施运动康复时,对冠心病患者首先进行危险分层,而后制定相应的运动康复计划。

低危患者:前期可在6~12次心电、血压监护下进行稳定期康复,并过渡到长期维持期的康复。

中高危患者:早期康复,可根据病情及有无异常心血管反应相应地调整运动方案,全程在心电、血压监护下进行稳定期的院内康复,并过渡到长期维持期的康复。

5. 运动处方

根据运动负荷试验的结果,客观评估患者的心肺功能和运动耐量,指导患者日常生活以及制定安全、有效、个体化的运动处方,以全面提高患者的生存质量。对于病情稳定的患者,建议出院后每日进行30~60 min中等强度的有氧运动(如快步行走等),每周至少5天,并逐渐增加抗阻训练。运动锻炼应循序渐进,避免诱发心绞痛和心力衰竭等。

总之,对于急性心肌梗死患者,如生命体征平稳,过去8 h内无新发或再发胸痛,心肌损伤标志物水平无进一步升高,无明显心衰失代偿征兆,过去8小时内无新发严重心律失常或心电图改变,运动康复在住院期间即可尽早开始。出院前可行运动负荷试验,客观评估患者的运动能力,为指导日常生活或制订安全、有效、个体化的运动处方提供依据。运动康复早期可在心电、血压监护下实施中等强度的运动并过渡到长期维持期的康复,并长期维持健康的生活方式和运动习惯,纠正危险因素及关注患者的心理,以期降低心血管疾病再发病率和病死率,改善患者的生存质量。

病例提供单位:上海交通大学医学院附属仁济医院

整理:邵琴

述评:卜军

参考文献

[1] 中华医学会心血管病学分会,中华心血管病杂志编辑委员会.急性ST段抬高型心肌梗死诊断和治疗指南(2019)[J].中华心血管病杂志,2019,47(10):766-783.

[2] 中华医学会心血管病学分会,中国康复医学会心血管病专业委员会,中国老年学学会心脑血管病专业委员会.冠心病康复与二级预防中国专家共识[J].中华心血管病杂志,2013,41(4):267-275.

[3] GUAZZI M, ARENA R, HALLE M, et al. 2016 Focused update:clinical recommendations for

cardiopulmonary exercise testing data assessment in specific patient populations [J]. Circulation, 2016,133(24):e694－711.

[4] HARRISON RW, SIMON D, MILLER AL, et al. Association of hospital myocardial infarction volume with adherence to American College of Cardiology/American Heart Association performance measures: insights from the national cardiovascular data registry [J]. Am Heart J. 2016,178:95－101.

[5] 郭兰,王磊,刘遂心. 心脏运动康复[M].南京:东南大学出版社,2014.

病例10 急性心力衰竭患者合并慢性肾功能不全

主诉

间断胸痛2年,加重半年。

患者,男性,42岁,近2年劳累和活动后反复出现胸闷,持续数分钟,休息后可好转。半年前行冠脉CTA示前降支重度狭窄,右冠状动脉中,重度狭窄,并发现SCr 441.6 μmol/L,尿蛋白15.9 g/d,白蛋白28.5 g/L。近半年频繁反复发作胸闷,SCr逐渐升至960 μmol/L。为进一步治疗,收住我院。患者有糖尿病病史3年,应用胰岛素治疗,未监测。发现血压高1年,平素140/90 mmHg。否认精神障碍疾病。否认传染病史、手术史、外伤史、重要药物及毒物接触史。生长于原籍,有长期大量吸烟、饮酒史,否认疫区驻留史,否认动物密切接触史。适龄结婚,配偶体健,子女体健。父母均体健,否认疾病家族史。

入院查体

贫血貌,血压167/100 mmHg,颈静脉无充盈;双肺呼吸音清,未闻及干、湿啰音;心律齐,心界向左下扩大,各瓣膜听诊区无杂音;双下肢对称性可凹性水肿。

辅助检查

血常规:WBC 8.15×10^9/L, Hb 89 g/L,淋巴细胞(lymphocyte, L)0.8×10^9/L。

尿常规:蛋白(＋＋＋),RBC 0～3/HP。

尿蛋白:12.3 g/d(入院尿量2 200 ml)。

生化:白蛋白26.4 g/L, SCr 951 μmol/L,血糖4.64 mmol/L, TG 1.24 mmol/L, CHO 2.91 mmol/L,血钾4.8 mmol/L,血钙1.96 mmol/L,血磷2.09 mmol/L。

心肌标志物及酶学:cTnI 0.04 ng/ml, CK － MB 1.7 ng/ml,肌红蛋白80.7 ng/ml。BNP 304 pg/ml。

IgG 6.1 mg/L, IgA及IgM正常,血尿免疫固定电泳、补体、RF正常。

ANA、抗ds－DNA抗体、ANCA、抗GBM抗体、抗PLA－2R抗体均阴性。

心电图:窦律,V2～V6导联ST段压低0.1～0.3 mV(图10－1)。

肾脏彩超:左肾9.5 cm×4.3 cm×4.1 cm;右肾9.6 cm×4.1 cm×4.4 cm。

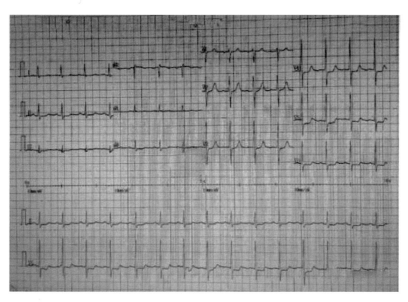

图 10-1 心电图

肾动脉彩超：未见肾动脉开口处狭窄。

眼底：糖尿病眼底Ⅲ期，高血压视网膜病变Ⅳ期。

超声心动图：节段性室壁运动异常、左心增大、室间隔增厚、主动脉瓣反流（轻度）、左心室舒张功能减低。

初步诊断

①不稳定型心绞痛；②高血压病3级（极高危组）；③2型糖尿病；④慢性肾功能不全（5期）。

鉴别诊断

（1）急性心肌梗死：本患者胸痛发作持续时间较短，肌钙蛋白正常，故可排除。

（2）急性心包炎：本患者无较剧烈而持久的心前区疼痛，无发热，无呼吸和咳嗽时加重症状，无心包摩擦音，超声心动图未提示心包积液等相关改变，故可排除。

治疗及转归

冠心病：氯吡格雷 75 mg qd、依诺肝素 60 mg q12 h、阿托伐他汀 20 mg qn、氨氯地平 2.5 mg qd、培哚普利 2 mg qd、酒石酸美托洛尔 6.25 mg bid、单硝酸异山梨酯 60 mg qd。糖尿病：监测血糖，调整胰岛素用量。

患者冠脉 CTA 明确冠脉重度狭窄，入院后反复发作胸闷，心电图示发作时 ST-T 动态变化，心肌标志物及酶学无动态变化，考虑存在高危不稳定型心绞痛。鉴于患者严重肾功能不全，首选药物保守治疗，拟在连续肾脏替代治疗（continuous renal replacement therapy，CRRT）的基础上，必要时行冠脉介入治疗。

入院后1周，患者再次感胸闷及胸骨后压榨样痛，濒死感，持续10余分钟，给予硝酸甘油泵入后症状可减轻。随后出现发热，伴畏寒、寒战，咳嗽、咳血痰，呼吸困难，不能平卧。查体：T 38.9℃，血压 123/79 mmHg，心率 113 次/分，双肺呼吸音粗，双肺可闻及湿啰音。急查心电图示 V2～V6 导联 ST 段压低 0.1～0.3 mV,心肌标志物示 cTnI 4.95 ng/ml、CK-MB 51.6 ng/ml、肌红蛋白 322.1 ng/ml,血常规示 WBC $17.55×10^9$/L、N% 89.4%、Hb 89 g/L,血气分析示 pH 7.45、$PaCO_2$ 34.2 mmHg、PaO_2 50.3 mmHg,血培养检出金黄色葡萄球菌,BNP 1 763 pg/ml,降钙素原(procalcitonin, PCT)5.04 ng/ml。针对心肌梗死和心衰发作,予持续硝酸异山梨酯泵入,并予呋塞米利尿。但患者胸闷仍间断发作,不能完全平卧,血压(85～105)/(60～65)mmHg,心率 95～110 次/分,尿量迅速减少至无尿。

▶ 讨论 1

患者肾衰竭基础上发生急性非 ST 段抬高型心肌梗死,并合并感染,继而心功能恶化、急性左心衰竭发作。如何能有效控制疾病进展?

▶ 后续 1

患者 T 38.5℃,伴畏寒,双肺湿啰音明显,PaO_2 65 mmHg,SaO_2 90%～98%,胸片示肺部片状影加重。考虑患者肾功能差、血流动力学不稳定、急性心衰发作,并合并感染,暂缓 PCI 治疗。针对冠心病,继续给予氯吡格雷、阿托伐他汀、美托洛尔。针对发热和肺部感染,予物理降温、化痰平喘,并给予利奈唑胺 600 mg q12h、阿莫西林克拉维酸 2.4 g q12h。针对低氧,因患者无法耐受无创呼吸机,给予吸氧 8～10 L/min。针对肾衰竭、无尿,以及菌血症,CRRT 能有效清除液体潴留、改善内环境,并有助于清除炎症因子。因此 CRRT 调整为每日至少 12 h,低脱水速度 100～120 ml/h,高置换量 40 ml/(kg·h),拟每日脱水量 1 000～1 600 ml。停用硝酸异山梨酯泵入,改为口服单硝酸异山梨酯片。

▶ 讨论 2

CRRT 可否成为逆转疾病的扳机点? 能否有效控制疾病进展?

▶ 后续 2

经 CRRT,患者胸痛逐渐缓解,CRRT 过程中未出现胸闷及胸痛症状。患者生命体征平稳,血压(105～115)/(70～75)mmHg,心率 60～70 次/分。患者于应用抗生素及 CRRT 3 天后,体温恢复正常,咳嗽及咳痰好转,双肺呼吸音转清。抗生素治疗 14 天停用,复查血培养阴性,血气分析示 pH 7.44、$PaCO_2$ 32 mmHg、PaO_2 85 mmHg(吸氧 1 L/min),患者生命体征平稳、活动耐力增加,心衰及呼吸衰竭好转,但尿量未恢复,遂长期方案予以腹膜透析。拟 2 周后行 PCI 治疗。

▶ 最后诊断

①急性非 ST 段抬高型心肌梗死,急性左心衰竭;②肺炎;③高血压病 3 级(极高危);④2 型糖尿病;⑤慢性肾功能不全(CKD 5 期)。

▶ 讨论及评述

心肾疾病共存使得病情更加复杂,容易对症状发生误判。改善心功能的治疗可能恶化肾功能,目前缺乏证据支持的优化治疗方案。

1. 从心脏的角度，心肾综合征患者心力衰竭治疗存在的问题

(1)"金三角"药物的应用：证据显示，对于心肾功能不全的患者，ACEI/ARB及醛固酮受体拮抗剂可带来临床获益，指南推荐使用，除非有肾功能明显减退、血流动力学不稳定等禁忌证。用药后可能出现一过性肾功能恶化、高血钾，可酌情暂时停用。慢性心力衰竭患者推荐使用β受体阻滞剂。研究显示，β受体阻滞剂可降低慢性心力衰竭伴慢性肾脏病患者的全因死亡和心血管死亡风险。注意监测用药期间心动过缓和低血压等问题。

(2)利尿剂的应用：利尿剂用于有全身水、钠潴留证据的患者，可有效改善体循环和肺循环淤血的状态，改善患者心功能。心肾综合征患者对利尿剂的反应常常较差，而过度利尿又是肾功能恶化的原因。应用利尿剂首选袢利尿剂，静脉给药，重点关注对血容量和肾功能的影响、利尿剂抵抗、电解质紊乱等问题。利尿剂抵抗的临床常用处理方法：增加利尿剂的剂量，静脉输注利尿剂，合理联用利尿剂；合理联用其他药物增加肾血流，如萘西立肽、多巴胺静脉泵入；纠正电解质失衡如低钠血症；鉴别稀释性和真性低钠血症。

(3)正性肌力药物的应用：正性肌力药物用于心力衰竭合并慢性肾脏病患者，并未获得证据的支持。米力农、多巴酚丁胺可能改善住院期间肾功能指标，但并未带来生存率获益。研究显示，强心药物可能增加心力衰竭合并慢性肾脏病患者死亡率，只有在症状性低血压和严重心指数下降导致肾功能恶化时使用，可能获益。在DAD-HFⅡ和ROSE-HF研究中，小剂量多巴胺治疗急性失代偿性心力衰竭患者并未带来心功能和肾功能恶化的改善。

2. 从肾脏的角度，利尿治疗对急性心肾综合征是双刃剑

合理应用利尿剂能减轻液体潴留，降低高容量负荷，改善肾脏血流灌注，故能有效预防急性心肾综合征发生；而盲目过大量应用利尿剂不但不能改善利尿剂抵抗，而且能激活神经体液介质，诱发急性心肾综合征。利尿剂抵抗时，如何应用CRRT才能在有效减轻容量负荷过重、改善心功能的同时，不引发肾前性肾脏损害而加重肾功能和无尿？

(1)启用CRRT的时机：《2018中国心力衰竭诊断和治疗指南》提出充血症状明显和体征增加的容量超负荷；难治性充血对一般治疗抵抗。2011年Karvellas荟萃了1985—2010年ICU-AKI实施CRRT的1494个研究，其中仅有15个研究涉及CRRT的启动时机，对比早、晚开始CRRT对预后的影响，早期标准有：BUN<23 mmol/L；SCr<400 μmol/L；尿量<30 ml/h且≥24 h或无尿≥12 h；进入ICU<24 h；RIFLE(R、I)。结果显示，总体早期CRRT能改善28天生存率，有利于肾功能恢复。英国肾脏协会AKI指南建议：当AKI作为多器官功能衰竭的一部分，开始肾替代治疗的指征应该宽；如果患者出现水、电解质、酸碱失衡的风险在增大，并且与单纯AKI比较，不进行替代治疗肾功能恢复的可能性较小，可放宽治疗指征。总之，对于高危患者应该尽早开始血液净化治疗。

(2)脱水量把握：血液净化治疗前准确判断血容量状态非常重要。对于高容量负荷伴低血管内容量患者，不可盲目加快超滤脱水速度，否则在纠正心力衰竭的同时可能诱发急性肾损害。对于高危患者应该尽早开始血液净化治疗，血液净化治疗中应重视危重患者的血容量监测及综合评估，纠正心力衰竭同时不能忽视对肾脏功能的保护。

病例提供单位：首都医科大学附属北京安贞医院

整理：邢欣悦

述评：艾辉，冯斯婷

参考文献

[1] 王华,梁延春.中国心力衰竭诊断和治疗指南 2018[J].中华心血管病杂志,2018,46(10):760 - 789.

[2] MULLENS W, DAMMAN K, HARJOLA VP, et al. The use of diuretics in heart failure with congestion—a position statement from the Heart Failure Association of the European Society of Cardiology [J]. Eur J Heart Fail,2019,21(2):137 - 155.

[3] RANGASWAMI J, BHALLA V, BLAIR JEA, et al. Cardiorenal syndrome: classification, pathophysiology, diagnosis, and treatment strategies: A scientific statement from the American Heart Association [J]. Circulation. 2019,139(16):e840 - e878.

病例11 梅毒引发急性心肌梗死 1 例

主诉

活动后气促 7 天,加重 3 天。

患者,女性,58 岁,因"活动后气促 7 天,加重 3 天"入院。患者于 7 天前出现活动后气促症状,休息后可缓解,在家发作时无头晕头痛,无肩背疼痛,无恶心、呕吐,未予重视。3 天来上述症状有所加重,1 天前来我院门诊,心电图示:aVR 导联 ST 段抬高,肌钙蛋白 1.13 ng/L,遂收入我科心脏病重症监护病房(cardiovascular care unit, CCU)。患者既往体健,否认高血压、糖尿病、高脂血症、脑梗死等慢性病史,否认手术、外伤史,否认重要药物及毒物接触史,否认输血史,否认药物过敏史。长期生于原籍,否认疫区接触史,否认吸烟、酗酒史,否认冶游史。已绝经。足月顺产,婴幼儿无特殊。已婚未育。否认相关家族疾病病史。

入院检查

查体:T 36.5℃, P 76 次/分,R 18 次/分,BP 98/60 mmHg。神志清楚,气平,无贫血貌,双肺呼吸音粗。心浊音界大致正常,心率 76 次/分,律齐,$P_2 = A_2$,各瓣膜未闻及病理性杂音,腹软,无腹部压痛。双下肢无水肿。

辅助检查

血常规:WBC 5.08×10^9/L, Hb 124 g/L；ALT 74 U/L；ESR 9 mm/h；余血气、D -二聚体、出凝血、炎症指标、风湿指标、肿瘤指标未见明显异常。

心电图:aVR 抬高(图 11 - 1)。

胸片:两肺纹理增多;主动脉硬化。

心脏彩超:主动脉根部内径 31 mm,左心房内径 29 mm,室间隔厚度 8 mm,LVEDD 47 mm, LVESD 32 mm,左心室后壁厚度 10 mm,左心室心内膜缩短分数 32%,左心室射血分数 58%。提示:①左心室侧壁乳头肌水平以下收缩活动减弱；②主动脉无冠状瓣条索状物附着；③少量心包积液(图 11 - 2)。

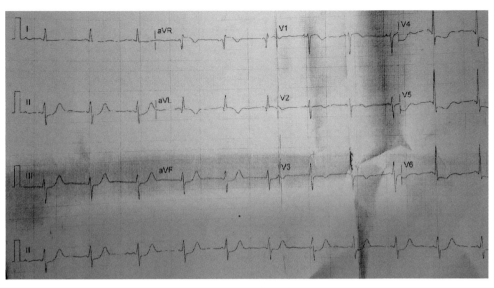

图 11-1　患者心电图

腹部 B 超:胆囊壁毛糙;肝脏、胰腺、脾脏、肾脏未见明显异常。

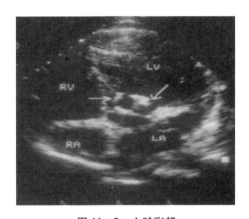

图 11-2　心脏彩超

初步诊断

急性非 ST 段抬高型心肌梗死。

诊断和鉴别诊断

患者为老年女性,以活动后气促起病。心电图提示:aVR 导联 ST 段抬高,心肌酶谱 cTnI 升高,心超提示左心室侧壁乳头肌水平以下收缩活动减弱。初步考虑急性非 ST 段抬高型心肌梗死诊断。需与哪些疾病相鉴别? 下一步还需完善哪些检查?

鉴别诊断:

(1) 主动脉瓣狭窄:可出现劳力性胸痛表现,多伴有心功能不全,体格检查可于主动脉瓣区闻及明显收缩期杂音,结合心超检查可鉴别。

(2) 消化性溃疡:可出现剑突下疼痛,多与进食相关,伴有反酸、饱胀、嗳气等症状,消化道内镜检查可帮助鉴别。

还需进一步完善冠状动脉造影,同时筛查冠心病危险因素。

进一步检查

冠脉造影:患者冠脉造影示左主干开口处局限性狭窄 99%,前降支全程正常;回旋支全程正常;右冠脉全程正常,向前血流 TIMI 3 级(图 11-3)。

血管内超声(intravenous ultrasound,IVUS):同样提示左主干开口处严重狭窄(图 11-4)。

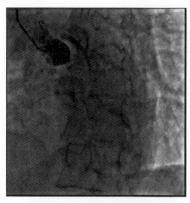

图 11-3　冠状动脉造影

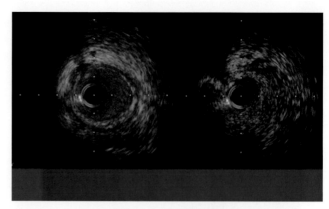

图 11-4　血管内超声

梅毒非特异性抗体[甲苯胺红不加热血清试验(tolulized red unheated serum test,TRUST)]:阳性1:8H;梅毒确诊试验:阳性>1:80H。

患者血脂、血糖、肌酐、24小时动态心电图、24小时动态血压未见明显异常。

治疗及转归

(1) 行PCI前,先置入主动脉球囊反搏(intra-aortic balloon pump,IABP),为患者提供基本血压支持。介入结论:①冠脉严重单支病变,左主干(LM)开口处。②成功PCI至LM近端。术后继续予以阿司匹林、替格瑞洛抗血小板美托洛尔减轻心肌氧耗,阿托伐他汀调脂、固斑等治疗。

(2) 邀皮肤科会诊,予以苄星青霉素治疗梅毒。

最终诊断

①急性非ST段抬高型心肌梗死;②梅毒性心脏病。

讨论及评述

患者1年后再次行CAG术,造影结论示:PCI术后,左主干原支架通畅(左主干病变,如无禁忌,继续双联抗血小板治疗)。IVUS复查提示原支架通畅,未见明显管腔狭窄(图11-5)。

1年后复查心超示:主动脉根部内径32 mm,左心房内径45 mm,室间隔厚度14 mm,LVEDD 51 mm,LVESD 37 mm,左心室后壁厚度10 mm,左心室心内膜缩短分数28%,左心室射血分数53%。提示:①室间隔增厚;②左心室前壁、前间隔乳头肌至心尖部水平节段收缩活动减弱;③左心房内径增大,左心室弛张功能减退。

治疗及转归

流行病学研究显示全球每年约有1 200万新发梅毒性心脏病病例。梅毒性心血管病系由梅毒螺旋体(TP)侵犯主动脉外膜滋养血管引起主动脉内膜炎、血管闭塞,而后发生主动脉肌肉层和中层弹力纤维坏死、形成瘢痕,出现相应的临床症状。研究发现,TP多只侵犯主动脉血管,很少侵犯心内膜、心肌以及瓣叶,因此很少引起急性心肌损伤性疾病。根据心血

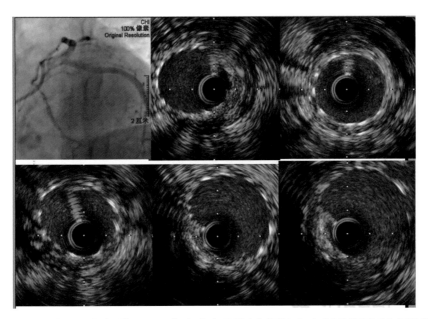

图 11 - 5 复查冠脉造影提示 PCI 术后,左主干原支架通畅;复查 IVUS 提示原支架通畅

管病变部位和特点,心血管梅毒多表现为单纯性主动脉炎(以升主动脉受累多见,一般无症状,体征缺乏特异性)、主动脉瓣关闭不全(轻症无症状,重症因冠脉血流减少而引起心绞痛,持久的主动脉反流引起左心室负荷加重,逐渐出现左心衰表现)、主动脉瘤(不同部位的主动脉瘤压迫相应的周围脏器和组织产生相应的症状和体征)、主动脉及冠脉开口狭窄(可有心绞痛、心肌梗死表现)和心肌树胶样肿(一般无症状)。

梅毒性心脏病累及冠脉开口较少,以急性心肌梗死为首发表现者罕见。既往报道显示梅毒性冠脉病变特点为树胶样肿,多仅累及开口,呈"鸟嘴样"改变,部分患者同时合并主动脉瓣病变。本患者 TRUST 及梅毒确诊实验均为阳性,梅毒诊断明确。同时冠状动脉造影显示左主干开口狭窄,为梅毒性心脏病冠脉受累的典型表现。由于患者左主干严重病变,因而术者选择在 IABP 保护下先行 PCI 术。术后继续予以阿司匹林、替格瑞洛双联抗血小板治疗,阿托伐他汀降脂固斑。待病情平稳,遵皮肤科会诊意见用小剂量氨苄青霉素治疗。患者在我院心内科、皮肤科门诊长期随访,驱梅治疗有效,1 年后冠脉造影及 IVUS 随访,提示病情稳定,支架内无再狭窄。

对于心血管梅毒的治疗,2010 年美国疾病控制中心梅毒治疗指南推荐长效青霉素 240 万单位,每周 1 次,肌内注射,共 3 次。而国内推荐首选水剂青霉素,从小剂量开始,逐渐增加剂量。近年来,我国有文献报道几种治疗梅毒的替代药物,如头孢曲松、米诺环素、阿奇霉素等,对于这些药物的临床应用效果,各家看法尚不一致。晚期梅毒特别是心血管梅毒尚未见上述替代药物的公认治疗方案。对严重的主动脉关闭不全、主动脉瘤及冠状动脉口狭窄,除相应的内科治疗外,可分别考虑做主动脉瓣置换术、动脉瘤切除术或缝叠术、冠状动脉口支架术或旁路手术等。

梅毒性心脏病发病隐匿,临床表现不具特异性,与普通冠心病难以鉴别,这些都给该病的诊断带来困难。另一方面,患者出于社会因素考虑,往往会隐瞒病史,有些患者为配偶传染,需反复追问其本人甚至配偶的病史。对于病史不详的梅毒阳性的冠心病患者,如果检查发现有升主动脉增宽、主动脉瓣关闭不全、主动脉窦部增宽及冠状动脉口狭窄的表现,提示可能潜在梅毒性损害;若同时存在其中几项,则可能性进一步增大,应加以重视,完善相关病史,综合分析,及时诊断和治疗。而一些影像学检查如 CMR,因具有良好的软组织分辨力,对比分辨率高,对于评价心肌、心室腔大小、心房和主动脉根部内径、瓣膜、大血管组织、心包结构及心脏毗邻脏器的关系有重要的临床诊断意义,因而对梅毒性心血管病变有重要参考价值。

病例提供单位:上海交通大学医学院附属仁济医院

整理:孙嘉腾

述评:卜军

📖 参考文献

[1] 朱晓多,许超蕊.杨兆颖,等.梅毒性心血管病的临床治疗[J].中国医药指南,2013,11(8):67-69.

[2] 傅志宜,王佩显,车雅敏.心血管梅毒现状(续)[J].实用皮肤病学杂志,2014,7(6):401-402.

[3] YUAN SM. Syphilitic aortic aneurysm [J]. Z Rheumatol, 2018,77(8):741-748.

病例12 蹊跷的反复急性前壁心肌梗死

▶ 主诉 ⟩⟩⟩

反复胸闷、胸痛1周余,加重4小时。

▶ 病史摘要 ⟩⟩⟩

患者男性,58岁,因"反复胸闷、胸痛1周余,加重4小时"至当地医院就诊,心电图提示"前壁导联 ST-T 改变"(图12-1),查心肌损伤标志物轻度升高,考虑急性前壁心梗,予抗栓、扩冠等治疗后症状缓解。9h 后患者再发胸痛转运至我院,心电图提示前壁导联 ST 抬高明显(图12-2)。查体:神志清楚,四肢湿冷,BP 75/50 mmHg,双肺底少量湿啰音,可及哮鸣音。心界无明显扩大,心率71次/分,律尚齐,各瓣膜听诊区未闻及杂音。心肌损伤标记物:cTnI 1.569 ng/ml,CK-MB 7.62 ng/ml,诊断冠心病、急性广泛前壁心肌梗死合并心源性休克,立即将患者送至导管室行急诊 PCI。患者刚至导管室时突发室颤,电除颤成功。随后急诊冠脉造影(图12-3)提示:冠脉左主干未见异常,LAD 近中段两处分别为90%及70%狭窄,血流正常;LCX 未见明显狭窄,血流正常;RCA 多节段病变,中段60%狭窄,远段90%狭窄,血流正常。考虑患者胸痛缓解,三支血流正常,暂不行介入干预,植入 IABP 后返回 CCU 加强药物治疗,拟择期 PCI。患者既往有高血压病史5年,否认糖尿病史;有支气管哮喘史7年,近年来用沙美特罗替卡松吸入剂每日1次维持,症状控制可。2个月前因慢性鼻窦炎、鼻息肉于外院行鼻息肉手术切除治疗。否认乙肝、结核等传染病史,否认外伤、输血史,否认药物、食物过敏史。生长于原籍,否认长期外地旅居史,否认疫区、疫水接触史,否认

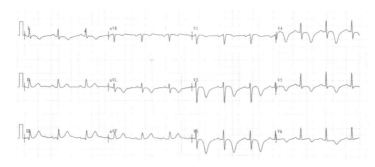

图 12 - 1　患者心电图一(当地医院)

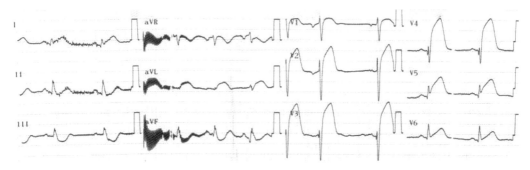

图 12 - 2　患者心电图二(我院)

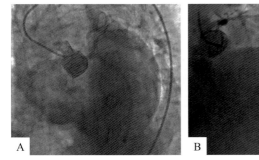
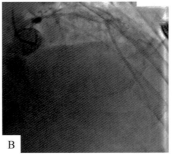
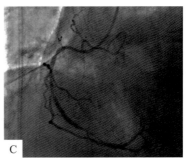

图 12 - 3　患者急诊冠脉造影一

吸烟及嗜酒史,否认冶游史。已婚,育有 1 子,配偶及儿子体健。否认家族遗传病史。

入院体检

查体:T 36.1℃,P 108 次/分,R 22 次/分,BP 85/50 mmHg。一般情况差,神志清楚,四肢湿冷较前改善,双肺仍可及少量哮鸣音,双侧肺底少量湿啰音。心界无明显扩大,心音可,心率 108 次/分,律齐,各瓣膜听诊区未闻及杂音。腹平软,无压痛、反跳痛,肝、脾肋下未及。双下肢无水肿,四肢活动可,肌力、肌张力正常。

辅助检查

血常规:WBC 11.74×10^9/L, N% 32.6%,嗜酸性粒细胞 2.39×10^9/L,嗜酸性粒细胞比例 20.4%, Hb 147.3 g/L, PLT 207.00×10^9/L。

生化:钾 3.4 mmol/l,血糖 6.50 mmol/l,白蛋白 40.30 g/l,肌酐 111.5 μmol/L,ALT 41.00 U/L,AST 55.0 U/L,CK 133.00 U/L,乳酸脱氢酶(lactate dehydrogenase,LDH)499.0 U/L。

心肌损伤标志物:cTnI 1.569 ng/ml,肌红蛋白 36.8 ng/ml,CK-MB 7.62 ng/ml。

监护室床边心电图:窦性心律,108 次/分,前壁导联 ST 抬高,考虑急性广泛前壁心肌梗死。

床边心超:左心房增大,余腔室大小在正常范围。室间隔中下段、左心室前壁中下段及心尖部活动减弱,余室壁收缩活动未见明显异常。估测 LVEF 48%。

▶ 初步诊断 ▷▷▷

①冠心病,急性广泛前壁心肌梗死,室颤电复律后,心源性休克;②高血压病;③支气管哮喘;④慢性鼻窦炎,鼻息肉术后。

▶ 诊断及鉴别诊断 ▷▷▷

患者中年男性,反复胸痛发作,且胸痛时间长达数小时,发作时心电图广泛前壁导联 ST 抬高,结合 cTnI 升高,可诊断急性广泛前壁心梗。急性心梗并发症可表现为心电不稳定、室速、室颤以及心源性休克等。诊断似乎已比较明确,患者冠脉造影提示 LAD 及 RCA 多发病变,血流已恢复正常,鉴别诊断主要考虑以下几方面。

(1)原发冠状动脉斑块破裂或侵蚀导致的急性心肌梗死:主要表现为斑块不稳定破裂或侵蚀继发血栓形成,是最常见的急性心肌梗死原因。患者冠脉造影表现为多支多节段病变,虽血流恢复正常,但此类病因仍需首先考虑。

(2)冠状动脉自发夹层:冠状动脉内膜自发撕裂或冠状动脉壁内出血造成血管夹层,形成假腔,继而压迫真腔,造成管腔狭窄,影响或阻断冠状动脉血流,产生不同程度的心肌缺血或梗死。此类患者多见于女性,约占 75%,平均年龄 35~46 岁。此类患者临床表现多样,取决于累及冠脉的数量及夹层严重程度,60%~90% 的自发性冠状动脉夹层患者可表现为急性 ST 抬高性或非 ST 抬高性心肌梗死。其诊断主要依据冠状动脉造影,尤其是 IVUS 等腔内影像学。本患者造影结果未见明确夹层表现,进一步腔内影像学检查有助于鉴别。

(3)冠状动脉痉挛:冠脉痉挛常在静息下发生,与活动无关,具有一定的时间节律性,夜间或凌晨多发。严重的冠脉痉挛可导致急性心肌梗死及严重心律失常,甚至心室颤动及猝死。发作时多表现为心电图 ST 段抬高,缓解后 ST 段回落。本患者表现为反复发作胸痛,发作时前壁导联 ST 段抬高,造影提示冠脉多发多节段病变,不能排除冠脉痉挛,但患者无明显的冠脉痉挛诱发因素,且入院时发生在中午,与传统概念上的变异性心绞痛有不符合的地方,尝试硝酸酯类药物或钙离子拮抗剂治疗,择期复查造影可有助于鉴别。

▶ 治疗及转归 ▷▷▷

患者入院后予阿司匹林+氯吡格雷双联抗血小板、低分子肝素及阿托伐他汀等药物治疗,多巴胺、小剂量硝酸甘油及利尿剂等抗心衰、维持血流动力学稳定等治疗,因患者既往哮喘史且双肺存在哮鸣音,继续辅以沙美特罗替卡松吸入剂每日 1 次。复查心肌损伤标志物显著升高：cTnI ＞103 ng/ml。经积极治疗，患者各项生命体征稳定，血压 95/60 mmHg，心率 65 次/分，肺底部少量湿性啰音，3 天后拔除 IABP，加用 ACEI。入院后第 6 天患者诉全身发痒，臀部可见小片红色斑片皮疹，皮肤科会诊考虑药疹可能大，可疑阿司匹林过敏，予停用阿司匹林，换成西洛他唑联合氯吡格雷抗血小板，加用开瑞坦抗过敏。过敏症状迅速缓解，3 天后停用开瑞坦。

入院后 8 天，其间患者无再发胸痛，病情稳定，择期复查冠脉造影(图 12－4)，对比入院时急诊造影原先 LAD 及 RCA 病变处较前明显减轻或消失，考虑患者为冠脉痉挛，加用地尔硫草及硝酸酯类药物加强抗痉挛治疗，转入普通病房。

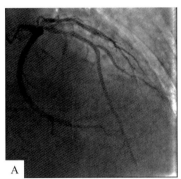 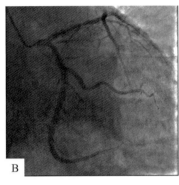 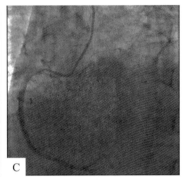

图 12－4　患者冠脉造影二(复查)

转入病房后患者偶有轻微胸痛发作，时间较短，予加大地尔硫草及硝酸酯类药物剂量。1 周后，患者在下午无明显诱因下再次突发剧烈胸痛，心电图再次表现为前壁导联 ST 抬高(图 12－5)且持续 30 分钟不能缓解(图 12－6)，伴有出冷汗，血压低，病情危重，再次送入导管室，冠脉造影见 LAD 多节段严重狭窄达 90％以上，LCX 远段 90％狭窄，右冠脉多处多节段狭窄超过 90％。反复冠脉内硝酸甘油＋维拉帕米注射后痉挛明显减轻(图 12－7)。随后 LAD IVUS 检查提示斑块负荷不明显，无夹层或血肿表现，管腔多节段反复粗细变化，证实为冠脉痉挛(图 12－8)。

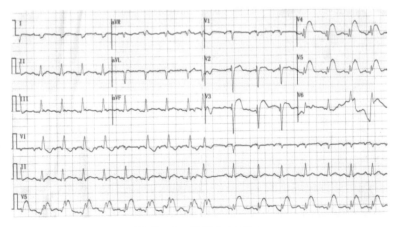

图 12－5　患者心电图三

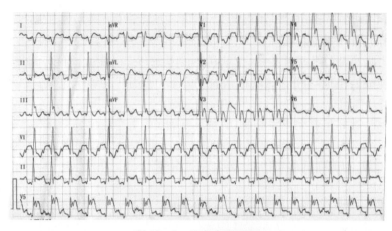

图 12 - 6 患者心电图四

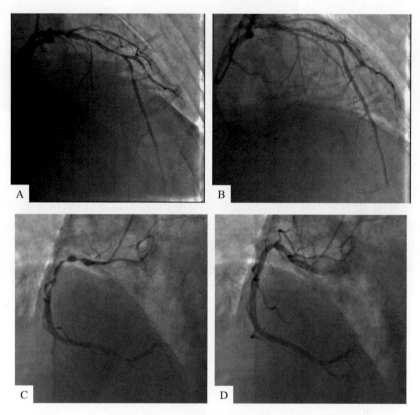

图 12 - 7 患者冠脉造影三(反复冠脉内硝酸甘油＋维拉帕米注射后)

患者冠脉痉挛顽固,钙离子拮抗剂及硝酸酯类药物治疗下仍有反复发生,且与传统变异性心绞痛特点不完全吻合,多次血细胞分析提示嗜酸性粒细胞明显升高(表 12 - 1),考虑反复严重冠脉痉挛可能与嗜酸性粒细胞增多症有关,冠脉壁内嗜酸性粒细胞浸润并释放具有血管活性的细胞因子,使得冠脉极易产生痉挛。故而决定加用泼尼松 30 mg 每日口服,1 周后嗜酸性粒细胞降至正常范围(0.68×10⁹/L, 5％),患者亦未再发胸痛症状并康复出院。出院随访逐步减少泼尼松剂量,出院后 35 天,门诊复查嗜酸性粒细胞降低至 0.2×10⁹/L(1.5％),泼尼松减

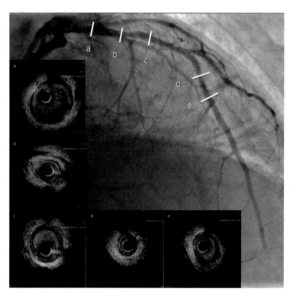

图 12‑8　患者 LAD IVUS 检查

表 12‑1　血常规嗜酸性粒细胞变化

日　　期	嗜酸性粒细胞(×10^9/L) 参考范围[(0.02～0.5)×10^9/L]	嗜酸性粒细胞百分比(%) 参考范围(0.5%～5%)
2013‑11‑05(外院)	3.60	10.4
2013‑11‑05	2.39	20.4
2013‑11‑05	2.4	13.1
2013‑11‑07	1.56	14.8
2013‑11‑11	3.32	29.1
2013‑11‑12	2.48	24.5
2013‑11‑22	2.48	46.4

至 10 mg 每日维持。出院后 80 天,患者门诊复诊诉近期有偶发胸痛症状,但时间短,可自行缓解,复查嗜酸性粒细胞再次升高(0.98×10^9/L, 9.2%),遂将泼尼松加量至每日 15 mg 维持,患者症状再次消失,随后逐步缓慢减少泼尼松剂量,随访半年未再发胸痛。

最后诊断

Churg-Strauss 综合征。

讨论及评述

　　冠状动脉痉挛具有时间节律性,常发生于夜间或凌晨,很少发生在下午,表现为心电图 ST 抬高或 ST 压低,严重者可导致急性心肌梗死,多支冠脉痉挛常诱发致命性心律失常,包括高度传导阻滞、室速、室颤,甚至猝死。大量吸烟、过度通气、精神应激等原因可诱发冠脉痉挛。钙离子拮抗剂治疗冠脉痉挛效果良好。冠脉痉挛在造影上表现为自发的或药物激发后管腔完全或次全闭塞（>90%狭窄）。本例患者反复冠脉痉挛发作且无时间节律性，白天、夜间均可发生，对钙离子拮抗剂不敏感。仔细回顾病史，患者入院后有多次血细胞分析均提示嗜酸性粒细胞明显升高，最高时计数为 $3.32 \times 10^9/L$，可诊断为嗜酸性粒细胞增多症（eosinophilic）。文献报告嗜酸性粒细胞增多症可导致冠脉痉挛，其中多数患者表现为急性冠脉综合征，少数病例发生急性心肌梗死。

通过尸检发现此类患者冠状动脉痉挛处存在内膜纤维化、外膜及外膜周围嗜酸性粒细胞浸润，其导致冠脉痉挛的可能机制包括：①嗜酸性碱性蛋白或血管活性细胞因子直接刺激周边的血管平滑肌产生痉挛；②嗜酸性粒细胞浸润于滋养血管和神经纤维周围，刺激冠脉外膜神经纤维产生冠脉痉挛；③嗜酸性粒细胞导致组织破坏，使得易于出现夹层、瘤样扩张和血栓，以及随后出现的冠脉内膜和中膜纤维化；④多数患者同时并存哮喘，提示嗜酸性粒细胞不仅刺激支气管平滑肌痉挛，同时也可诱发冠状动脉平滑肌痉挛。

与常见的冠状动脉粥样硬化性血管痉挛不同，硝酸酯类药物和钙离子拮抗剂对嗜酸性粒细胞增多症导致的冠脉痉挛往往疗效甚微，而激素治疗有效。一项荟萃分析表明，16例嗜酸性粒细胞增多致冠脉痉挛患者中，未接受激素治疗的患者在1年中共发生26次冠脉事件，包括因不稳定心绞痛入院11次，急性心肌梗死10次，因心脏骤停复苏2次，心源性猝死3例。而接受激素治疗的患者仅发生2次心绞痛事件。本例患者经泼尼松治疗后症状迅速缓解，随访期间激素减量至每日10 mg后再出现轻微心绞痛症状，可能与激素减量过快有关，泼尼松加量至每日15 mg后患者症状再次消失亦证实激素治疗的有效性。

嗜酸性粒细胞增多症常见于寄生虫感染，变态反应性疾病诸如过敏性鼻炎、荨麻疹和药物过敏反应等，骨髓增生性疾病如特发性高嗜酸性粒细胞综合征以及免疫风湿性疾病。我们考虑本例患者为Churg-Strauss综合征可能性较大。Churg-Strauss综合征即变应性肉芽肿性血管炎，多数学者认为其与免疫异常尤其过敏有关。临床主要表现为哮喘、嗜酸性粒细胞增多和血管炎。病程可分3个阶段：前驱期（主要表现为过敏性鼻炎和哮喘），嗜酸性粒细胞浸润期（主要表现为受累器官组织中嗜酸性粒细胞浸润和肉芽肿形成），血管炎期（主要为坏死性血管炎的相应表现）。从哮喘发作到嗜酸性粒细胞增多一般需3~7年。本患者有哮喘、过敏性鼻炎、鼻息肉史，嗜酸性粒细胞显著升高，并有冠状动脉损害表现，故而诊断Churg-Strauss综合征可能性大。

总结本例患者临床诊治的经验教训，尽管此类病例极其罕见，但当我们临床上遇到既往具有哮喘、过敏性鼻炎等病史的患者，如反复心绞痛发作甚至急性心肌梗死，且对硝酸酯类及钙离子拮抗剂效果不佳，应警惕是否存在嗜酸性粒细胞增多症可能。提高对此类疾病的认识，早期诊断及有效治疗，是改善预后的重要因素。

病例提供单位：上海交通大学医学院附属第一人民医院

整理：郑志峰

述评：汪芳

参考文献

[1] YASUE H，NAKAGAWA H，ITOH T，et al. Coronary artery spasm—clinical features，

diagnosis, pathogenesis, and treatment [J]. J Cardiol, 2008,51(1):2 - 17.

[2] RICHARDSON JD, NELSON AJ, WORTHLEY SG, et al. Multivessel coronary artery spasm [J]. Heart Lung Circ, 2012,21(2):113 - 116.

[3] TACOY G, KOCAMAN SA, BALCIOĞLU S, et al. Coronary vasospastic crisis leading to cardiogenic shock and recurrent ventricular fibrillation in a patient with long-standing asthma [J]. J Cardiol, 2008,52(3):300 - 304.

[4] KAJIHARA H, KATO Y, TAKANASHI H, et al. Periarteritis of coronary arteries with severe eosinophilic infiltration: a new pathologic entity (eosinophilic periarteritis) [J]? Pathol Res Pract, 1989,184:46 - 52.

[5] TAIRA K, TSUNODA R, WATANABE T, et al. An autopsy case of isolated eosinophilic coronary periarteritis: a limited form of Churg-Strauss syndrome or a new entity [J]? Intern Med J, 2005,44:586 - 589.

[6] WONG CW, LUIS S, ZENG I, et al. Eosinophilia and coronary artery vasospasm [J]. Heart Lung Circ, 2009,18(2):163 - 164.

[7] KOUNIS NG. Kounis syndrome (allergic angina and allergic myocardial infarction): a natural paradigm [J]? Int J Cardiol, 2006,110(1):7 - 14.

病例13 蹊跷的急性下壁心肌梗死

主诉

心前区闷痛 2 小时。

病史摘要

患者,男性,43 岁。因"突发心前区闷痛 2 小时"入院。患者 2 小时前于家中高举晾衣竿取衣物时突发胸闷,程度重,伴心前区绞痛、大汗、乏力,无头晕、头痛,无恶心、呕吐,无气急、呼吸困难,无双下肢水肿,症状持续不能缓解。遂至我院急诊,查心电图示:窦性心律,P 波切迹,左心室高电压,ST 段改变(Ⅱ、Ⅲ、aVF 导联拉直型抬高 0.15~0.20 mV;V4~V5 导联压低 0.075~0.15 mV),T 波高尖,Ptfv1 增大,急诊以"急性心肌梗死"收入院。患者近半年体重减轻 10 kg,饮食、大小便正常,夜间多汗,睡眠正常。既往自诉有"类风湿性关节炎"病史 20 余年,服用中药治疗(具体不详),反复发作游走性大关节疼痛。否认高血压、糖尿病病史,否认结核、肝炎等传染病史。无外伤、手术、输血史。无药物及食物过敏史。为长途货车司机,常年辗转多地。否认疫水及有毒、化学性、放射性物质接触式;无吸烟史,无饮酒史。否认冶游史。已婚,育有 2 女 1 子,配偶及子女均体健。父母均健康,否认家族遗传病史。

入院查体

体型匀称,身高 173 cm,体重 75 kg,BMI 25.06 kg/m²,发育正常,查体配合。生命体征:T 36.4℃,P 107 次/分,R 20 次/分,BP 112/69 mmHg(双上肢对称)。神清,对答正常。

口唇无发绀,无杵状指,皮肤巩膜无黄染、无瘀点、瘀斑。双肺呼吸音清,未闻及干、湿性啰音。心前区无局限性隆起或凹陷,心尖搏动位于左侧第5肋间左锁骨中线外0.5 cm,搏动无弥散,无明显增强、减弱,未扪及抬举样冲动、震颤及心包摩擦感,心浊音界稍向左扩大,心率107次/分,律齐,$P_2>A_2$,第一心音稍减低,未及额外心音,二尖瓣听诊区可闻及2/6级收缩期吹风样杂音。全腹平软,无压痛及反跳痛,肝脾肋下未及。双下肢无水肿。

辅助检查

血常规:WBC 15×10^9/L,N% 92.4%,N 13.86×10^9/L,Hb 123 g/L,PLT 190×10^9/L;CRP 12.91 mg/L;球蛋白 36 g/L;TC 4.04 mmol/L,TG 0.87 mmol/L,HDL - C 0.88 mmol/L,LDL - C 2.55 mmol/L。凝血功能、余肝肾功能指标、电解质、血糖、糖化血红蛋白、甲状腺功能、肌钙蛋白、CK、CK - MB 未见明显异常。

心电图:①窦性心律;②P波切迹;③左心室高电压;④ST段改变(Ⅱ、Ⅲ、aVF 导联拉直型抬高 0.15~0.20 mV;V4~V5 导联压低 0.075~0.15 mV);⑤T波高尖;⑥Ptfv1 增大(见图 13 - 1)。

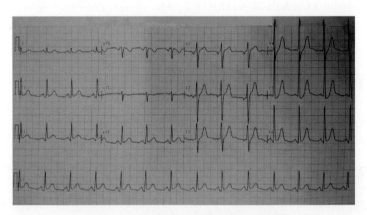

图 13 - 1 心电图提示急性下壁心肌梗死

初步诊断

冠心病,急性下壁心肌梗死,心功能Ⅰ级(Killip 分级)。

诊断和鉴别诊断

患者为年轻男性,以突发胸闷、心前区绞痛伴大汗为主要表现。心电图提示急性下壁心肌梗死。但既往无高血压、糖尿病、高脂血症、吸烟等传统的冠心病危险因素。近半年体重明显减轻、夜间多汗,查体二尖瓣听诊区可闻及2/6级收缩期吹风样杂音。该患者下一步需完善哪些检查?如何进行病因诊断与治疗?

急性胸痛可危及患者生命,首次医疗接触时,鉴别出急性致命性胸痛尤为重要。致命性胸痛包括:急性冠脉综合征、主动脉夹层、急性肺栓塞、张力性气胸等。该患者突发胸闷、心前区绞痛、大汗 2 h,心电图提示急性下壁心肌梗死,高度怀疑为急性下壁心肌梗死。患者胸痛非撕裂样,既往无主动脉夹层的危险因素,比如:老年、动脉粥样硬化、高血压、马方综合征、结缔组织病、Turner 综合征等,暂时不支持主动脉夹层诊断,必要时可行主动脉 CTA 以鉴别诊断。患者无呼吸困难、咯血等,无低氧血症、低血压,无肺栓塞的危险因素,如卧床、制动、肿瘤、妊娠、创伤、血栓栓塞史等,心电图未见 $S_I Q_{III} T_{III}$ 征,暂不考虑诊断肺栓塞。患者无极度呼吸困难、发绀、烦躁不安,查体双肺呼吸音正常,无一侧呼吸音消失、皮下气肿等,暂时不考虑张力性气胸的诊断。非致命性胸痛包括:稳定型心绞痛、急性心包炎、心肌炎、肥厚梗阻型心肌病、胸壁疾病、呼吸系统疾病、消化系统疾病、心理精神源性疾病等,可逐步排查。

另外,该患者近半年体重明显减轻、夜间多汗,查体二尖瓣听诊区可闻及 2/6 级收缩期吹风样杂音。需与下列疾病相鉴别:结核、先天性心脏病、风湿性心脏病、感染性心内膜炎,需行心脏彩超、胸片、结核感染 T 细胞斑点实验、ESR 等进一步检查。

治疗及转归

患者有急诊冠脉造影的指征,无禁忌证,考虑给予阿司匹林 300 mg 嚼服、替格瑞洛 180 mg 口服后,经胸痛中心绿色通道绕行 CCU 行急诊冠脉造影,冠脉造影结果示:左主干(LM)(一);左前降支(LAD)(一),TIMI 3 级;左回旋支(LCX)远段可见血栓影,TIMI2 级;右冠状动脉(RCA)(一),TIMI 3 级。血管内超声(IVUS):LCX 远段见血栓影,局部血管未见斑块形成、无夹层撕裂,管腔无狭窄。GOODMAN 手动血栓抽吸装置,抽吸出少量红色血栓,重复抽吸后血栓移动至 LCX 近段,为避免 LM 阻塞,停止手术(图 13 - 2)。

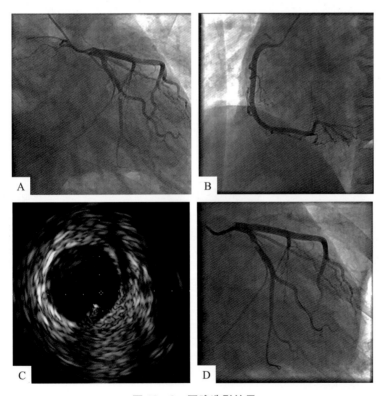

图 13 - 2 冠脉造影结果

A. LCX 中段见栓塞影;B. RCA 未见异常;C. 血管内超声示 LCX 远段见血栓影,局部
血管未见斑块形成、无夹层撕裂,管腔无狭窄;D. 抽吸后血栓移动至 LCX 近段

发病7小时:肌钙蛋白 20.11 ng/ml;BNP 前体 506 pg/ml;肌红蛋白 1020 ng/ml;ALT 46 U/L,AST 211 U/L,CK 1600 U/L,CK-MB 210 U/L。

返回病房后补充询问病史:患者 20 余年前游泳受凉发热后患游走性大关节炎,诊断为"类风湿性关节炎",自服中药治疗。近半年间断发热,最近 1 周乏力、食欲缺乏、夜间盗汗、体重下降 10 kg。住院期间,体温 38℃,无皮肤红斑,无皮下结节。

心脏彩超:左心房内径 65 mm,LVEDD 54 mm,LVESD 36 mm,室间隔厚度 10 mm,左心室后壁厚度 9 mm,肺动脉干 31 mm,右心房内径 38 mm,右心室 24 mm,二尖瓣前后页明显增厚、粘连,回声增粗、增强,M 型示二尖瓣前叶呈城墙样改变,后叶与之呈同向运动,轨迹法测及二尖瓣瓣口面积约 2.5 cm²。结论:①二尖瓣轻度狭窄伴中度关闭不全,后叶赘生物形成;②左心房增大,室间隔增厚;③轻度主动脉瓣关闭不全;④中重度肺动脉高压(78 mmHg)伴轻中度三尖瓣关闭不全;⑤肺动脉干增宽;⑥左心室舒张功能减退;⑦微量心包积液(图 13-3)。

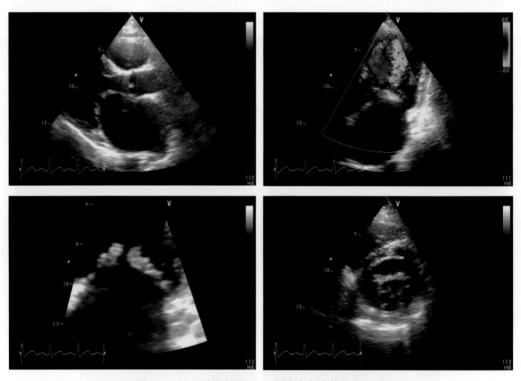

图 13-3　心脏彩超提示二尖瓣狭窄伴赘生物形成

多次血培养:单核球增多性李斯特菌。

乙肝表面抗原(+)、e 抗体(+)、核心抗体(+);丙肝、梅毒、HIV 均阴性;结核感染 T 细胞斑点实验:无反应性;抗核抗体(-)。

腹部 B 超:脾稍大。

胸部正位片:双肺未见明显异常,左心房稍增大(图 13-4)。

冠脉造影后转心外科继续治疗。心外科静脉予替考拉宁(0.4 g 每日 2 次)、莫西沙星(0.4 g 每日 1 次)抗感染,3 天后,体温降至正常。1 周后复查冠脉 CTA:冠脉未见异常,左心

房、左心室增大,心包少量积液。3 周后在我院心外
科行体外循环下 SBE 清创＋二尖瓣置换术＋三尖
瓣成形术(ST JUDE 机械瓣)。术中见心包腔内中
量血性积液,二尖瓣前后瓣明显纤维化、增厚,部分
钙化,交界处严重粘连,瓣下腱索及乳头肌明显融
合,瓣叶可见赘生物,二尖瓣狭窄呈重度关闭不全;
三尖瓣膜柔软,活动正常,但瓣环扩大,存在中度
反流。

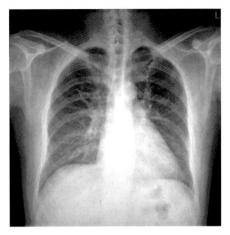

图 13－4　胸部正位片

术后 1 周复查心脏彩超:左心房内径 45 mm,左
心室舒张末内径 42 mm,左心室收缩末内径 28 mm,
室间隔厚度 9.2 mm,左心室后壁厚度 9.8 mm,肺动
脉干 21 mm, LVEF 64％。结论:①二尖瓣人工机
械瓣置换术后,瓣叶功能正常;②三尖瓣成形术后声
像图;③主动脉瓣轻度反流;④左心房扩大;⑤左心功能正常;⑥少量心包积液。

患者无发热、胸闷、胸痛、气急等症状缓解,无不适。

最终诊断

①风湿性心脏病,二尖瓣轻度狭窄伴中度关闭不全,主动脉瓣轻度关闭不全,三尖瓣中
度关闭不全,中度肺动脉高压(WHO 分级);②亚急性感染性心内膜炎,二尖瓣赘生物形成,
冠状动脉栓塞,急性下壁心肌梗死,心功能Ⅰ级(Killip 分级);③乙型病毒性肝炎。

治疗及转归

急性心肌梗死主要是由斑块破裂引起冠脉急性完全或者不完全闭塞导致的,除此之外,
冠脉阻塞还有其他多种原因,包括血小板或者凝血因子活性增强、冠脉痉挛、冠脉栓塞、心肌
桥、冠脉瘤及冠脉肌桥等。冠脉栓塞导致的急性心肌梗死在临床实践中并不多见,一项回顾
性分析证实约 3％的急性冠脉综合征是由冠脉栓塞导致的。根据第四版"全球心肌梗死定
义"的标准,冠脉栓塞导致的急性心肌梗死属于继发性心肌梗死,与原发性心肌梗死机制
不同,冠脉栓塞没有粥样硬化斑块形成以及斑块破裂、血小板聚集、急性血栓形成。冠脉
栓塞导致的急性心肌梗死多发生于心脏瓣膜病、瓣膜置换术、感染性心内膜炎或房颤的
患者。

感染性心内膜炎患者的瓣膜赘生物和菌栓脱落可导致脑和主动脉分支的栓塞,发生率
在 15％～25％。尸检发现感染性心内膜炎患者冠状动脉微栓塞的发生率高达 60％。冠脉
栓塞导致的急性心肌梗死的临床症状类似于传统动脉粥样硬化引起的心肌梗死。尽管例数
较少,但始终有相关的病例报道。多数情况下,相关的栓塞多发生在左冠状动脉,也有右冠
状动脉累及的报道。

冠脉栓塞的治疗也是尽早开通闭塞血管,挽救濒死心肌,积极的抗血栓治疗应尽早实
施。一般只采用血栓抽吸和球囊扩张开通闭塞血管而不予支架植入治疗。但临床实践证
明,因为栓子较硬,采用球囊扩张挤压血栓的效果差,栓子不会被压碎,只会被挤压而逐渐远
移,仍会阻断血管血流。因血栓为陈旧性,故溶栓无效,只会增加出血风险。反复的血栓抽

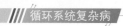

吸是治疗冠脉栓塞的唯一有效手段。

病例提供单位:海军军医大学附属长征医院

整理:厉娜

述评:梁春

📖 参考文献

[1] 中华医学会心血管病学分会,中华心血管病杂志编辑委员会.急性 ST 段抬高型心肌梗死诊断和治疗指南(2019)[J].中华心血管病杂志,2019,47(10):766-783.

[2] SHIBATA T,KAWAKAMI S,NOGUCHI TT,et al. Prevalence,clinical features,and prognosis of acute myocardial infarction attributable to coronary artery embolism[J]. Circulation,2015,132(4):241-250.

[3] ROXAS CJ,WEEKES AJ. Acute myocardial infarction caused by coronary embolism from infective endocarditis[J]. J Emerg Med,2011,40(5):509-514.

[4] CAMARO C,AENGEVAEREN WR. Acute myocardial infarction due to coronary artery embolism in a patient with atrial fibrillation[J]. Neth Heart J,2009,17(7-8):297-299.

[5] 郝忠锐,武国东,王宇飞,等.冠脉栓塞致急性心肌梗死临床分析[J].中国实验诊断学,2019,23(12):2118-2120.

病例14 急性广泛前壁心肌梗死后突发心搏骤停

主诉

活动后胸骨后疼痛 2 个月。

病史摘要

患者,男性,63 岁。2 个月前间断于劳累及活动后出现胸骨后疼痛,舌下含化速效救心丸 5～10 粒能缓解。当地医院考虑诊断"冠心病、心绞痛",未予特殊治疗。此后,患者胸痛症状仍间断发作并逐渐加重,活动耐量进行性下降,含化速效救心丸无效,含化硝酸甘油片一片后可缓解,为求进一步诊治来我院就诊。在我院就诊途中再发上述胸痛持续不缓解,遂就诊于急诊。既往体健。1 个月前体检发现高血压、高脂血症及血糖升高,遂开始口服缬沙坦片 80 mg qd,未规律监测血压,未用降糖及调脂药物。

体格检查

查体:HR 97 次/分,BP 160/70 mmHg,双肺呼吸音粗,未及干、湿啰音。心律齐,各瓣膜区未闻及病理性杂音,未闻及心包摩擦音。腹部柔软,无腹痛及反跳痛,双下肢无水肿。

血常规、CRP、肾功能、离子、心肌损伤标志物、D-二聚体均正常,空腹血糖 7.7 mmol/L。

患者入急诊时心电图(图 14-1)提示 aVR 导联 ST 段抬高,其他导联 ST 段压低。半小时后复查心电图(图 14-2)提示 ST 段恢复至基线水平,前壁导联 R 波丢失。

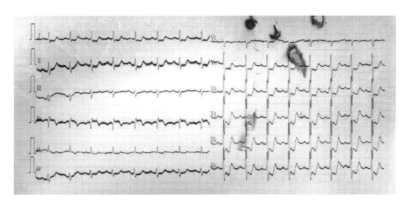

图 14-1　入急诊时心电图

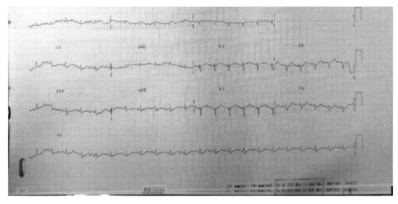

图 14-2　入急诊半小时后心电图

初步诊断

①急性冠脉综合征;②高血压病 2 级(极高危组)。

鉴别诊断

(1) 急性心肌梗死:本患者胸痛发作持续约半小时,心电图一过性抬高,急诊肌钙蛋白尚正常,需进一步连续监测并完善相关检查,以明确该诊断。

(2) 急性心包炎:本患者无较剧烈而持久的心前区疼痛,无发热,无呼吸和咳嗽时症状加重,无心包摩擦音,超声心动图未提示心包积液等相关改变,故可排除。

治疗及转归

患者症状持续存在,有心电图动态演变,很快出现血压的下降,急诊行冠脉造影术。患者至手术室过床时出现室颤,电除颤后血压再次下降至 60/40 mmHg,对症给予多巴胺及去甲肾上腺素静点下维持血压在 90/60 mmHg 左右,并行冠脉造影。造影显示:LM 开口狭窄 60%～70%,末端狭窄 90%,LAD 开口 100%闭塞,LCX 开口狭窄 80%,远端血流 TIMI 3 级,RCA 管壁不规则,中段狭窄最重 40%(图 14 - 3)。

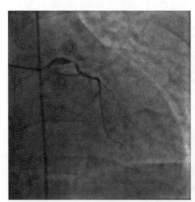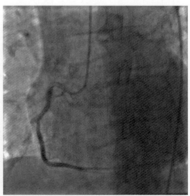

图 14 - 3　第一次冠状动脉造影术影像

置入 IABP 后行经皮冠状动脉腔内血管成形术(percutaneous transluminal coronary angioplasty, PTCA),开通前降支后患者突发室速、室颤,伴意识丧失、呼吸停止,给予电复律,并持续心肺复苏术、气管插管及呼吸机辅助通气、低温脑保护等措施,迅速予床旁体外膜肺氧合(extracorporeal membrane oxygenation, ECMO)辅助,但 10 min 后大量粉红色泡沫痰从患者气管插管及口鼻处涌出,ECMO 转机流量明显下降,考虑出现急性肺水肿。立即予以房间隔穿刺术并房间隔造瘘减轻左心室负荷,之后 ECMO 转机通畅。自心肺复苏开始后患者始终存在室颤心律,在呼吸机、IABP、ECMO 等支持下,反复电击除颤及持续的心肺复苏,76 min 后心脏复跳。

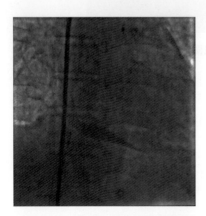

图 14 - 4　第二次冠脉造影术发现心包积液

经抢救团队商议,再次行 PCI 完成血运重建。再次造影首先发现患者出现心包积液(图 14 - 4),考虑房间隔穿刺时损伤,予心包积液穿刺置管引流出血性心包积液约 250 ml,自体血回输约 200 ml,保留心包穿刺引流管。后继续完成 PCI 术,于左主干、前降支及回旋支行 DK Crush 术式,共置入 3 枚支架,血流恢复至 TIMI 3 级。术后复查超声心动图示:心包腔可见少量液性暗区,最深约 3 cm。

术后 1 h 发现血压再次降至 60/40 mmHg,大剂量血管活性药物及液体支持下仍不能维持,心包引流 750 ml 血性积液。请心外科急诊开胸探查,发现右心室三处破损,外科修补成功。返回病房后第 1 天患者意识不恢复,脑电图未见异常。术后第 3 天意识恢复,拔除 ECMO。第 4 天因趾端缺血,拔除 IABP。第 48 天拔除气管插管。

患者出院前复诊心功能,心脏彩超提示节段性室壁运动异常(左心室各壁心尖段及增厚率减低,左心室心尖圆钝),室壁瘤形成(18 mm×14 mm),LVEF 58%,左心室舒末内径

49 mm,二尖瓣、三尖瓣、主动脉瓣轻度反流,心包积液(少量)。核素检查(图 14-5)与心脏彩超结果一致。

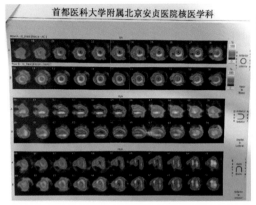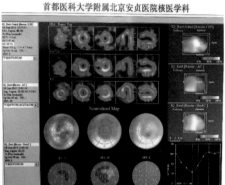

图 14-5 静息心肌灌注显像:图像清晰,左心室腔饱满,形态正常,左心室部分心尖段放射性分布稀疏,前壁各段放射性分布基本均匀,较下壁稀疏。余心肌内放射性分布基本均匀,未见明显异常呈心肌节段的放射性稀疏或缺损区。LVEF 50%

半年后复查超声心动图提示左心室各壁心尖段运动略减低,左心室心尖圆钝,收缩期局部略向外膨隆,范围约 18 mm×11 mm。余室壁运动正常。左心室舒末内径 53 mm,LVEF 63%。

一年后活动耐量正常,能日常自理,能每日步行 3 km。

最终诊断

急性广泛前壁心肌梗死,心源性休克,心脏破裂,心脏压塞,心室颤动。

讨论及述评

1. 急性心肌梗死(AMI)合并心搏骤停(cardiac arrest,CA)的血运重建策略

目前对于 AMI 合并 CA 患者,循环恢复后或在机械循环辅助下行急诊 PCI 或者 CABG 都是可推荐的,并且不需考虑症状发生的时间。此类患者在急诊造影后如何选择合适的治疗策略,实现完全血运重建的能力是关键问题。在急诊 PCI 开通犯罪血管,尤其是 LM 及供血范围较大的 LAD,很容易引起严重的再灌注损伤,引发血流动力学的崩溃。机械循环辅助装置如 IABP 或 ECMO 能为患者度过这一时间段的危急搭建桥梁,为下一步的恢复创造机会。因此,有经验的术者对于此类患者要做好所有措施的准备工作,包括开通必要的动静脉通路,避免极低血压下的盲穿,以免延误救治时机。

对于 AMI 合并 CA 患者,在药物及循环辅助支持下,尽可能稳定血流动力学并尽早实施罪犯血管的血运重建无疑是最重要的措施。尽管急诊应首选开通犯罪血管,但是对于影响心功能的重要血管,仍应同期处理,冠脉血运重建的预后和症状获益关键取决于血运重建的完整性。

2. AMI 并 CA 患者 ECMO 如何有效辅助

当 CA 患者实施传统心肺复苏(cardiopulmonary resuscitation,CPR)数分钟后不能恢

复有效循环时,应提供及时有效的体外生命支持,即利用 ECMO 为患者提供心、脑、肾等重要器官的灌注,缓解组织缺氧,可能挽救生命、改善预后。规范化 ECPR(ECMO＋CPR＝ECPR)团队工作是提高抢救成功率的关键,也是本病例患者在心跳停止 76 min 后循环恢复的原因。

但是,ECMO 辅助有其本身的局限性。对于正常心脏,ECMO 降低左心室室壁张力;对于衰竭心脏,ECMO 的静脉-动脉(VA)方式会增加左心室后负荷,在短时间内极大地减少心输出量。左心功能重度衰竭及血流动力学的不稳定,使得肺水肿迅速出现,ECMO 流量下降。对于 ECMO 辅助,流量是核心,一旦出现流量波动或流量稳定下降,应尽快减压,减轻左心室的后负荷,改善左心室输出量。

改善左心室输出量的措施包括:①正性肌力药,可增加心肌收缩力;②IABP,可降低后负荷和改善冠脉供血;③经上述方法仍无法改善左心室射血,应立即行左心室减压。VA-ECMO 左心室减压的方法分为两大类:手术或经皮介入方法。经皮左心室减压包括球囊房间隔造瘘、左心房或左心室放置引流导管。

3. 如何快速进行房间隔造瘘

房间隔造瘘于 1966 年就开始应用于临床,早期用于新生儿合并先心病或肺动脉高压等,是在卵圆窝的位置,将球囊通过穿刺或者天然形成的孔道,送入左心房,扩张回撤,在房间隔人为造成有效分流孔径,从而建立右向左分流的通道。

房间隔造瘘最重要的是建立有效的分流通道,而充分的房间隔扩张是保证效果的最重要因素。研究显示,扩张球囊直径与左心房压力降低密切相关。一般而言,使用直径 14 mm 以上球囊进行房间隔造瘘,才可使左心房压力显著降低,且右心房压力无升高。因此,为了保证房间隔造瘘的效果,建议常规备用大直径扩张球囊。国外房间隔造瘘专用球囊有:Miller and Fogarty 房间隔造口球囊、Z-5 房间隔造口球囊等。在国内,急诊可能拿到直径 5～6 mm 的球囊,如果没有特殊器械,可以一次穿间隔送入两根鞘管,从而达到相当于直径 7～8 mm 球囊的效果。此外,医院常备的大口径扩张器鞘,如冷冻消融球囊输送鞘(15F)、左心耳封堵输送鞘(14F)也可能是一个选择。

病例提供单位:首都医科大学附属北京安贞医院

整理:邢欣悦

述评:艾辉,冯斯婷

参考文献

[1] LEVY B, BASTIEN O, KARIM B, et al. Experts recommendations for the management of adult patients with cardiogenic shock [J]. Ann Intensive Care, 2015,5(1):52.

[2] O'GARA PT, KUSHNER FG, ASCHEIM DD, et al. 2013 ACCF/AHA guideline for the management of ST-elevation myocardial infarction: a report of the American College of Cardiology Foundation/American Heart Association Task Force on Practice Guidelines [J]. Circulation, 2013,127(4):e362-425.

第四章

结构性心脏病相关病例

病例15 主动脉瓣狭窄 TAVR 术中循环崩溃成功抢救病例

主诉

反复胸闷 2 年,加重 2 个月。

病史摘要

患者,男,82 岁,因"反复胸闷 2 年,加重 2 个月"入院。患者 2 年前开始反复出现胸闷不适,伴气促,活动后、夜间均可发作,无胸痛、心悸,无咳嗽、咳痰,无下肢水肿,未予重视。1 年前自觉症状加重,当地医院心超提示主动脉瓣重度狭窄,经利尿等对症处理后症状好转。不久再发胸闷,夜间不能平卧,遂于 2015 年 3 月至我院就诊,心超示"①先天性二叶式主动脉瓣畸形伴重度主动脉瓣狭窄(最大跨瓣压差为 102 mmHg,平均跨瓣压差为 54 mmHg);②继发性左心房室增大伴左心室收缩活动普遍减弱及左心室舒张功能明显减退(LVEF 43%);③室间隔基底段增厚;④中度二尖瓣反流;⑤重度肺动脉高压;⑥极少量心包积液。"并于 2015 - 03 - 18 行主动脉瓣狭窄球囊扩张术,术后患者症状缓解,复查心超示"主动脉瓣球囊扩张术后:①主动脉瓣最大跨瓣压差 90 mmHg;②左心房室增大伴左心室整体收缩活动普遍减弱;③室间隔基底段增厚;④中度二尖瓣反流;⑤中度肺动脉高压"。患者 2 个月前再次出现夜间阵发性呼吸困难,不能平卧,无咳嗽、咳痰,无下肢水肿,外院就诊予以抗血小板、利尿、调脂、抗感染、营养心肌、胸腔穿刺引流等治疗。现患者为求进一步诊治及行 TAVI 术收住入院。患者发病以来,精神较萎,胃纳、睡眠欠佳,二便无殊,体重无明显变化。患者既往有慢性阻塞性肺病 20 余年;否认高血压、糖尿病病史。生于原籍,否认疫区驻留史,否认吸烟、酗酒史。已婚,已育。子女健康,否认家族遗传病史。

体格检查

体型瘦弱,不能平卧,血压 100/70 mmHg;心界临界左下扩大,心率 70 次/分,律齐,主动脉瓣听诊区可闻及 2/6 级收缩期喷射样杂音;腹部(一),四肢外周动脉搏动弱。

辅助检查

血常规、肝肾功能、电解质、凝血功能等未见明显异常。

　　心脏彩超：主动脉瓣显著增厚、钙化，最大跨瓣压差 70 mmHg，瓣口面积 0.5 cm²，轻度主动脉瓣反流，中度二尖瓣反流，左心室壁轻度肥厚，左心室舒张末内径 56 mm，左心室射血分数 23%，左心房增大（内径 41 mm），肺动脉收缩压（pulmonary artery systolic pressure，PASP）66 mmHg，双侧中等胸腔积液。

　　冠脉 CTA：三支多发混合斑块，管腔狭窄不超过 50%。主动脉瓣多发钙化斑块，瓣叶呈二叶式，主动脉瓣环长径 28.7 mm，短径约 24.9 mm，周长约 88 mm，瓣上 40 mm 处升主动脉内径约 39.6 mm×38.3 mm，左冠开口距离瓣环 15.1 mm，右冠开口距离瓣环约 14.9 mm（图 15-1）。左、右股动脉内径为 8.0 mm 及 8.2 mm。

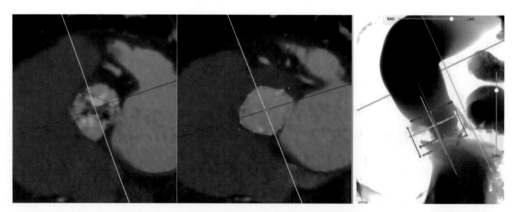

图 15-1　CT 显示二叶式主动脉瓣狭窄及瓣膜毗邻结构

初步诊断

　　①重度钙化性二叶式主动脉瓣狭窄，心功能 IV 级（NYHA 分级）；②高血压病；③重度COPD，美国胸外科医师协会（Society of Thoracic Surgeons，STS）外科手术风险评分 27。

治疗及转归

　　患者在杂交手术室，复合静脉麻醉下，经食管超声心动图（transesophageal echocardiography，TEE）及数字减影血管造影（digital subtract angiography，DSA）指导下手术。穿刺左锁骨下静脉，留置临时起搏器电极于右心室心尖部，测试起搏带动良好，调起搏心律于 50 次/分备用。穿刺左侧股动脉，置入 6F 血管鞘，送 6F 猪尾巴导管至主动脉根部。微穿刺针穿刺右侧股动脉，确认穿刺位置合适后预置两把 Proglide 血管缝合器，换入 18F 鞘管。使用 Amplatz AL1 导管指引直头超滑导丝跨瓣成功进入左心室，交换直头超滑导丝为 Safari 超硬导丝。在右心室超速起搏（160 次/分）下以 20 mm×40 mm Z-med 球囊扩张瓣膜 1 次。主动脉根部造影：主动脉瓣反流由轻度增加为中度。选择 27 mmVitaflow 瓣膜装载于输送系统，经瓣口送入左心室，准备植入（图 15-2）。

　　患者此时出现循环崩溃：室性逸搏心率，HR 40～50 次/分，血压下降至 50/20 mmHg，回撤输送系统至升主动脉，没有恢复，进一步恶化，遂予持续胸外按压，边按压边准备释放瓣膜。调整 DSA 角度及瓣膜位置合适后，暂停按压，迅速释放瓣膜。主动脉根部造影提示瓣膜释放满意，轻微瓣周漏（图 15-3）。

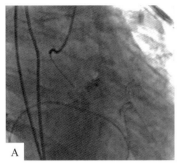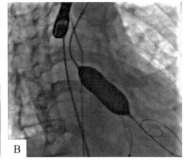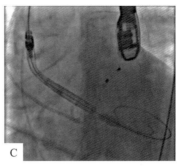

图 15 - 2　主动脉根部造影

A. 直头导丝进左心室；B. 20 mm×40 mm 球囊扩张；C. 选择 27 mm 瓣膜到位

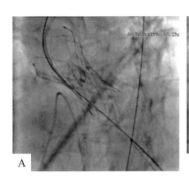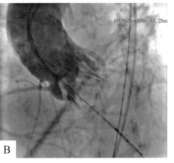

图 15 - 3　主动脉根部造影

A. 瓣膜释放后形态满意；B. 主动脉根部造影提示瓣膜位置满意，轻微瓣周漏

瓣膜释放后，患者仍处于心脏停搏动状态，持续按压 15 min 后心电、血压慢慢恢复正常。后反复出现血压突然下降 3 次，给予心外按压 3 次后慢慢稳定转至心内监护室。

入心内监护室的后续处理包括：①给予高浓度肾上腺素、去甲肾上腺素维持血压，血压仍较低[75/35 mmHg(但氧饱和度 99%)]，持续 5 h；②5 h 后加用多巴酚丁胺，血压稍好转(85/40 mmHg)，且无尿；③判断可能容量不足，补充液体 2 500 ml，并输血 1 U 后(急查血色素 90 g/L)，10 h 后逐渐稳定，并排尿；④12 h 内出现过 2 次血压下降，予心外按压、注射肾上腺素后稳定；⑤血流动力学非常脆弱，药物稍微减量就出现血压明显下降，故以非常慢的速度减量药物(每次减 10%)。

最终，患者逐渐康复，于术后 14 d 顺利出院。围手术期及随访期间见未发生其余并发症，未发生脑血管事件。术后症状明显改善，术后 1 个月心功能分级为 NYHA 2 级。术后 1 周及 1 个月心超随访显示，人工瓣膜支架位置良好，生物瓣功能正常，跨瓣压差 25 mmHg，轻微瓣周漏。

最后诊断

主动脉瓣狭窄，经导管主动脉瓣置换术后，心功能Ⅱ级。

讨论及述评

经导管主动脉瓣置换(transcatheter aortic valve replacement，TAVR)是外科手术禁忌

或高危 AS 患者的有效手段,目前已在国内逐渐开展。但接受 TAVR 手术的患者一般病情危重,术中易发生不良事件。其中,循环崩溃是非常危急的事件。主要表现为:在极短的时间内(数分钟甚至数秒钟)血压下降、心率减低并逐步变成电机械分离或心脏停搏。其机制可能是重症 AS 患者心脏本身极其脆弱,突然受到很大负荷后,贮存的潜在能量突然耗竭,心脏停止工作,见于 LVEF<20% 或冠脉严重狭窄患者,球囊(导管)堵住瓣口时或者扩张后导致严重主动脉瓣反流。除此之外,术中的循环崩溃原因还可能为心脏压塞、瓣环破裂、主动脉夹层破裂以及造影剂过敏等。

对于病情比较危重的,有发生循环崩溃的患者,可以从以下几个方面进行预防:①使用小球囊逐级扩张,避免引起严重反流;②减少堵住瓣口时间,必要时回撤导管让心脏休息;③预先解决冠脉问题;④堵瓣口前血压不宜太低。若发生循环崩溃,处理策略主要有二点:①若未进行球囊扩张,应一边心外按压,一边球囊扩张,快速扩开瓣膜;②若已进行球囊扩张,应一边按压一边快速释放瓣膜,以减轻心脏负担,然后再心肺复苏。抢救中,具体事项包括:①高效的心肺复苏,即有效的心外按压和机械通气。这些患者在有创血压监测下,按压应使收缩压达到 120 mmHg 以上。②可以静脉注射肾上腺素 1 mg,反复静推,并适当使用升压药。③球囊扩张或瓣膜释放时,速度要快,操作要准确,这对术者有较高的要求。在尽量避免中断心外按压的原则下,进行球囊扩张或释放瓣膜时,可以暂停胸外按压 10～20 秒,以便术者准确操作。④球囊扩张或瓣膜释放后,应持续进行胸外按压及药物抢救,直至患者心脏复跳。

综上所述,对于极高危 TAVR 患者术中发生循环崩溃,进行高效心肺复苏的同时迅速纠正主动脉瓣病变,可能是最有效的抢救手段之一。

病例提供单位:复旦大学附属中山医院

整理:潘文志,陈莎莎,李明飞

述评:葛均波

参考文献

[1] 葛均波,周达新,潘文志,等.经导管主动脉瓣置入术的初步经验[J].中华心血管病杂志,2011,39(11):989-992.

[2] 潘文志,张蕾,张晓春,等.经导管主动脉瓣置换术中循环崩溃成功抢救 2 例[J].中国介入心脏病学杂志,2017,25(3):172-173.

[3] 中国医师协会心血管内科医师分会结构性心脏病专业委员会,中华医学会心血管病学分会结构性心脏病学组.经导管主动脉瓣置换术中国专家共识[J].中国介入心脏病学杂志,2015,23(12):661-667.

[4] NISHIMURA RA, OTTO CM, BONOW RO, et al. 2017 AHA/ACC focused update of the 2014 AHA/ACC guideline for the management of patients with valvular heart disease: A report of the American College of Cardiology/American Heart Association Task Force on clinical practice guidelines [J]. Circulation, 2017,135(25):e1159-e1195.

[5] JENSEN PB, ANDERSEN C, NISSEN H. Transcatheter aortic valve implantation in a patient with circulatory collapse, using the LUCAS ® chest compression system [J]. Catheter

Cardiovasc Interv，2013，81(6)：1084 - 1086.

[6] CHAARA J，MEIER P，ELLENBERGER C，et al. Percutaneous aortic balloon valvuloplasty and intracardiac adrenaline in electromechanical dissociation as bridge to transcatheter aortic valve implantation [J]. Medicine (Baltimore)，2015，94(26)：e1061.

[7] SATLER LF，PICHARD AD. The use of automated chest compression for arrest during TAVI [J]. Catheter Cardiovasc Interv，2013，82(5)：849 - 850.

[8] RUPARELIA N，PRENDERGAST BD. Transcatheter aortic valve implantation-what the general physician needs to know [J]. Clin Med (Lond)，2015，15(5)：420 - 425.

病例16　复杂先天性心脏病双侧 Glenn 术后心动过速 1 例

主诉

阵发性心悸 10 余年，加重 1 年。

病史摘要

患者，女，23 岁。阵发性心悸 10 余年，加重 1 年。患者于 10 余年前无明显诱因下出现心悸，呈阵发性发作，突发突止，有嗜睡感，无胸闷，无胸痛，无头晕，无黑矇、晕厥，无夜间阵发性呼吸困难、肢体水肿。10 年来上述症状反复发作，每次时间长短不一，性质相同。曾在当地医院就诊，发作时查心电图提示：室上性心动过速。也曾在本院心外科就诊，予以"维拉帕米 3 片 tid"口服治疗。近 1 年来上述症状发作较前频繁，性质同前。为进一步诊治，拟"阵发性室上性心动过速"收治入院。患者 2 岁时发现复杂性先天性心脏病——右心室双出口，左心室发育不良，左侧房室瓣闭锁，室间隔缺损，房间隔缺损，肺动脉重度狭窄，双上腔静脉。于 2010 年在本院心外行双侧 Glenn＋三尖瓣成形术。术后运动耐量、发绀较前明显好转，术后短期服用地高辛、呋塞米。剧烈运动仍有胸闷。生于原籍，在当地生活与工作，否认吸烟、酗酒史，否认疫水、疫地接触史。月经规则、经量中等。未婚未育。否认先天性心脏病、其他心脏疾病家族史。

入院查体

发育正常，神态自然，营养中等，对答切题。身高 161 cm，体重 57.5 kg。T 36.9℃，P 88 次/分，R 18 次/分，BP 121/71 mmHg。颈软，气管居中，颈静脉无怒张，甲状腺无肿大。两肺呼吸音清，未及干、湿啰音。腹平软，无压痛、反跳痛及肌卫，肝脾肋下未及，移动性浊音(-)，肠鸣音正常。神经系统(-)。无发绀，无杵状指，无双下肢水肿。心前区无异常隆起，触诊(-)，叩诊心界稍扩大，心率 88 次/分，律齐，胸骨右缘第二肋间及胸骨左缘可及收缩期 3/6 级杂音。

辅助检查

血气分析：cTnI 0.021 ng/ml；NT - proBNP 272 pg/ml；血常规、二便常规、肝肾功能、

凝血功能未见异常。

心电图(入院前/外院)如图 16-1 所示。

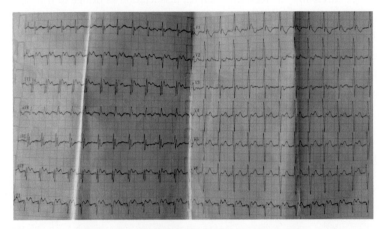

图 16-1　心电图提示阵发性室上性心动过速

入院后心电图如图 16-2 所示。

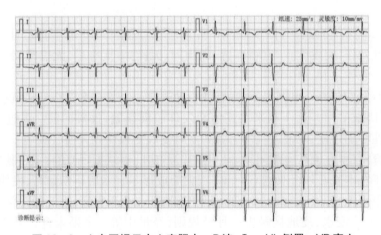

图 16-2　心电图提示右心室肥大。P 波：Ⅰ、aVL 倒置，aVR 直立

动态心电图提示：窦性心律，平均心率 72 次/分，最小心率 48 次/分，最大心率 113 次/分，房性早搏 2 次/24 h，室性早搏 0 次。

胸部 CT 提示：左肺下叶见柱状增粗血管影及多发小结节影，结合冠脉 CTA 考虑动静脉瘘；心脏大小形态异常，请结合临床及冠脉 CT 检查；左肺上叶微小结节，请随访；左肺慢性炎症，左侧胸膜增厚。附见腹腔脏器反位。

冠状动脉 CTA 提示：腹腔脏器反位；双右心房结构，两侧心房分别引流同侧肺静脉；二尖瓣闭锁，左侧心房发育不良，伴左心房内血栓形成首先考虑；房间隔缺损；单心室(右心室型)，大动脉异位；双侧 Glenn 术后，吻合口通畅，两侧肺动脉发育良好；左侧上腔静脉及同侧奇静脉增宽，考虑肺动脉压力高所致；肺动脉瓣及瓣下水平稍窄；纵隔间隙内多发侧枝形成；冠脉起源及走行变异；请结合临床及超声检查。气道重建示两侧支气管呈左支气管形态、多脾综合征可能(图 16 - 3、图 16 - 4)。

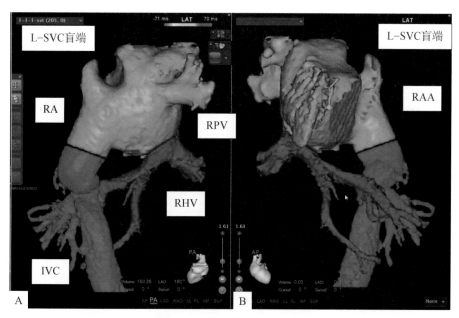

图 16 - 3　右心房及其连接结构

A. 后前位,黄色为右心房(左心房萎缩,三维未能重建),红色为异位引流之肝静脉,粉红色为下腔静脉,可见其扭曲成角;B. 左前斜位 45°

L - SVC,左侧上腔静脉离断后近心端;RA,右心房;RAA,右心耳;IVC,下腔静脉;RHV,右侧肝静脉

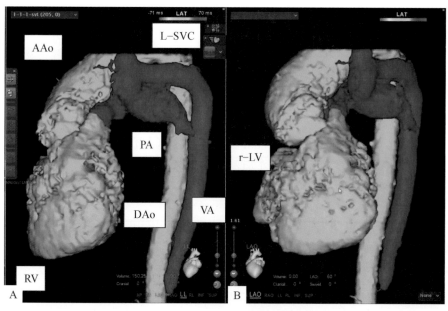

图 16 - 4　单心室及其连接大血管

A. 左侧位,可见单心室(右心室型),主动脉增宽,肺动脉开口狭窄,奇静脉汇入离断的左侧上腔静脉远心端后,再汇入肺动脉;B. 左前斜位,可见左侧残余心腔,且未与任何血管及心房相连

SV,单心室;AAO,升主动脉;PA,肺动脉;VA 奇静脉;L - SVC,左侧上腔静脉远心端;r - LV 左侧残余心腔

心脏超声提示复杂先天性心脏病＋双侧 Glenn 术后＋三尖瓣成形术后：①双侧上腔静脉与左、右肺动脉吻合口处血流通畅；②共同心房、单心室（右心室型）；③肺动脉狭窄、肺动脉瓣下狭窄；④中度主动脉瓣反流；⑤大动脉异位；⑥二尖瓣闭锁；⑦中度三尖瓣反流；⑧单心室收缩功能正常（图 16-5）。

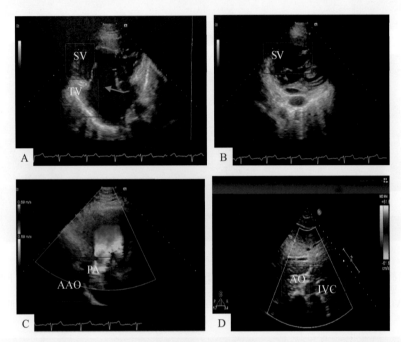

图 16-5 心脏超声

A. 单心室，一组三尖瓣，二尖瓣闭锁（箭头）；B. 右心室型单心室，残余心腔位于左侧后下方；C. 升主动脉、肺动脉从单心室发出；D. 腹主动脉和下腔静脉位于脊柱左侧
SV，单心室；TV，三尖瓣；AAO，升主动脉；AO，腹主动脉；IVC，下腔静脉

初步诊断

①阵发性室上性心动过速；②心功能Ⅱ级；③单心室（右心室型）；④复杂性先天性心脏病术后（双侧 Glenn 术后＋三尖瓣成形术后）；⑤内脏反位。

诊断和鉴别诊断

患者心悸发作时心电图提示阵发性室上性心动过速（图 16-1），考虑患者为复杂性先天性心脏病术后，需明确室上性心动过速的具体类型，发作时电活动传导途径，是否与先天性心脏病心脏结构或术后瘢痕相关。

治疗与转归

心内电生理检查＋射频消融手术：穿刺右股静脉、右股动脉。患者先天性心脏病 Glenn 术后，置入猪尾巴导管造影示单心房、单心室，心室双出口，结合 CT 及心超，未发现冠状静脉窦，故常规十级电极未能植入冠状静脉窦。遂将十极电极导管分别置于左侧上腔静脉残端和下腔静脉之间，且此处电位呈"大 A 小 V"，可以用作起搏及标测用。心室电极难以到位,遂导管置入肝静脉经心外膜记录心室电位和行心室起搏,His 电极非常难以到位,后经大头在三维图上标记 His 位点。标测导管到位后行电生理检查。患者自发 2 种心动过速。心动过速 1:心房、心室程序刺激均可诱发出心动过速,并可通过心房、心室刺激终止,程序刺激可再次诱发心动过速。心动过速时 RS2 感知,未标测到提早的 A 波,考虑为房室结双径路,房室结折返性心动过速。窦律下标测,在心房中部可见 His 电位(第一房室结),在其下方 2 cm 处可见另一 His 电位(第二房室结)。心动过速时,激动标测示心房上部偏左侧 His 上方最早(图 16 - 6),拖带标测示该处起搏后间期(post pacing interval,PPI)最佳。另外,窦律下激动标测出心房最早激动位点(图 16 - 7),红色部位相对弥散,提示窦房结可能位于萎缩的左心房)。首先在第一房室结前下方(图 16 - 8A),小 A 大 V 处消融,无效,遂逐渐提高消融点位置,在近第一房室结 His 处(图 16 - 8B),消融后,有快交界反应,为避免损伤房室结;改为在激动标测最早处消融(此处 PPI 最佳,图 16 - 8C),无效。本拟在主动脉内对应位置巩固消融,但行主动脉根部造影示靶点离左主干近,故未消融。遂又回到近第一房室结 His 处,滴定强化消融后,患者心动过速诱发困难。但可诱发心动过速 2:发作不持续,呈长 RP 心动过速,因房速不持续,故未能做进一步鉴别诊断,但考虑房性心动过速可能大。发作少,不持续,未消融。术后心电图如图 16 - 9 所示。

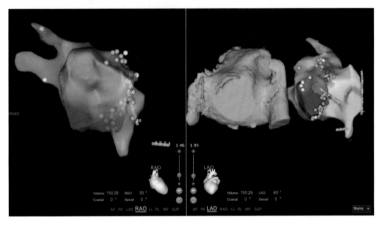

图 16-6 心动过速激动标测图,右前斜位与左前斜位

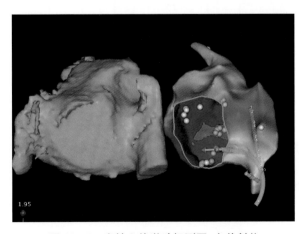

图 16-7 窦性心律激动标测图,左前斜位

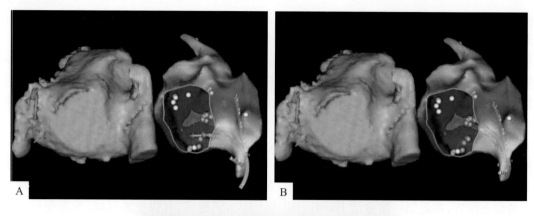

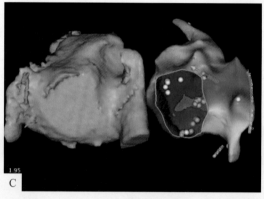

图 16-8　消融靶点三维示意图。黄色为 His 电位位点

A. 首先选择在第一房室结下方,行慢径改良;B. 在接近第一房室结处,行慢径改良;C. 在激动标测最早处,行心动过速消融

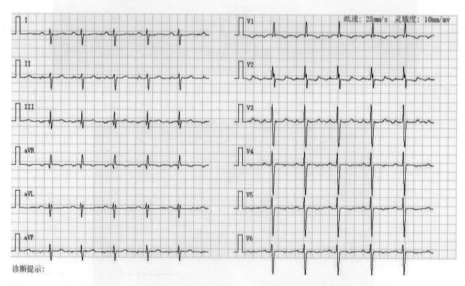

图 16-9　心电图提示完全性右束支传导阻滞,一度房室传导阻滞,顺钟向转位,V1 呈 qRs,
　　　　　V4~V6 导联 T 波负正双向

出院后予以阿司匹林肠溶片(100 mg qd)口服,心悸发作较前明显减少。

最终诊断

①阵发性室上性心动过速(房室结折返性心动过速,房性心动过速);②心脏射频消融术后;③心功能Ⅱ级;④单心室(右心室型);⑤复杂性先天性心脏病术后(双侧 Glenn 术后＋三尖瓣成形术后);⑥内脏反位。

讨论与述评

室上性心动过速是临床非常常见的心动过速,确诊简单,通过微创的射频消融,治愈率非常高,成功率通常都在95%以上,而且即便复发,也可以再次通过射频消融治愈。但本病例非常罕见、特殊,而且疑难复杂。

(1)患者有复杂先天性心脏病史,这类患者往往合并多种结构异常,本病例就同时存在单心室(右心室虽然存在,但已萎缩,残存右心室不与其他心腔及大血管相连)、单心房(左心房虽然存在,但已萎缩),双侧上腔静脉及冠状静脉缺如等多个结构异常;而这些结构异常,又同时合并传导系统异常,一是合并双房室结,二是存在房室结双径路,并形成心动过速。

(2)患者有外科手术史,这一方面会增加手术难度,比如入路缺失(上腔静脉放入十级电极已不可能),或者某些手术会形成心内分流、板障等;另一方面会形成新的心律失常基质,比如瘢痕区域形成房速折返环。

(3)面对本病例时有一些实际困难,一是标测电极放置困难,冠状静脉窦缺如,导致十级电极难以到位,会给后续的室上速鉴别诊断带来困难;右心室电极由于为非可控弯,到位困难,幸好置于肝静脉内,能从外膜夺获心室。二是双房室结,也给本病带来鉴别诊断与消融时的困难。第三是冠状静脉窦缺如,导致消融没有明确的解剖标志及靶点位置;包括左心房萎缩,使得消融困难时,去左侧后延伸消融变得不可能。第四是并发症预防。本病例诊断房室结双径路折返性心动过速明确,虽然也同时合并双房室结,但还是应该随时警醒术者,一旦发生三度房室传导阻滞,患者植入起搏器困难。因为双侧上腔静脉都已离断,只能心外膜植入。还一个并发症是窦房结损伤,因为从体表心电图就可看出,aVR 的 P 波直立,提示其窦房结位置偏左,与常规位置明显不同。故本病例消融前,先标测出了窦律下心房最早激动处,避开此部位,可避免窦房结损伤。还有一个细节需要注意:即其单心室的特性,使得股静脉回流血液直接至心室,然后大部分进入循环系统,所以术中要注意肝素化,避免导管上形成血栓,穿刺时注意避免气栓等,术后拔管压迫,也应注意时间不要太长或压迫太紧,避免股静脉血栓,否则血栓脱落后,有造成循环系统栓塞的风险。

最后,还需要强调的是多学科合作的重要性。术前这个病人经过了完善的检查和充分的准备,包括调阅了其外科手术记录,与外科医生交流其心脏解剖异常及手术方式;与影像科交流其心脏增强 CT 结果,并在 CARTO 机器上行三维重建;与心超医生多次讨论其解剖变异及目前状态;并进行了多次组内及科室内的讨论,集思广益,群策群力,共同完善术前准备。术中,整个电生理团队共同参与,包括电极放置的建议,腔内电生理的鉴别诊断,消融位点的确认,并发症的预防等,都是整个电生理团队共同参与的结果,给台上术者提供了很好的建议与参考。术后,科室内再次讨论这个病例,一是学习这个病例的整个诊治思路,二是反思这个病例还有什么未完善的地方,三是决定术后这个患者还需要哪些综合治疗。

总体而言,这个病例是个非常有意思的病例,通过完善的术前检查和准备,术中的仔细标测和消融,也能够取得满意的结果,但同时也要警惕并发症的预防。

病例提供单位:上海交通大学医学院附属新华医院

整理:孙健,陈牧,郭凯,郁怡

述评:李毅刚

参考文献

[1] 葛均波,徐永健,王辰.内科学[M].9版.北京:人民卫生出版社,2018:190-195.

[2] 中华医学会心血管病学分会,中国生物医学工程学会心律分会,中国医师协会询证医学专业委员会,等.心律失常紧急处理专家共识[J].中华心血管病杂志,2013,41(5):363-376.

[3] BRUGADA J, KATRITSIS DG, ARBELO E, et al. 2019 ESC Guidelines for the management of patients with supraventricular tachycardia The Task Force for the management of patients with supraventricular tachycardia of the European Society of Cardiology (ESC)[J]. Eur Heart J, 2020,41(5):655-720.

[4] 张东亮.双向 Glenn 术在复杂先天性心脏病中的临床应用及随访研究[D].复旦大学,2008.

病例17 先天性主动脉瓣上狭窄 1 例

主诉

阵发性心悸、胸闷 4 年,加重半个月。

病史摘要

患者,女性,56 岁。阵发性心悸、胸闷 4 年,加重半个月,患者 4 年前开始无明显诱因下出现心悸胸闷,持续数分钟后好转,发作与体力活动无明显关系。2016 年 8 月就诊于我院门诊,心电图提示:心房颤动伴快速心室率,心率 145 次/分。心超提示:左心室壁非对称性增厚(前壁、室间隔及左心室整个心尖部均增厚),梗阻性肥厚性心肌病可能(左心室中部),二尖瓣轻度反流。2016 年 8 月 25 日于我院性房颤射频消融术,术后患者恢复窦律,出院后症状较前好转,偶有胸闷心悸发作。2019 年 8 月 25 日患者因劳累后"心悸胸闷 1 日"再次入住我院,2019 年 8 月 26 行冠脉造影:LM 至 LAD 近段瘤样扩张,管腔未见明显狭窄,LCX(一),RCA 开口至近段瘤样扩张,管腔未见明显狭窄。出院后患者长期服用硫酸氢氯吡格雷片、阿托伐他汀、美托洛尔缓释片,近半个月来患者自觉症状较前发作频繁,程度加重,为进一步治疗入住我科。患者 2016 年因阵发性心房颤动于我院行电生理检查和射频消融术,术后随访维持窦律,2019 年 8 月房颤再发,予胺碘酮转复窦律,后患者仍偶有心悸发作。否认慢性病史,否认传染病史,否认外伤史,否认药物或毒物接触史。生长于原籍,无吸烟、饮酒史,否认疫区、疫水接触史,否认冶游史。已婚,育有 1 女(1988 年足月顺产 1 女)。父母体健,女儿于2019年11月6日心超发现主动脉瓣上狭窄;2020年6月19日外孙女(1岁6个月)胸部增强CT发现主动脉瓣上狭窄,右肺动脉起始狭窄,左肺动脉狭窄。

入院查体

T 36.5℃,P 54次/分,R 20次/分,BP 144/77 mmHg。神清,发育正常,营养良好,对答正常,身高160 cm,体重65.5 kg,BMI 25.5 kg/m²。浅表淋巴结无肿大,眼睑无水肿。双肺呼吸音清,无干、湿啰音。心率55次/分,律齐,主动脉瓣第一听诊区和胸骨左缘3～4肋间可闻及收缩期喷射性杂音(3/6级),余各瓣膜听诊区未及明显病理性杂音;腹软,无压痛;下肢无明显水肿。

辅助检查

BNP 566 pg/ml,BNP前体1 200 ng/ml,血常规、出凝血指标、肝肾功能、电解质、心肌酶、血脂、甲状腺功能、血糖、二便常规均正常。

(1) 心电图(2020-08-17):窦性心律,V2～V6导联T波浅倒置(图17-1)。

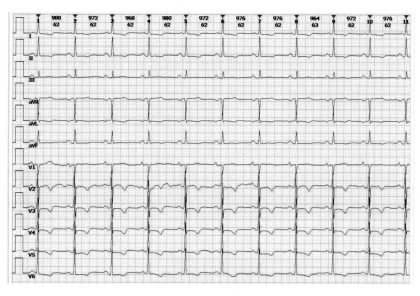

图17-1　心电图

(2) 胸部CT:两肺纤维灶,左肺舌段实变影,升主动脉瓣近端局限性狭窄,左心室增大。

(3) 24小时动态血压:平均值133/71 mmHg(参考值130/80 mmHg),最高收缩压168 mmHg,最高舒张压97 mmHg;白昼血压平均131/70 mmHg(参考值135/85 mmHg);夜间血压平均值141/73 mmHg(参考值120/70 mmHg)。

(4) 24小时动态心电图:①有效记录时间24:00。总心搏数63 726次。②基本心律为窦性心律。最快心率是80次/分(窦性心律),平均心率47次/分。室早后代偿形成2.0秒的长RR间期共3次,发生于06-24 08:41:00。③房性早搏共发生98次,占总心搏数的0.2%,可见2次成对房早。④室性早搏共发生605次,占总心搏数的0.9%,见1次成对室早,其中室早三联律4阵,室早共有1种形态。⑤ST-T改变。

◆ 初步诊断 ▶▶▶

①主动脉瓣狭窄？②非梗阻性肥厚型心肌病；③阵发性心房颤动(CHA2DS2 - VASc 评分 2 分，HAS - BLED 评分 0 分)。

◆ 诊断和鉴别诊断 ▶▶▶

患者为中年女性，以阵发性心悸、胸闷为主要表现，发作与体力活动无关，既往阵发性房颤病史，心超提示非梗阻性肥厚型心肌病，胸部 CT 发现升主动脉瓣近端局限性狭窄，根据患者典型的主动脉瓣区收缩期杂音表现需与下列疾病相鉴别。

(1) 主动脉瓣狭窄：常见病因主要有三种，包括先天性病变、退行性病变和炎症性病变。先天性畸形多在儿童期即出现症状。与年龄相关的退行性主动脉瓣狭窄是成人最常见的原因。炎症性病变主要由风湿性炎症导致瓣叶融合、瓣叶纤维化、钙化等引起主动脉狭窄。典型的主动脉瓣狭窄患者临床表现为心绞痛、晕厥和心力衰竭三联征，典型的心脏听诊杂音为粗糙且响亮的喷射性杂音，呈递增、递减型，左心衰竭或心排出量减少时，杂音可消失或减弱，超声心动图可明确诊断。

(2) 梗阻性肥厚型心肌病：是一种遗传性心肌病，以心室非对称性肥厚为解剖特点。主要临床表现为劳力性呼吸困难和乏力，最常见的心律失常是房颤，部分患者于运动后可出现晕厥。查体可见心脏增大，胸骨左缘三四肋间闻及粗糙的喷射性收缩期杂音。超声心动图是临床最主要的诊断手段，舒张期室间隔厚度达到 15 mm 或与后壁厚度之比≥1.3，伴有流出道梗阻者可见流出道部分向左心室内突出，二尖瓣前叶收缩期前移(systolic anterior motion，SAM)，静息或运动负荷超声显示左心室流出道压力阶差≥30 mmHg 者属梗阻性肥厚性心肌病。部分患者心肌肥厚局限于心尖部，尤以前侧壁心尖部最明显。本例患者心超未见 SAM 表现，且心室前壁、室间隔及整个心尖部均增厚，考虑为后负荷增加后的代偿性心室肥厚。

(3) 先天性瓣上/瓣下狭窄：均可闻及收缩期杂音，多为固定性狭窄，超声可明确高速血流的部位及主动脉根部形态。

本例患者主动脉瓣狭窄的可能性不能排除，胸部 CT 平扫发现升主动脉瓣近端局限性狭窄，但未经主动脉增强 CTA 明确。患者女儿和外孙女近期均明确诊断主动脉瓣上狭窄，且患者外孙女同时合并肺动脉分支狭窄，因此下一步需完善超声心动图检查，且重点观察主动脉瓣上表现，同时完善肺动脉 CTA 排查患者有无肺动脉分支狭窄，另外需排查有无风湿性疾病及肿瘤相关疾病。

◆ 进一步检查 ▶▶▶

(1) 超声心动图：主动脉根部 27 mm，左心房 46 mm，左心室舒张末内径 39 mm，左心室收缩末内径 25 mm，肺动脉干 26 mm，室间隔厚度 17 mm，左心室后壁厚度 14 mm，LVEF 64%；左心室壁均增厚，室间隔、前壁、侧壁、后壁、下壁基底段水平厚度分别约 16、17、17、14、12 mm，连续多普勒估测左心室腔内中部收缩期最大压差约 18 mmHg，静息状态下左心室各节段收缩活动未见明显异常；彩色多普勒超声测及轻中度二尖瓣反流；升主动脉(30 mm)不增宽，主动脉瓣瓣环见点状强回声，开放未见明显受限。主动脉窦管交界处见回声增强结构凸向管腔,窦管交界内径约 10 mm,连续多普勒超声估测该处峰值压差约 142 mmHg,平均压差约 81 mmHg。

（2）全主动脉 CTA(图 17-2)：主动脉根部窦管交界处狭窄,直径约 1.4 cm,管壁光滑;主动脉各分支走行正常;主动脉瓣不规则钙化。左心室增大。心包少量积液。

（3）肺动脉 CTA：CT 肺动脉造影未见明显栓塞征象,左肺舌段实变影。

（4）血液检测指标：肿瘤标志物、结核抗体、抗核抗体、抗ENA 抗体、抗 ds-DNA 抗体、抗心磷脂抗体、类风湿因子、补体C3、补体 C4、乙肝、梅毒、HIV 等均未见异常。

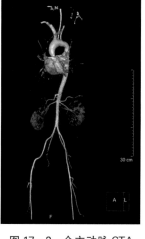

图 17-2 全主动脉 CTA

治疗及转归

主动脉瓣上狭窄的病理生理特征为左心室后负荷增加,左心室向心性肥厚。本例患者心超提示:左心室及室间隔肥厚,主动脉窦管交界处压差约 142 mmHg,平均压差约 81 mmHg,因此具有明确的外科手术指征。患者诊断明确,接受了主动脉瓣瓣上狭窄切除＋主动脉瓣成型＋升主动脉置换术,术中经升主动脉横切口探查主动脉瓣(图 16-3)：呈三叶式,左右冠脉开口分别位于左右瓣窦。瓣膜质地均无异常,瓣叶几何高度(GH)：右冠 15 mm,无冠 16 mm,左冠 20 mm。测量瓣环(VAJ)内径为 22 mm,窦管交界(STJ)处见瓣上缩窄环,直径约 12 mm,予以切除,测量直径22 mm,自瓣叶交界处"V 形"切除左冠瓣游离缘,降低瓣叶高度至约 17 mm。切除部分升主动脉植入 24 号人工血管(vascutek)。术后恢复期间患者出现两次心房颤动伴快速心室率,予同步电复律后转为窦律。术后随访心超结果提示:左心房内径较前缩小至正常;左心室内径较前相仿;升主动脉近端见人工血管样回声,连续多普勒估测该处峰值压差约 12 mmHg,LVEF 65%。术后升主动脉血管组织病理结果显示:部分中膜弹力层紊乱。

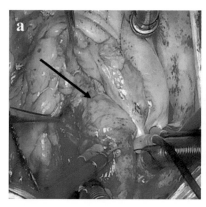
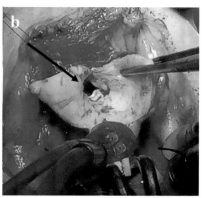

图 17-3 A.升主动脉打开前;B.升主动脉打开后。箭头所示为主动脉狭窄位置

最后诊断

①主动脉瓣上狭窄;②非梗阻性肥厚型心肌病;③阵发性心房颤动(CHA$_2$DS$_2$-VASc

评分 2 分,HAS - BLED 评分 0 分)。

讨论及述评

　　先天性主动脉瓣上狭窄是一种少见的左心室流出道梗阻疾病,为染色体 17q11.23 弹性蛋白基因缺失导致的动脉疾病。病理表现为主动脉壁的弹性蛋白减少,平滑肌增生,弹性纤维排列紊乱,中层正常结构被弹性纤维隔断,因此血管缺乏弹性,内膜受到血流冲击后炎症反应导致纤维增生和血管腔狭窄。瓣上狭窄分为 3 种亚型:单发型,家族型,Williams 综合征。Williams 综合征约占所有病例的 14%～61%,该病还包括智力发育迟缓,特殊面容(面颊凸出、鼻子上翻和嘴巴阔大),牙齿异常,婴儿期高钙血症等。

　　本例患者为中年女性,4 年前开始出现阵发性胸闷心悸,根据患者症状和体格检查可排除 Williams 综合征。鉴于患者女儿和外孙女均有主动脉瓣上狭窄病变,因此考虑为家族型瓣上狭窄,为明确是否为遗传性疾病,我们进一步对患者、患者配偶及其女儿进行全外显子测序。患者外孙女(1 岁 6 个月)于外院行全基因芯片扫描未发现明显基因组失衡,但基因芯片扫描不能检测到点突变,不排除点突变存在的可能。本次全外显子检测区域为人类基因组中约 2 万个基因的外显子区,对 OMIM 数据库收录的明确致病关系基因进行分析。

　　测序结果显示在患者配偶、女儿均未检测出基因变异,患者本人血样中检出 4 个与其表型相关的基因变异,分别是:①SCN5A 变异,该变异与家族型房颤的发生相关;②NOTCH1 变异,该变异与主动脉瓣二瓣畸形以及主动脉狭窄或扩张相关;③GJA5 变异,已有研究表明 GJA5 变异与家族型房颤的发生有关;④CTNNA3 变异,该基因变异与致心律失常性右心室发育异常/心肌病相关。

　　综合以上基因检测结果,可以明确患者发病由其基因变异引起。患者女儿和外孙女虽同样有主动脉瓣上狭窄的表型,但未发现与患者相同类型的基因变异,这可能与全外显子测序的局限性有关:不适于线粒体基因的检测,且多基因易感疾病相关基因、线粒体基因及复杂疾病相关基因不包含在此次分析范围内。为进一步明确患者女儿及外孙女病因,可送检相关染色体检测。

病例提供单位:上海交通大学医学院附属胸科医院

整理:沈玲红,潘欣,徐可

述评:何奔

参考文献

[1] GANDJBAKHCH E, VITE A, GARY F, et al. Screening of genes encoding junctional candidates in arrhythmogenic right ventricular cardiomyopathy/dysplasia [J]. Europace, 2013, 15 (10):1522 - 1525.

[2] BAI D. Atrial fibrillation-linked GJA5/connexin40 mutants impaired gap junctions via different mechanisms [J]. FEBS Lett, 2014, 588(8):1238 - 1243.

[3] GARG V, MUTH AN, RANSOM JF, et al. Mutations in NOTCH1 cause aortic valve disease [J]. Nature, 2005, 437(7056):270 - 274.

[4] JUANG JM, LU TP, LAI LC, et al. Utilizing multiple in silico analyses to identify putative

causal SCN5A variants in Brugada syndrome [J]. Sci Rep，2014，4：3850.

［5］ VAIDEESWAR P，SHANKAR V，DESHPANDE JR，et al. Pathology of the diffuse variant of supravalvar aortic stenosis [J]. Cardiovasc Pathol，2001，10(1)：33－37.

［6］ DEO SV，BURKHART HM，SCHAFF HV，et al. Late outcomes for surgical repair of supravalvar aortic stenosis [J]. Ann Thorac Surg，2012，94(3)：854－859.

［7］ HICKEY EJ，JUNG G，WILLIAMS WG，et al. Congenital supravalvular aortic stenosis：defining surgical and nonsurgical outcomes [J]. Ann Thorac Surg，2008，86(6)：1919－1927.

第五章

肺动脉高压相关病例

病例18 胸闷、气促伴水肿的结缔组织病相关性肺动脉高压1例

主诉

胸闷、气促伴双下肢水肿10个月。

病史摘要

患者,女性,66岁。胸闷、气促伴双下肢水肿10个月入院。10个月前患者无明显诱因下出现胸闷、气促,发作不规律,伴双下肢水肿,无咳嗽、咳痰,无胸痛,无咯血,于外院就诊,查BNP 241 pg/ml,NT-proBNP 3169 ng/L,D-二聚体1.72 mg/L,风湿指标示抗着丝点抗体++,余指标(-)。行心脏彩超示右心房增大(52 mm×69 mm),轻度肺动脉高压(PASP 40 mmHg),伴三尖瓣中度反流,主动脉瓣轻度反流,心包少量积液,LVEF 68%。予呋塞米、螺内酯利尿,地高辛强心,贝前列素钠改善微循环等治疗后,患者症状好转。出院后患者长期于我院风湿科门诊就诊,诊断为干燥综合征,给予口服安立生坦+泼尼松(15 mg/d起,逐渐减量至5 mg/d)治疗,病情时有反复,复查BNP 135 pg/ml,NT-proBNP 646 pg/ml,建议心内科就诊。遂于我科门诊就诊,偶有胸闷、气促,无双下肢水肿,否认发热、头晕、头痛、咳嗽、咳痰、发绀、紫癜、关节疼痛等其他症状,予停用安立生坦,拟完善右心导管检查收治入院。既往有高血压史二年,未正规服药。年轻时曾有甲亢史,后病情缓解,已停药多年。否认其他慢性病史,否认精神障碍疾病。否认传染病史、手术史、外伤史、重要药物及毒物接触史。生长于原籍,否认大量饮酒,否认疫区驻留史,否认动物密切接触史。已婚已育。父母均健康,否认家族疾病史。

入院查体

体格中等,身高165 cm,体重72 kg,发育正常,查体配合。生命体征:T 37.4℃,P 69次/分,R 16次/分,BP 177/87 mmHg(左右两侧基本对称),SpO_2 96%(未吸氧)。神清,气平,精神可。浅表淋巴结未及肿大,颈软,气管居中,颈静脉无明显充盈,双肺呼吸音粗,两肺未及干、湿啰音。心律不齐,P_2亢进,肺动脉瓣区可及3/6级收缩期杂音,腹软,无压痛及反跳痛,肝、脾肋下未及,双下肢无水肿。

辅助检查

心功能:BNP 257.0 pg/ml,NT - proBNP 589 pg/ml,肌钙蛋白 0.022 ng/ml。

静脉血气分析:pH 值 7.36,二氧化碳分压 55 mmHg,氧分压 40 mmHg,氧饱和度 73%,碳酸氢根 31.1 mmol/L↑,标准碳酸氢根 28.0 mmol/L,全血剩余碱 4.6 mmol/L↑,红细胞外液剩余碱 5.7 mmol/L↑。

尿常规:尿蛋白(+/-),隐血(++)。

未见明显异常检验包括:血常规,电解质,D-二聚体(0.28 mg/L)、出凝血系列,炎性指标,肝功能,血脂,血糖,甲状腺功能,传染病指标、粪常规。

心电图:窦性心律,二度Ⅰ型房室传导阻滞,左前分支阻滞,V1~V2 呈 QS 型,ST-T 改变(图 18-1)。

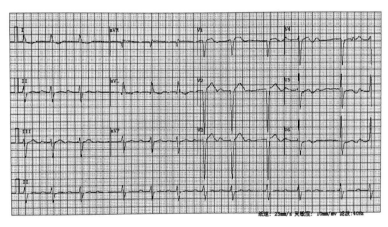

图 18-1　心电图:二度Ⅰ型房室传导阻滞

动态心电图:平均心率 83 次/分,房颤共 770 分钟。

心脏彩超:肺动脉高压(PASP 50 mmHg),伴中重度三尖瓣反流,肺动脉增宽;双房、右心室内径增大,左心室舒张末压增高;升主动脉增宽,伴轻中度主动脉瓣反流;轻度二尖瓣反流(图 18-2)。

M 型主要测值(单位:mm)

名　　称	测量值	正确参考值		右心大小(心尖四腔观)	正常参考值
		男	女		
主动脉根部内径	32	28~40 mm	24~36 mm	右心室心底内径 42	<41 mm
左心房内径	41	30~40 mm	27~38 mm	右心室心腰内径 35	<35 mm
室间隔厚度	10	6~10 mm	6~9 mm	右心室纵径 /	<86 mm
左心室舒张末期内径	46	42~58 mm	38~52 mm	右心房内径 66	<44 mm
左心室收缩末期内径	27	/	/	右心房纵径 62	<53 mm

(续表)

名　称	测量值	正确参考值		右心大小(心尖四腔观)	正常参考值
		男	女		
左心室后壁厚度	9	6～10 mm	6～9 mm	右心房面积	/	<18 cm²
左心室心内膜缩短分数	42	>25%	>27%	病变节段占左心室心肌总节段的百分比	/
左心室射血分数	73	≥52%	≥54%		

正常值参考 2015 年 ASE/ESE/ESC/CSE 指南制定的标准

超声描述:

1. 左心房、右心房内径增大,右心室内径略大,左心室内径在正常范围,心室间隔稍增厚,余左心室壁不增厚,心室壁运动分析:静息状态下心室壁各节段收缩活动未见异常。

2. 主动脉根部不增宽,升主动脉内径约 38 mm,主动脉瓣环未见钙化,主动脉瓣不增厚,开放不受限,彩色多普勒示轻度主动脉瓣反流。

3. 二尖瓣不增厚,开放不受限,二尖瓣环可见钙化,彩色多普勒示轻度二尖瓣反流。

4. 三尖瓣不增厚,彩色多普勒示中重三尖瓣反流,反流压差 42 mmHg,肺动脉增宽,约 32 mm,肺动脉不增厚,彩色多普勒示轻微肺动脉瓣反流。连续多普勒根据三尖瓣反流估测肺动脉收缩压为 50 mmHg。据肺动脉瓣反流估测肺动脉平均压 33 mmHg。下腔静脉内径增宽为 21 mm,吸气塌陷大于 50%,提示右心房压轻度增高。

5. 二维和三维超声左心功能测定:FS=421%;LVEF=73%;二尖瓣血流图示颤心律;DT=140 ms。

6. 组织多普勒测定:DTI 示 S 波峰值:6.5 cm/s;二尖瓣环 E/e'=8。

超声提示:

1. 肺动脉高压,右心房、右心室内径增大,伴中重度三尖瓣反流。

2. 左心房增大,室间隔稍增厚。

3. 二尖瓣环钙化,伴轻度二尖瓣反流。

4. 升主动脉内径增宽,伴轻度主动脉瓣反流。

5. 肺动脉增宽。

6. 右心房压轻度升高。

图 18-2　心脏彩超示双心房、右心室增大,肺动脉高压

胸片:普大型心影,肺纹理增多,肺动脉段凸出(图 18-3)。

胸部 CT 平扫:两肺间质性渗出,胸腔积液。心影增大(图 18-4)。

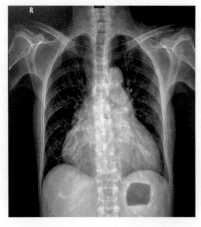

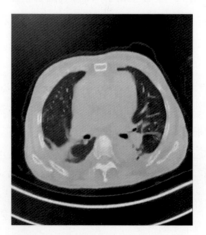

图 18-3　胸片:普大型心影　　　图 18-4　胸部 CT 平扫:肺动脉高压,双心房、右心室增大

肺功能:通气及弥散功能大致正常。

胸部增强 CT:肺动脉未见明显栓塞性病变,冠状动脉未见明显狭窄。

B 超:肝、胆、胰、脾、双肾、双下肢静脉无异常。

初步诊断

①肺动脉高压(pulmonary arterial hypertension,PAH):结缔组织疾病相关肺动脉高压? 左心病变性肺动脉高压? 慢性血栓栓塞性肺动脉高压? 肺部疾病相关性肺动脉高压? ②右心功能不全;③阵发性心房颤动;④干燥综合征;⑤高血压病。

诊断和鉴别诊断

患者为老年女性,肥胖,以胸闷、气促伴双下肢水肿为主要表现。心电图提示阵发房颤＋二度Ⅰ型房室传导阻滞。心超提示肺动脉高压、肺动脉增宽,右心增大,左心房增大、左心室舒张末压增高。胸部 CT 提示两肺间质性渗出,胸腔积液,心影普大。既往有结缔组织病、干燥综合征和高血压病史,对于该患者的肺动脉高压的病因,还需完善哪些检查? 如何进行病因鉴别与治疗?

根据肺动脉高压的病因分类,逐一进行排除。肺动脉高压的病因包含五大类:

(1)动脉性肺动脉高压,包括特发性、遗传性、药物或毒物(阿米雷司、芬氟拉明等)、结缔组织疾病、HIV 感染、门脉高压、先天性心脏病、血吸虫病、肺静脉闭锁症等。考虑患者既往有结缔组织疾病、风湿指标阳性,需行右心导管明确结缔组织病相关 PAH,并对干燥综合征的活动性进行评估,调整治疗方案。另一方面,心超示右心房、右心室增大,肺动脉段凸出,肺血增多,听诊肺动脉瓣区可及 SM,需考虑房缺,尤其静脉窦型房缺,需复查心超和声学造影,并右心导管监测右心房、右心室氧饱和度。

(2)左心疾病导致的肺动脉高压。患者为老年、肥胖、高血压、房颤史,BNP 升高,X 线示普大心,双肺间质性渗出伴胸腔、叶间积液,心超示左心房增大,左心室舒张末压增高,EF 正常,不能排除射血分数保留的心衰(EFpHF)导致的左心病变性肺动脉高压,其确诊需行右心导管。

(3)肺疾病或低氧相关性肺动脉高压:包括慢性阻塞性肺疾病、间质性肺疾病、睡眠呼吸暂停等。患者没有慢性咳、痰、喘,无低氧血症,X 线及 CT 影像未见相关病变,肺功能基本正常,故除外肺部疾病或低氧性肺动脉高压。

(4)慢性肺动脉阻塞性疾病所致肺动脉高压。患者肺动脉 CTA 未见明显栓塞性病变,但 D-二聚体有动态变化,需行肺动脉造影进一步排除。

(5)其他原因不明和(或)多种因素导致的肺动脉高压:包括大动脉炎、纤维性纵隔炎等,需进一步行 CT 肺动脉造影或直接肺动脉造影以鉴别。

进一步检查

右心导管:肺动脉主干压力 40/28(33)mmHg、PCWP 20 mmHg、PVR＝231dyn·s·cm^{-5},DPG＝8 mmHg>7 mmHg,提示混合性毛细血管前后肺动脉高压;各腔室氧饱和度测量排除心内分流性肺动脉高压(图 18-5)。

	上腔	右心房	右心室	肺动脉	肺小动脉毛檻压
压力(mmHg)	20/14(16)	20/15(17)	38/21(28)	40/28(33)	20
氧饱和度(%)	75	74	72	73	>75

心排血量 CO=4.5/3.2
肺血管阻力 PVR=231dyn·s·cm^{-5}
患者 mPAP>25 mmHg, PCWP=20>15 mmHg, PVR<3 WU,考虑为左心病变性肺动脉高压,DPG>7 mmHg,为混合性毛细血管前后肺动脉高,以毛细血管后肺动脉高压为主。
各腔室氧饱和度差异均小于8%,排除心内分流所致肺动脉高压。

图 18-5 右心导管检查

肺动脉造影:肺动脉主干增粗,右下肺动脉节段小分支有充盈缺损,提示肺小动脉栓塞(图 18-6)。

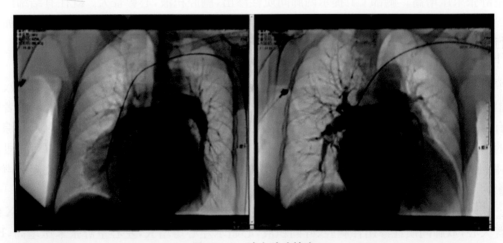

图 18-6 肺小动脉栓塞

最终诊断

①高血压病2级;②心律失常:阵发性房颤;③EFpHF,心功能 NHYA Ⅱ~Ⅲ级;④左心病变性肺动脉高压;⑤肺栓塞;⑥干燥综合征。

治疗及转归

左心疾病所致肺动脉高压应以治疗基础疾病为主,降压药控制血压,使用单硝酸异山梨酯缓释胶囊 50 mg qd 扩血管,联合呋塞米片 20 mg qd 及螺内酯片 20 mg qd 利尿,控制容量负荷;低分子肝素/华法林 2.5 mg qn 抗凝,预防肺栓塞再次形成;盐酸胺碘酮片 200 mg tid→bid→qd 口服及冷冻球囊射频消融术恢复窦律。

患者于出院9个月后因感染再发胸闷入院,复查心脏彩超:右心房 65 mm×70 mm,右心室心底内径 47 mm,左心房 41 mm,LVEDD 46 mm,肺动脉收缩压 47 mmHg(图 18-7)。

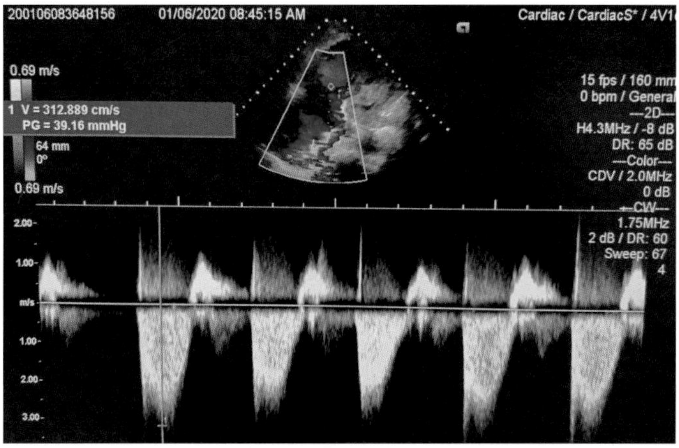

图 18-7　患者心脏彩超(复查)

讨论及评述

　　肺动脉高压临床表现差异大,往往以活动后胸闷、气短及右心功能不全为主要特征,由于发病机制复杂,分类繁多,患者分布在心内、呼吸、风湿、急诊、妇产科和儿科等各个科室,非肺血管专科医生一时很难鉴别。

　　在诊断思路上,左心疾病、肺部疾病相关肺动脉高压是最常见的肺动脉高压疾病类型,应首先考虑,尤其对于老年、肥胖、代谢综合征患者,有高血压、房颤史、心超左心增大者,或有慢性肺部疾病史者。其中左心疾病包括射血分数保留的心力衰竭(HFpEF)和射血分数降低的心力衰竭(HFrEF)以及心脏瓣膜病等,是最常见的病因。肺动脉高压是肺静脉充血的主要标志,慢性心力衰竭一旦合并肺动脉高压,往往提示症状和运动耐量受损更严重,预后更差。在 HFpEF 患者中,肺动脉高压的发生率高达 80%,约 30% 的 HFpEF 患者会出现右心室功能不全。

　　在治疗上,严格的液体管理、抗心力衰竭药物治疗、各种介入治疗(本例患者行射频消融治疗)、瓣膜手术治疗等,是治疗左心疾病相关肺动脉高压的根本策略,也是最佳治疗方案。目前在临床上,靶向药物的优异成效使得药物的滥用增多,而事实上,靶向药物在左心疾病所致肺动脉高压的应用缺乏循证医学证据。即使左心原发病的治疗纠正了肺毛细血管压力,左心的基础疾病仍潜在存在,肺动脉扩张药物的滥用可能加重肺淤血。

　　正确的诊断是减少药物滥用的最佳方法,肺动脉高压病因的探索最为重要。在我国,肺动脉高压最常见的病因是先天性心脏病,其次是特发性肺动脉高压和结缔组织相关肺动脉高压(CTD-PAH),CTD-PAH 又以系统性红斑狼疮和原发性干燥综合征(primary sjögren's syndrome, PSS)为主。PAH 作为 PSS 一种严重的并发症,并不少见,在中国人群中经超声心动图确诊的原发性干燥综合征相关肺动脉高压(PSS-PAH)患病率高达 12.5%,但鲜有研究报道通过金标准——右心导管检查(RHC)来诊断 PAH。正如本病例入院前的诊断一样,很容易先入为主地认为是 PSS-PAH,并予以靶向药物治疗,而导致疗效不佳。必须强调,右心导管检查才是确诊肺动脉高压、肺动脉高压诊断并分类及指导治疗的"金标准"。

　　本病例中,右心导管的检查确定了毛细血管后肺动脉高压的主要地位,又通过 EF 正常

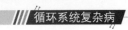

值确定了 HFpEF-PAH 的诊断,并且排除了心内分流肺动脉高压,否定了 PSS-PAH 的可能,这一点在停用靶向药物后患者的平稳病情和心超报告中得到验证。而关于其混合毛细血管前肺动脉高压,可以考虑肺小动脉栓塞导致,在进一步的肺动脉造影中得到验证,因此必须给予充分的抗凝治疗和随访。另一方面,左心疾病所致肺动脉高压疾病晚期也可导致肺小动脉重构,因此对左心基础疾病的治疗是不容松懈的。

病例启示:

(1) 诊断肺动脉高压时,勿先入为主,有结缔组织疾病并不等于一定是结缔组织疾病相关肺动脉高压,在应用靶向药物前应做右心导管检查。

(2) 肺 CTA 易漏诊亚段以下肺栓塞,肺动脉高压患者 D-二聚体有动态变化时,要完善肺动脉造影。

(3) 老年起病肺动脉高压,需排除左心病变性肺动脉高压、肺栓塞、肺部疾病/低氧肺动脉高压等因素,应尽早完善右心导管检查,进行准确诊断分类。

病例提供单位:上海交通大学医学院附属仁济医院

整理:幺天保,阮彬倩

述评:沈节艳

参考文献

[1] GALIE N, HUMBERT M, VACHIERY JL, et al. 2015 ESC/ERS Guidelines for the diagnosis of pulmonary hypertension [J]. Rev ESP Cardiol(Engl Ed), 2016,69(2):177.

[2] 中华医学会心血管病学分会肺血管病学组,中华心血管病杂志编辑委员会. 中国肺动脉高压诊断和治疗指南 2018[J]. 中华心血管病杂志,2018,46(12):933-964.

[3] 颜淑敏,张文,李梦涛,等. 原发性干燥综合征 573 例临床分析[J]. 中华风湿病学杂志,2010,14(4):223-227.

[4] PONIKOWSKI P, VOORS AA, ANKER SD, et al. 2016 ESC Guidelines for the diagnosis and treatment of acute and chronic heart failure [J]. Eur Heart J, 2016,37(27):2129-2200.

[5] ADAMSON PB, ABRAHAM WT, BOURGE RC, et al. Wireless pulmonary artery pressure monitoring guides management to reduce decompensation in heart failure with preserved ejection fraction [J]. Circ Heart Fail, 2014,7(6):935-944.

病例19 以紫癜为表现的肺动脉高压 1 例

主诉

双下肢紫癜 4 年余,活动后气促 2 个月。

病史摘要

患者,男性,38 岁,双下肢紫癜 4 年余,淋巴瘤 2 年,活动后气促 2 个月入院。患者 4 年前无明显诱因下双踝处紫癜,至风湿科就诊,查 ANCA(−),ANA 1:3 200＋,IgG 77.1 g/L,IgA 9.43 g/L,SSA(＋),SSB(±),考虑干燥综合征,高免疫球蛋白血症性紫癜,拟住院评估病情制定治疗方案。但随后因胃穿孔住院,手术活检诊断弥漫大 B 细胞淋巴瘤,血液科行 R-CHOP 方案化疗 8 次(末次利妥昔单抗 700 mg),评估缓解(CR),定期随访。1 年前再度出现双足紫癜,查 IgG 47.10 g/L,IgA 7.38 g/L,风湿科予泼尼松 10 mg qd、羟氯喹 0.2 g qd 口服,后紫癜逐渐消退。复查 ANA 1:640＋颗粒型,抗 Chrom 抗体(±),抗 SSA/SmRNP 抗体(＋),dsDNA/心磷脂抗体(−);IgG 49.8 g/L,IgA 7.87 g/L,IgM 1.56 g/L,补体正常,ESR 69 mm/h,尿常规(−)。眼科:泪液分泌量 Schirmer 测试左 9 mm、右 5 mm(低于正常值),泪膜破裂时间(tear film breakup time,TBUT)左 3″右 2″(低于正常值),干性角膜结膜炎(keratoconjunctivitis sicca,KCS)(＋)。病程中无明显口干、眼干主诉,无龋齿、腮腺肿大、关节痛等,考虑干燥综合征诊断明确,以高球蛋白血症性紫癜为特征,伴淋巴瘤(目前缓解期)。予泼尼松逐渐减量为 5 mg qd→2.5 mg qd,维持羟氯喹 0.2 g qd,加用利妥昔单抗 500 mg 巩固治疗。后患者回到工作岗位自觉易劳累,活动后气促,进行性加重,偶有胸闷、心悸,基础心率较前增快(100～110 次/分)。外院复查心彩超发现肺动脉高压(收缩压 66 mmHg),LVEF 63％,各房室无明显扩大,室壁收缩活动未见异常。目前活动后气促仍明显,氧饱和度最低至 88％,休息后可恢复,无明显发热、咳嗽、咳痰等不适。为进一步诊治收住我科。患者既往体健,否认高血压、糖尿病,否认心脏病史,否认家族遗传性疾病。4 年前确诊干燥综合征,高免疫球蛋白血症性紫癜,2 年前确诊弥漫大 B 细胞淋巴瘤,化疗后缓解。否认嗜烟酒史,否认疫区接触史,已婚未育,否认药物过敏史。

入院查体

T 36.2℃,P 86 次/分,R 20 次/分,BP 120/87 mmHg,SpO₂ 92％。神清,精神可,颈软,无抵抗。双下肢胫前紫癜,浅表淋巴结未及肿大,未及明显皮疹、皮下结节,心律齐,未及杂音,双肺呼吸音清,未及干、湿啰音,腹软,无压痛,无反跳痛,肝、脾肋下未及。无明显关节肿痛,四肢肌力、肌张力可,双下肢无水肿,病理征阴性。

辅助检查

血常规:CRP＜2.50 mg/L,WBC 4.07×10⁹/L,N 2.41×10⁹/L,L 1.04×10⁹/L,Hb 126 g/L↓,PLT 89×10⁹/L↓,网织红细胞计数 0.096 9×10¹²/L↑,网织红细胞百分比 2.41％↑。分类计数细胞数 100,N％ 63％,L％ 24％,M％ 10％,嗜酸性粒细胞百分比 2％,嗜碱性粒细胞百分比 1％,异常红细胞形态检查未见明显异常,全片观察血小板形态及分布未见明显异常。动脉血气分析:pH 7.34,PaO₂ 86 mmHg,PaCO₂ 36 mmHg,SpO₂ 93％,HCO₃⁻ 22.3 mmol/L;ESR 37.00 mm/h↑,肌酸激酶 397 U/L↑,肌钙蛋白 0.04 ng/ml,BNP 156.0 pg/ml↑。IgG 40.5 g/L↑,IgA 4.52 g/L↑,IgM 0.548 g/L,IgE＜18.3 IU/ml,补体 C3 0.976 g/L,补体 C4 0.129 g/L,总补体活性 CH50 53.3 U/ml↑,白蛋白(电泳)41.31％↓,α₁ 球蛋白(电泳)3.41％,α₂ 球蛋白(电泳)3.39％↓,β₁ 球蛋白(电泳)6.05％,β₂ 球蛋白(电泳)2.37％,γ 球蛋白(电泳)43.47％↑,免疫固定电泳 IgG 可疑,免疫固定电泳 IgA 阴性,免疫固定电泳 IgM 阴性,免疫固定电泳 κ 阴性,免疫固定电泳 λ 阴性。T 细胞(CD3＋)92％↑,Th 细胞(CD3＋CD4＋)24％↓,Ts 细胞(CD3＋CD8＋)64％↑,B

细胞（CD3－CD19＋）1%↓，NK 细胞（CD3－CD16＋CD56＋）5%↓，Th/Ts 0.37↓，CD3＋绝对值 956 个/μL↓，CD3＋CD4＋绝对值 246 个/μL↓，CD3＋CD8＋绝对值 669 个/μL，CD3－CD19＋绝对值 10 个/μL↓，CD3－CD16＋CD56＋绝对值 57 个/μL↓。余肝肾功能等检查均无异常。抗磷脂抗体（－）。

颈胸增强 CT：显示颌下及两侧颈部多发淋巴结，两肺散在斑片、结节影，部分新发，两侧少量胸腔积液，纵隔及右心膈角区淋巴结部分较前增大。

腹盆增强 CT：显示腹膜后、肝胃韧带及肠系膜间隙多发淋巴结，较前部分稍大，脾大，密度欠均匀，乙状结肠冗长并局部肠壁增厚。

肺 CT 增强：两肺未见明显渗出，胸膜略增厚。见右下肺动脉主干栓塞（图 19-1）。

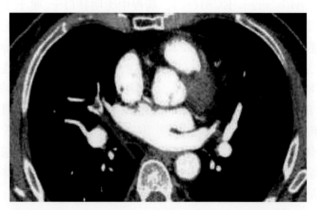

图 19-1　肺 CT 增强示右下肺动脉栓塞（红色箭头）

SPECT 显像检查、肺血流灌注显像未见明显异常。

PET/CT 评估胸腹部多发淋巴结肿大，代谢增高，考虑淋巴瘤复发不能除外。

淋巴结穿刺病理活检及免疫组化，未见恶性提示。

心脏彩超检查右心房室内径明显增大。肺动脉高压（82 mmHg），伴中度三尖瓣反流。少量心包积液。TAPSE 16 mm，LVEF 68%。

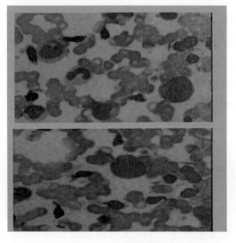

图 19-2　骨髓涂片

骨髓涂片（图 19-2）：骨髓增生明显活跃，可见异常淋巴细胞占 23%（所见细胞胞体不规则，呈拖尾状，核染色质呈细网状，浆量少），请结合临床（有治疗史）。

免疫分型淋巴细胞中 CD45＋CD3＋CD5＋CD7－CD4－CD8－细胞约占有核细胞 17.5%，表达 CD2、CD3、CD5、CD28、CD38、TCRα/β，不表达 HLA-DR、CD4、CD7、CD8、CD10、CD25、CD26、CD34、CD30、TdT，考虑为表型异常的 T 淋巴细胞，不排除 T 系淋巴细胞瘤可能，请结合临床综合判断，鉴别克隆性增殖和反应性增殖。

骨髓病理报告：骨髓增生活跃，造血组织约 40%，脂肪组织约 60%，髓系分叶核细胞少见，幼红细胞簇状可见,基质出血,巨核细胞约 20 个/mm^2,B 淋巴细胞成片增生,结合临床病史符合 B 淋巴细胞增生性病变。CD20(＋＋)、CD79a(＋＋)、CD3(散在＋)、CD5(＋)、CD34(－)、MPO(部分＋)、CD38(散在＋)、CD235a(部分＋)、PG－M1(散在＋)、Ki－67(10％＋)、EBER 杂交(－)。

初步诊断

①肺动脉高压原因待查:结缔组织病相关性? 血液肿瘤相关性? 血栓栓塞性? ②干燥综合征;③高免疫球蛋白血症性紫癜;④淋巴瘤(缓解 or 复发?)

诊断与鉴别诊断

青年男性,高免疫球蛋白血症性紫癜起病,结合自身抗体 SSA、RNP 阳性,KCS(＋),诊断干燥综合征相关,病程中发现弥漫大 B 细胞淋巴瘤,经 R－CHOP 方案治疗后达到完全缓解,其后小剂量激素＋羟氯喹控制干燥综合征,3 个月余前予利妥昔单抗 500 mg 巩固治疗,随访干燥综合征、淋巴瘤病情稳定,但 IgG 始终高于 35 g/L。近 2 个月新发活动后气促,检查发现肺动脉高压,CTA 见右下肺动脉主干栓塞,磷脂抗体阴性,淋巴瘤方面完善增强 CT、PET/CT、淋巴结穿刺未见明确复发依据,感染表现不明显。对于患者肺动脉高压的原因,考虑几个方面。

(1) 结缔组织病相关性肺动脉高压:干燥综合征是一种多器官累及的风湿免疫病,常可继发肺动脉高压,可通过肺间质纤维化导致低氧性肺动脉高压(肺 CT 和动脉血气检查不支持),也可以是肺血管增殖性改变导致动脉性肺动脉高压,又或者继发血栓形成致肺动脉高压,需进一步行右心导管和肺动脉造影以明确排除。

(2) 血液疾病相关性肺动脉高压:患者免疫球蛋白明显升高,同时又有淋巴瘤的病史,如多克隆高球蛋白血症需考虑自身免疫性疾病可能,如单克隆球蛋白升高,需考虑血液系统疾病,必要时完善骨穿检查排查是否血液疾病相关性肺动脉高压。

(3) 血栓栓塞性肺动脉高压:患者外院肺增强 CT 提示右下肺动脉主干栓塞,即予以利伐沙班抗凝治疗,肺动脉造影可以进一步明确栓塞性质和部位。

进一步检查

右心导管＋肺动脉造影:如图 19－3 所示,右心导管肺动脉平均压(pulmonary artery mean pressure,PAMP)50 mmHg,肺毛细血管楔压(pulmonary capillary wedge pressure,PCWP)16 mmHg,舒张压梯度(diastolic pressure gradient,DPG)＝ 37 － 16 ＝ 21 ＞ 7(mmHg),明确为混合性毛细血管前后肺动脉高压,以毛细血管前肺动脉高压为主。而肺动脉造影未见明显栓塞征象。

	上腔静脉	右心房	右心室	肺动脉	肺毛细血管楔压
压力(mmHg)	18/11(14)	19/10(14)	73/13(34)	76/37(50)	16
氧饱和度(%)	66	66	68	65	
CO/CI			5.6/2.9		

（续表）

	上腔静脉	右心房	右心室	肺动脉	肺毛细血管楔压
PVR(dyn. s. cm^{-5})			500		
肺动脉造影	肺动脉主干稍增粗，肺血管形态尚可，外周血管稍稀疏，未见充盈缺损及截断，血流较慢。				

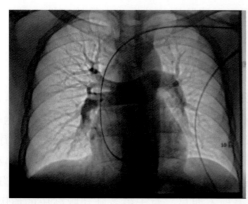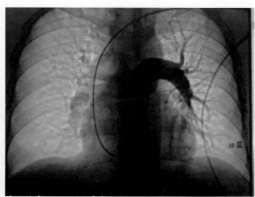

图 19‑3　右心导管和肺动脉造影检测结果

治疗及转归

　　患者予以卧床、吸氧，针对毛细血管前肺动脉高压，加用安立生坦 5 mg＋他达拉菲 10 mg（患者头痛难耐，他达拉菲减量至 5 mg），再次加用利妥昔单抗巩固，但患者静滴 30 ml/h 后出现高热（T 39.7℃）伴畏寒、寒战、咳嗽，停用药物后，复查血象及血培养未见明显感染依据，考虑药物反应，但仍预防性应用头孢吡肟＋莫西沙星。建议进一步至血液科就诊，以排除血液肿瘤相关性疾病。

　　1 周后患者胸闷气促症状逐渐改善，炎症指标逐渐正常，精神状态好转，免疫球蛋白较前下降。复查心彩超提示：PASP 52 mmHg。至血液科复查骨髓穿刺，结果骨髓涂片提示骨髓增生活跃，粒红比例正常，余未见明显异常，免疫组化 LCA（散在及灶＋），CD30（－），MPO（粒系＋），CD117（－），CD138（－），CD61（巨核系＋），CD235A（红系＋），CD20（灶＋），PAX5（－），CD3（灶＋），BCL6（－），CD79a（－），骨髓病理骨髓造血组织增生活跃；粒系、红系增生活跃，粒红比约 2：1；巨核系增生活跃，约 6 个/mm²；见灶性淋巴细胞，免疫组化示 CD20、CD3 均有部分细胞＋，细胞异型性不明显，未见复发依据，予再次行利妥昔单抗 700 mg 巩固病情，其间曾查 CK$_{max}$ 2000，后 CK 逐步下降至 2～3 倍 ULN，目前胸闷气急有改善，但仍有活动后肌肉酸痛。从患者淋巴瘤复发依据不足，但使用 CD20 阳性相关的抗增殖药物利妥昔单抗有效来看，仍将患者归类于第Ⅴ大类血液系统疾病相关性肺动脉高压。

　　出院随访，患者经过一个半月的激素＋免疫抑制剂治疗，同时双联靶向药物治疗，复查心超 LVEF 69％，PASP 36 mmHg，右心房、右心室正常大小范围。6 分钟步行距离 510 米。

最终诊断

　　①肺动脉高压（WHO 分类第Ⅴ类）；②干燥综合征；③高免疫球蛋白血症性紫癜；④淋

巴瘤(缓解期)。

讨论及评述

　　患者为年轻男性,既往病程较长,有高免疫球蛋白血症性紫癜,干燥综合征和弥漫大 B 细胞淋巴瘤(缓解),但此次起病以胸闷、气促、血氧饱和度低为主要症状,出现了肺动脉高压的症状,针对肺动脉高压的病因分类,患者可能是第一大类中的结缔组织相关性肺动脉高压,也有可能是第五大类中的血液疾病相关的肺动脉高压,而低氧存在还需排除第三类低氧性肺动脉高压或第四类血栓性肺动脉高压,进一步右心导管检查发现患者为毛细血管前后性肺动脉高压,以毛细血管前肺动脉高压为主。同时肺增强 CT、肺动脉造影提示未见明显肺间质病变,肺血管形态尚可,未见栓塞征象,故排除低氧性肺动脉高压和血栓栓塞性肺动脉高压。患者最终排除淋巴瘤复发,免疫球蛋白(IgG)异常增高,使用利妥昔单抗有效,仍旧说明肺动脉高压与免疫球蛋白增生有关,在鉴别球蛋白是单克隆增殖还是多克隆增殖的过程中,骨髓检查没有明确的提示,只是涉及多种血液成分和胚胎祖细胞的异常。但在治疗过程中,患者同时使用了激素、CD20 抗体药物和肺动脉靶向药物,1 个月后随访患者肺动脉压力几乎恢复到正常,转归非常明显。

　　关于血液系统疾病引起肺动脉高压的机制,2017 年 4 月 Mark R. Looney 等发表在 Nature 上的论文作了阐述:肺可能是一个重要的造血器官,在小鼠实验中发现小鼠骨髓生成的大量巨核细胞会流向肺,这些巨核细胞会在肺部释放大量血小板(每小时近 1 000 万个血小板),占血液中血小板生成总量的近一半,而血小板是血液的重要组分,在止血、血栓形成和炎症反应中起到关键作用。同时,在肺的血管外空间中存在成熟和未成熟的巨核细胞与造血祖细胞种群。在血小板减少和骨髓中干细胞相对缺乏的条件下,这些"存储"在肺中的祖细胞可以从肺部迁移出来,进入骨髓修复其造血能力,恢复血小板数量,并为多种造血谱系做出贡献。这样看来,肺就像是造血系统中的"备份系统",一旦骨髓不能正常工作,备份系统就放出"存储"的造血细胞,"重启"造血系统。

　　关于存储在肺内的血细胞导致肺动脉高压的机制,目前有两种假说,其一是肺内的造血祖细胞与骨髓之间相互迁移,其中导致血液成分异常,造成肺内微血管血栓,从而出现肺循环血流淤滞、肺内动脉高压。本患者曾有一过性的肺栓塞即可能与此有关。其二是一系列的血液成分作用使得肺内转化生长因子(transforming growth factor,TGF),血小板源性生长因子(platelet derived growth factor,PDGF)和血管内皮生长因子(vascular endothelial growth factor,VEGF)上调,出现类毛细血管前肺动脉高压。以上两种观点仅为假说,但有一定的实验基础,从临床诊疗来看,也相近相符。所以,血液相关疾病肺动脉高压被分为第五大类,指南尚推荐可以试用靶向药物治疗,以观后效。

病例提供单位:上海交通大学医学院附属仁济医院

整理:庄琦

述评:沈节艳

参考文献

[1] LEFRANÇAIS E, ORTIZ-MUÑOZ G, CAUDRILLIER A, et al. The lung is a site of platelet

biogenesis and a reservoir for haematopoietic progenitors [J]. Nature, 2017, 544 (7648):105-109.

[2] VLAAR APJ, TOY P, FUNG M, et al. A consensus redefinition of transfusion-related acute lung injury [J]. Transfusion. 2019;59(7):2465-2476.

[3] VAUGHAN AE, BRUMWELL AN, XI Y, et al. Lineage-negative progenitors mobilize to regenerate lung epithelium after major injury [J]. Nature，2015,517(7536):621-625

病例20 活动受限的大动脉炎相关性肺动脉高压1例

主诉

活动受限4年。

病史摘要

患者，男性，39岁，因活动受限4年入院。患者4年前因肺炎入院治疗，治愈后自觉活动受限，活动后胸闷、气喘明显，偶有咳嗽，夜间睡眠尚可平卧；未诊治，1周前感冒后自觉症状加重，夜间平卧稍不适，侧卧后可缓解，活动受限进一步加重，快走后即可出现，即于外院就诊，行心脏彩超：右心房室增大伴三尖瓣轻度反流，肺动脉增宽伴重度肺动脉高压（78mmHg），左心室舒张功能欠佳，心包积液。目前患者仍有活动后胸闷、气急，无咯血，否认反复低热、发绀、双下肢水肿、面部红斑、畏光、关节疼痛等其他症状。为进一步明确病因及治疗，转入我院。既往体健。自幼体育课成绩合格。否认慢性病史，否认精神障碍性疾病。否认传染病史、手术史、外伤史，重要药物及毒物接触史。生长于原籍，否认大量饮酒，否认疫区驻留史，否认动物密切接触史。已婚已育。父母均健康，否认家族疾病史。

入院查体

体格中等，身高165 cm，体重72 kg，发育正常，查体配合。生命体征：T 37.1℃，P 69次/分，R 18次/分，BP 106/65 mmHg（左右两侧基本对称）。神清，无急性病容，对答正常。口唇无发绀，无杵状指，颈静脉充盈。双肺呼吸音清，无干、湿啰音。心率69次/分，律齐，三尖瓣听诊区可及3～6级收缩期吹风样杂音，肺动脉区第二心音亢进。腹软，无压痛。双下肢轻度凹陷性水肿，双侧桡动脉及双下肢足背动脉搏动正常对称。

辅助检查

血常规：WBC $6.41×10^9$/L，Hb 180 g/L；CRP<2.5 mg；ESR 2.00 mm/h。

B超：肝、胆、胰、脾、双肾无异常。

动脉血气分析：pH 7.38，PaO_2 82 mmHg，SaO_2 96%；BNP 522 pg/ml。

肾功能：肌酐114 μmol/L，尿素氮7.08 mmol/L，尿酸532 μmol/L。

未见明显异常检验包括：出凝血系列，D-二聚体，心肌酶，肝功能，电解质，血脂，血糖，甲状腺功能,肿瘤标志物呼吸道九联,结核抗体,T－SPOT,抗"O",类风湿因子,IgG、IgA、IgM、IgG4,补体 C3、C4,二便常规。

肺功能:通气功能基本正常,残总比基本正常,弥散功能明显减退,支气管舒张试验阴性。

心电图:窦性心律,电轴右偏,右心房室肥大(图 20－1)。

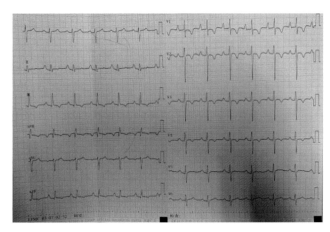

图 20－1　心电图提示右心房室肥大

心脏彩超:主动脉根部 32 mm,左心房 30 mm,LVEDD 36 mm,LVESD 19 mm,肺动脉干 29 mm,室间隔厚度 9 mm,左心室后壁厚度 9 mm,LVEF 80%。右心房增大(73 mm×67 mm),右心室增大(60 mm);中度三尖瓣反流,估测肺动脉收缩压 98 mmHg,肺动脉平均压 43 mmHg。结论:右心房室内径增大,右心室游离壁收缩活动减弱,肺动脉高压伴重度三尖瓣返流,右心房压增高,声学造影未见房水平等分流。

胸部 CT 平扫:左肺上叶透亮度不均,两肺上叶及两肺底散在渗出,左肺上叶肺气囊,两侧胸膜局部增厚。心影增大,心包少量积液。

肺动脉 CT 血管成像(CT pulmonary angiography, CTPA):肺动脉主干增粗,右下肺动脉近端局部变细,左下肺动脉未见显示,左上肺动脉增粗迂曲、部分分支为左下叶供血(图 20－2)。

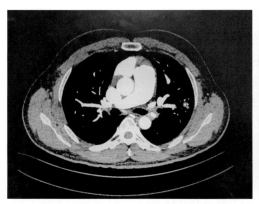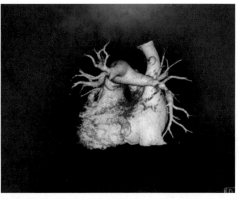

图 20－2　CTPA:肺动脉主干增粗,右下肺动脉近端局部变细,左下肺动脉未见显影

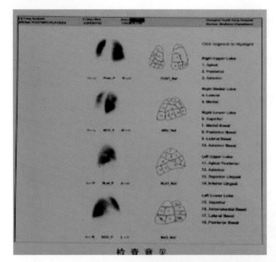

图 20 - 3　肺灌注/核素扫描：两肺不同程度灌注稀疏

肺灌注/核素扫描：右肺上叶尖段、左肺上叶尖后段及左肺下叶基底段显像稀疏（图20 - 3）。

初步诊断

多发肺血管狭窄或闭塞，肺动脉高压，肺血管炎？慢性血栓栓塞性肺动脉高压？

诊断和鉴别诊断

患者为年轻男性，以活动受限为主要表现。心电图提示右心房室肥大劳损。心超提示肺动脉高压（98 mmHg）、右心增大、左心功能正常。胸部 CT 提示右中上肺及左下肺见斑片状高密度影，肺动脉主干增粗，右下肺动脉近端局部变细，左下肺动脉未见显示，左上肺动脉增粗迂曲。患者以"肺血管狭窄、缺如、肺动脉高压"为主要疾病特征，下一步还需要完善哪些检查？如何进行病因诊断与治疗？

根据肺动脉高压和肺血管狭窄的病因分类，逐一进行排除。肺动脉高压的病因包含五大类。

（1）动脉性肺动脉高压：包括特发性、遗传性、药物或毒物（阿米雷司、芬氟拉明等）、结缔组织疾病、HIV 感染、门脉高压、先天性心脏病、血吸虫病、肺静脉闭锁症等，结合患者病史、既往史、家族史和实验室检查结果可逐一排除。

（2）左心疾病导致的肺动脉高压：患者无高血压、糖尿病、冠心病、心肌病、房颤史，心超检查未提示左心室收缩/舒张功能异常或瓣膜相关疾病，故可排除。

（3）肺疾病或低氧相关性肺动脉高压：包括慢性阻塞性肺疾病、间质性肺疾病、睡眠呼吸暂停等，患者胸部 CT 平扫未见相关病变，且动脉血气无明显低氧，故可排除。

（4）慢性肺动脉阻塞性疾病所致肺动脉高压：尽管患者 D-二聚体正常，但 CTPA 及肺灌注/核素扫描提示存在多发肺血管狭窄和缺如，需明确慢性血栓栓塞性肺动脉高压或其他原因导致肺动脉阻塞，如肺血管炎。

（5）其他原因不明和（或）多种因素导致的肺动脉高压：包括结节病、纤维性纵隔炎等，需进一步胸部增强 CT 或 PET/CT 检查明确。

另一方面，肺血管狭窄的病因包括先天性发育因素和后天性因素（如血管炎、血栓栓塞等），因此将肺血管狭窄的病因诊断聚焦于肺血管血栓性病变、血管炎、先天性肺血管发育异常等方面，故需要进一步完善胸部 CT 增强及右心导管检查。

进一步检查

胸部增强 CT：主动脉弓上三分支血管管壁均增厚（图 20 - 4）。

进一步体检：右上肢血压 135/92 mmHg，左上肢血压 116/70 mmHg（左右上肢血压存在明显差异）。

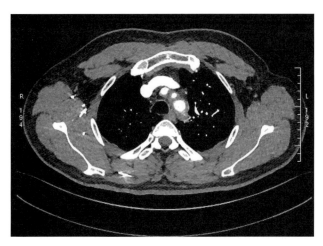

图 20‑4　胸部增强 CT 示主动脉弓上三分支血管管壁均增厚

抗核抗体:滴度 1∶80,抗 nRNP 抗体(-),抗 SM 抗体(-),抗 SSA 抗体(-),抗 Ro‑52 抗体(+),抗 SSB 抗体(-)。

风湿病 MDT 筛查:未见异常。

根据 1990 年 ACR 大动脉炎诊断标准,该患者满足必要条件和一项次要条件。(表 20‑1)。

表 20‑1　1990 年美国风湿病协会关于结节性多动脉炎的分类标准

	标　　准	说　　明
1	体重下降≥4 kg	病初即有体重下降≥4 kg,除外节食或其他因素所致
2	网状青斑	四肢或躯干呈斑点及网状斑
3	睾丸疼痛或压痛	睾丸疼痛或压痛,除外由于感染、外伤或其他原因所致
4	肌痛,无力或下肢压痛	弥漫性肌痛(除外肩胛带和骨盆带)或肌无力或下肢肌肉压痛
5	单神经病或多神经病变	出现单神经病变、多发性单神经病或多神经病变
6	舒张压>12 kPa(90 mmHg)	高血压且舒张压>12 kPa(90 mmHg)
7	肌酐、尿素氮水平升高	血尿素氮≥40 mg/dl 或肌酐≥1.5 mg/dl,并除外脱水或梗阻因素所致
8	乙型肝炎病毒	血清中检测到乙型肝炎表面抗原或抗体
9	动脉造影异常	动脉造影显示内脏动脉有动脉瘤或阻塞,除外动脉硬化、肌纤维发育不良或其他非炎症因素所致
10	中、小动脉活检见有多形核白细胞浸润	组织病理显示动脉壁内有粒细胞,或粒细胞和单核细胞的浸润

注:至少满足表中 10 条的任何 3 条,才可诊断为结节性多动脉炎。满足上述任何 3 条或 3 条以上,对结节性多动脉炎诊断的敏感为 82.2%,特异性 86.6%

右心导管测压及急性血管扩张试验:肺动脉主干压力 85/48(63)mmHg、右下肺动脉远端压力(19~21)/(11~12)mmHg,左肺动脉近端 41/23 mmHg, PAWP 12 mmHg。提示毛细血管前肺动脉高压,急性肺血管扩张试验阴性,右下肺动脉和左肺动脉存在局限梗阻。

肺动脉造影:肺动脉主干增粗,双侧肺动脉扭曲增宽,左侧明显,右下肺动脉起始处狭窄,左下肺动脉近端闭塞,远端逆向显影,末梢小血管回流畅。

● 最终诊断 》》》

①大动脉炎(慢性演变期);②重度肺动脉高压(WHO 分型Ⅳ型)。

● 治疗及转归 》》》

患者入院 ESR、超敏 CRP 在正常范围,ANCA(一),无大动脉炎活动性证据,两肺动脉严重狭窄合并重度肺动脉高压,故决定行肺动脉血运重建术。术前给予低分子肝素钠联合华法林抗凝、甲泼尼龙抑制炎症反应,防止介入术后相关并发症发生,并给予地高辛、呋塞米调整患者右心功能,提高患者对手术的耐受程度。在病情稳定情况下入院 1 周后行肺动脉支架植入术,右下肺动脉植入 Empress 10.0 mm×25 mm 支架,左下肺动脉植入 Omnilink 10.0 mm×29 mm 支架,术后即刻肺动脉主干压力 55/12 mmHg;术后肺动脉压、肺血管阻力均较术前显著降低,肺静脉显影充分(图 20-5、图 20-6)。

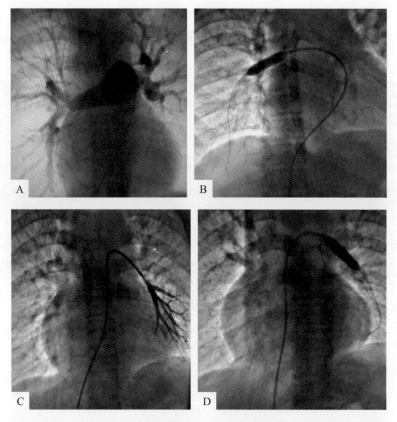

图 20-5　A.右下肺动脉起始部狭窄、左下肺动脉闭塞;B.右下肺动脉支架植入;C.左下肺动脉闭塞段高选择性造影;D.左下肺动脉支架植入

术后治疗:华法林 2.5 mg qd、低分子肝素钠 4 000 U q12 h 抗凝;呋塞米 20 mg 静脉注射预防肺水肿,甲泼尼龙 40 mg qd 静脉滴注抗炎;头孢吡肟 2 g bid 抗感染治疗,并于术后当天

水化治疗(生理盐水 500 ml)。

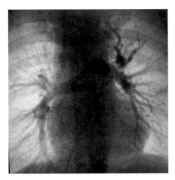

图 20-6 术后肺动脉压、肺血管阻力均较术前显著降低,肺静脉显影充分

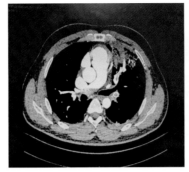
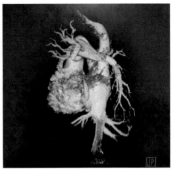

图 20-7 CTPA:两肺多发栓塞,右下肺动脉支架内狭窄,左下肺动脉支架内闭塞

术后 3 天患者无明显不适,但术后第 4 天患者突发胸闷胸痛伴咯血,氧饱和度下降至 80%,HR 130 次/分,BP 85/65 mmHg(肺动脉高压危象)。生命体征支持下紧急 CTPA 检查(图 20-7)。

立即行肺动脉造影见右下肺动脉支架通畅、支架近端可见重度狭窄及血栓影,左下肺动脉支架内完全闭塞及血栓影。立即行肺动脉球囊扩张术及尿激酶导管内溶栓治疗(图 20-8)。

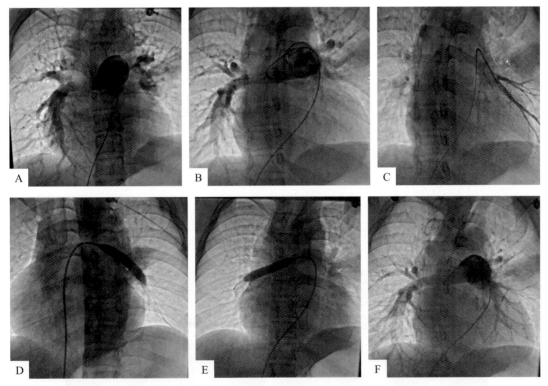

图 20-8 A、B.右肺动脉支架近段血栓形成,左下肺动脉支架内闭塞及血栓形成;C.左下肺动脉高选择性造影示支架内完全闭塞伴血栓形成;D.高压球囊左下肺动脉支架内扩张;E.高压球囊右下肺动脉支架内扩张;F.肺动脉造影见双侧肺动脉显影充分,静脉回流正常

术后评估:术后患者生命体征逐渐稳定,无胸痛、咯血、呼吸困难等症状。心脏超声:肺动脉收缩压 45 mmHg,右心房 48 mm×55 mm,右心室心底内径 45 mm(图 20-9)。CTPA:两肺部分肺血栓、两肺渗出伴肺不张(图 20-10)。

M 型主要测值(单位:mm)

名称	测量值	正确参考值		右心大小(心尖四腔观)		正常参考值
		男	女			
主动脉根部内径	32	28～40 mm	24～36 mm	右心室心底内径	45	<41 mm
左心房内径	33	30～40 mm	27～38 mm	右心室心腰内径	/	<35 mm
室间隔厚度	10	6～10 mm	6～9 mm	右心室纵径	/	<86 mm
左心室舒张末期内径	45	42～58 mm	38～52 mm	右心房内径	48	<44 mm
左心室收缩末期内径	28	/	/	右心房纵径	55	<53 mm
左心室后壁厚度	9	6～10 mm	6～9 mm	右心房面积	/	<18 cm²
左心室心内膜缩短分数	38	>25%	>27%	病变节段占左心室心肌总节段的百分比	/	
左心室射血分数	68	≥52%	≥54%			

正常值参考 2015 年 ASE/ESE/ESC/CSE 指南制定的标准

超声描述:

1. 右心房室内径增大,较术前明显缩小,左心房室腔内径在正常范围,左心室壁不增厚,室壁运动分析:静息状态下室壁各节段收缩活动未见异常。

2. 主动脉根部不增宽,主动脉瓣环未见钙化,主动脉瓣不增厚,开放不受限,彩色多普勒未见主动脉瓣反流。

3. 二尖瓣不增厚,开放不受限,二尖瓣环未见钙化,彩色多普勒示轻微二尖瓣反流。

4. 三尖瓣不增厚,彩色多普勒示轻微三尖瓣反流,反流压差 42 mmHg,三尖瓣反流速度为 323 cm/s,肺动脉不增厚,肺动脉瓣不增厚,彩色多普勒示轻微肺动脉瓣反流。连续多普勒根据三尖瓣反流估测肺动脉收缩压为 45 mmHg。

5. 右心室游离壁近心尖处无回声区 0.4 cm。

6. 二维和三维超声左心功能测定:FS=38%;LVEF=68%;二尖瓣血流图示 E/A>0.8;DT=188 ms,TAPSE=18 mm。

7. 组织多普勒测定:DTI 示 S 波峰值:14 cm/s;E'>A'。

超声提示:

肺动脉造影+肺血管扩张术后:

1. 右心房室内径增大。

2. 肺动脉高压。

3. 少量心包积液。

图 20-9 出院前复查心超结果

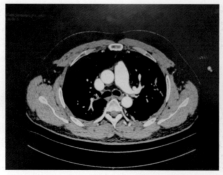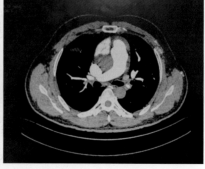

图 20-10 出院前复查 CTPA 结果

出院用药：华法林（2.5 mg）1.25 片 qd po，国际标准化比值（international normalized ratio，INR）维持在 2.5～2.7；醋酸泼尼松（5 mg）55 mg（11 片）qd po（逐周减量一片）；利奥西呱（2.5 mg）1.25 mg tid po（两周后加量至每日 3 次，每次 2.5 mg）。

患者于支架术后半年来院随访，自诉活动后无胸闷，气促症状，指脉氧饱和度 96%。复查心脏彩超：肺动脉收缩压 36 mmHg，右心房 42 mm×51 mm，右心室心底内径 42 mm，LVEDD 46 mm（图 20-11）。CTPA：两下肺少许肺血栓，右肺动脉支架轻度塌陷（图 20-12）。

名称	测量值	正确参考值		右心大小（心尖四腔观）		正常参考值
		男	女			
主动脉根部内径	32	28～40 mm	24～36 mm	右心室心底内径	42	<41 mm
左心房内径	32	30～40 mm	27～38 mm	右心室心腰内径	/	<35 mm
室间隔厚度	10	6～10 mm	6～9 mm	右心室纵径	/	<86 mm
左心室舒张末期内径	46	42～58 mm	38～52 mm	右心房内径	42	<44 mm
左心室收缩末期内径	31	/	/	右心房纵径	51	<53 mm
左心室后壁厚度	9	6～10 mm	6～9 mm	右心房面积	/	<18 cm²
左心室心内膜缩短分数	33	>25%	>27%	病变节段占左心室心肌总节段的百分比	/	
左心室射血分数	61	≥52%	≥54%			

正常值参考 2015 年 ASE/ESE/ESC/CSE 指南制定的标准
超声描述：
1. 右心室内径略增大，余房室腔内径在正常范围，左心室壁不增厚，室壁运动分析：静息状态下室壁各节段收缩活动未见异常。
2. 主动脉根部不增宽，主动脉瓣环未见钙化，主动脉瓣不增厚，开放不受限，彩色多普勒未见主动脉瓣反流。
3. 二尖瓣不增厚，开放不受限，二尖瓣环未见钙化，彩色多普勒示轻微二尖瓣反流。
4. 三尖瓣不增厚，彩色多普勒示轻微三尖瓣反流，反流压差 33 mmHg，三尖瓣反流速度为 287 cm/s，肺动脉不增宽，肺动脉瓣不增厚，彩色多普勒示轻度肺动脉瓣反流。连续多普勒根据三尖瓣反流估测肺动脉收缩压为 36 mmHg。
5. 二维和三维超声左心功能测定：FS=38%；LVEF=61%；二尖瓣血流图示 E/A>0.8；DT=162 ms，TAPSE=17 mm。
6. 组织多普勒测定：DTI 示 S 波峰值：9.8 cm/s；E'>A'。

超声提示：
肺动脉造影+肺血管扩张术后；
1. 右心室内径略大。
2. 轻微三尖瓣反流，估测肺动脉收缩压为 36 mmHg。

图 20-11　术后半年心超随访结果

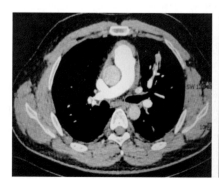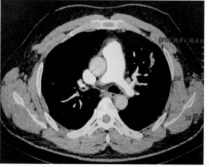

图 20-12　术后半年 CTPA 随访结果

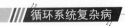 讨论及评述

　　大动脉炎是一种累及主动脉及其主要分支和肺动脉的慢性进行性非特异性炎性疾病。其病因迄今未明,多数学者认为本病为自身免疫性疾病。该病多见于年轻女性,男女比例约为1∶3。主要累及主动脉及其分支的近端,也累及冠状动脉、心脏瓣膜和肺动脉。大动脉炎根据病变部位分为4种类型:头臂动脉型、胸腹主动脉型、广泛型和肺动脉型。既往研究显示肺动脉受累并不少见,占50%左右。

　　当大动脉炎累及肺动脉时,随着病情进展,肺动脉因病变加重而产生狭窄或闭塞,从而导致肺动脉压力升高、右心负荷增大、右心腔增大、室间隔向左移位,左心室舒张受限。因此,大动脉炎一旦确诊,应积极治疗以控制病情进展。目前大动脉炎累及肺动脉治疗方法包括药物、介入及外科手术。大动脉炎早期、活动期和慢性期不伴肺动脉高压或右心功能不全的患者应予以糖皮质激素或免疫抑制剂治疗为主。慢性期伴有肺动脉高压或右心功能不全的患者则应行血运重建治疗。血运重建可明显改善患者的临床症状、降低肺动脉压力和改善右心功能,主要包括介入治疗及外科手术。外科手术因创伤大和死亡率高限制了其在临床上的应用。近年来,经皮介入技术的广泛应用为临床提供了一种疗效可靠的治疗手段,与传统药物治疗相比,经皮介入治疗创伤小、恢复快,是一种有效且安全的治疗手段。

　　由于缺乏大样本对照研究,对大动脉炎累及肺动脉狭窄介入治疗的长期疗效尚有待进一步论证。一般认为,单纯球囊扩张后,如残余狭窄小于30%且无明显影响血流的夹层时,则可以不考虑支架植入。因为支架可加重大动脉炎患者的炎性反应,造成再狭窄及闭塞率升高。如需植入支架,首选自膨式支架,可避免支架贴壁不良引起的血栓形成。此外,术后规律的抗炎、抗凝治疗是维持支架通常的关键。

　　本病例诊断明确,大动脉炎处于慢性稳定期,伴有肺动脉高压和右心功能不全,是介入治疗的适应证,但术后出现急性支架内血栓形成可能与术前抗凝强度不足以及糖皮质激素用量偏小有关。术后加强了抗凝强度和激素的用量后支架内未再发血栓。本例患者右肺动脉选用了Empress LDTM(波士顿科学)不锈钢激光切割支架,其径向支撑力良好、硬度较大,适合弯曲不明显的狭窄血管。左肺动脉选用了顺应性较好的Omnlink Elite(雅培)钴铬合金支架,具有良好的柔顺性和通过性。术后半年随访过程中发现右肺动脉支架出现了轻微的局部塌陷。应加强随访,必要时复查肺动脉造影。

　　病例启示:

　　(1)大动脉炎患者即使ESR、CRP等炎性指标正常,也可能处于活动期。

　　(2)大动脉炎所致肺动脉高压患者行肺动脉支架植入术时,围手术期抗凝、抑制炎症反应至关重要。

　　(3)肺动脉支架直径及长度合理的选择可有效避免术后急性及远期的并发症。

病例提供单位:上海交通大学医学院附属仁济医院

整理:庄琦,李光宇

述评:沈节艳

参考文献

[1] GALIE N, HUMBERT M, VACHIERY JL, et al. 2015 ESC/ERS Guidelines for the diagnosis of pulmonary hypertension [J]. Rev ESP Cardiol(Engl Ed), 2016,69(2):177.

[2] FUJITA K, NAKASHIMIA K, KANAI H, et al. A successful surgical repair of pulmonary stenosis caused by isolated pulmonary Takayasu's arteritis [J]. Heart Vessel, 2012,28:624 – 267.

[3] QIN L, HONG LIANG Z, ZHI-HONG L, et al. Percutaneous transluminal angioplasty and stenting for pulmonary stenosis due to Takayasu's arteritis: clinical outcome and follow-up [J]. Clin Cardiol, 2009,32(11):639 – 643.

[4] KESER G, DIRESKENELI H, AKSU K. Management of Takayasu's arteritis: a systematic review [J]. Rheumatology(Oxford), 2014,53(5):793 – 801.

病例21　以肺部感染为主要表现的肺动脉高压

主诉

胸痛、咳嗽 2 周,发热、气促 1 周。

病史摘要

患者,女,26 岁,因"胸痛、咳嗽 2 周,发热、气促 1 周"入院。患者半个月前逐渐出现胸痛伴咳嗽、咳痰,至我院急诊,留观后出现发热、气促、食欲差,夜间可以平卧,双下肢无水肿。患者于今年 1 月和 6 月分别早孕流产 2 次,既往体健,否认高血压、糖尿病,否认心脏病史,否认家族遗传性疾病,否认药物过敏史和减肥药物服用史。

入院查体

查体示 T 38.3℃,神清,精神可,面色苍白,口唇无发绀,皮肤、巩膜无黄染,全身皮肤黏膜未见出血点或瘀点、瘀斑。体格瘦小,身高 158 cm,体重 42 kg,BMI 16.82 kg/m²,心率 115 次/分,律齐,心前区抬举感,心界扩大,胸骨左缘 3～4 肋间可闻及 Ⅱ～Ⅲ级收缩/舒张期杂音,S1 亢进,P2 增强,血压 95/68 mmHg。两肺呼吸音粗,两下肺可及干、湿啰音,SpO_2 92%(吸氧状态下)。腹软,无压痛,颈静脉充盈,双下肢无水肿。

辅助检查

血常规:WBC $9.1×10^9$/L↑, N% 80.8%↑, Hb 110 g/L↓, PLT 正常范围,CRP>200 mg/L↑。动脉血气:pH 7.43, $PaCO_2$ 35 mmHg, PaO_2 63 mmHg, SaO_2 92%↓, HCO_3^- 23.2 mmol/L。

肝肾功能:白蛋白 34.6 g/L,球蛋白 42.8 g/L, ALT 70 IU/L↑, AST 64 IU/L↑, TB 72 IU/L↑, SCr 42 μmol/L, UA 122 U/L。BNP 1436 pg/ml↑。D-二聚体 16.52 mg/L↑。其

余无异常。

6分钟步行距离：280米。

急诊心电图示：窦性心动过速，电轴右偏，右心房右心室增大(图21-1)。

胸片可见心影增大，肺动脉段突出，两肺下叶渗出。

胸部增强CT提示：肺动脉增宽，未见明显肺动脉栓塞，两肺下叶渗出。

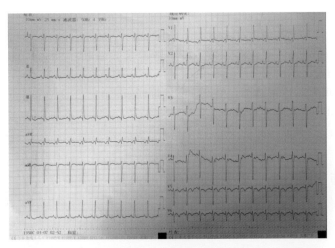

图21-1　心电图示窦性心动过速，电轴右偏，右心室增大

心脏彩超提示：右心房43 mm×60 mm，右心室42 mm，房间隔中部近卵圆窝处回声缺失，上下径约2.6 cm，前后径约3.0 cm。上端残端距心底约0.8 cm，下端残端距中央心内膜垫约1.5 cm，前缘距主动脉1.3 cm，后缘距左右心房后壁0.7 cm。肺动脉高压伴中重度三尖瓣反流，PASP 92 mmHg。少至中等量心包积液。结论：先天性心脏病，继发孔型房间隔缺损(中央型)，伴双向分流，肺动脉高压(图21-2)。

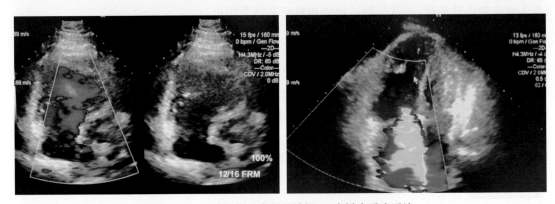

图21-2　心脏彩超示房间隔缺损、三尖瓣中重度反流

初步诊断 >>>

①先天性心脏病，继发孔型房缺，伴双向分流；②肺动脉高压，右心功能不全，心功能Ⅲ级；③心包积液；④肺部感染；⑤肝损。

治疗及转归

卧床吸氧,心电监护,地高辛强心,呋塞米、螺内酯利尿,低剂量美托洛尔缓释片控制心率(HR 100～120 次/分),华法林抗凝,头孢吡肟＋莫西沙星抗感染,西地那非靶向药物降低肺动脉压。

治疗后 7 天,患者体温降至正常,但气促未见明显好转,甚至伴有轻微声音嘶哑。再次体格检查发现,心率 105 次/分,血压 92/60 mmHg,听诊杂音较前减弱,但两下肺啰音无明显减少,SpO_2 同前。根据患者症状及体征,再次复查肺部增强 CT 提示:肺内渗出较前加重,心影进一步增大,心包积液增多(图 21 - 3);同时复查的血常规及炎症指标较前有好转。

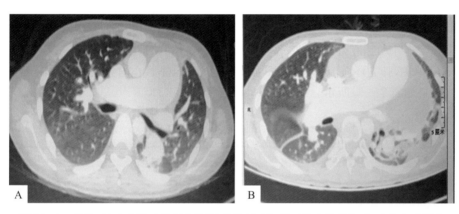

图 21 - 3　抗炎、抗心衰治疗前(A)后(B)的肺部 CT,显示渗出较前加重,心包积液增多

诊断与鉴别诊断

患者诊断为先天性心脏病、房间隔缺损伴双向分流,出现埃森曼格综合征,但既往体健,从未出现活动后胸闷、气短,更未有明显咳嗽、咳痰或夜间阵发性呼吸困难、发绀等心衰症状,此次入院有心衰肺部感染等表现,但是用药后效果却不明显,需要进一步排查和鉴别其他病因。

(1)新发少见院内感染:患者用药 7 天后炎症指标有所下降,本身虽无免疫力低下等情况,但存在大房缺伴双向分流的基础疾病,可能产生新发院内感染,需进一步检查各种病毒指标和其他感染指标.

(2)肺动脉高压治疗药物疗效差:患者尚未行右心导管,但心脏彩超明确先天性房间隔缺损致双向分流,肺动脉高压诊断基本明确。根据危险分层,6 分钟步行距离 280 米,心功能Ⅲ级,BNP 明显增高(1436 pg/ml),故属于中危,根据指南推荐,可以单药治疗也可以初始联合治疗,故不能排除药物治疗疗效差的可能,拟进一步右心导管检查明确诊断指导治疗。

(3)肺静脉闭塞症(pulmonary veno-occlusive disease,PVOD)和肺毛细血管瘤样增生(pulmonary capillary hemangiomatosis,PCH):这是一种罕见的肺动脉高压,由于病变同时累积肺小动脉、肺小静脉,导致肺小动、静脉弥漫性闭塞,靶向药物应用下反而加重了肺内的渗出,使疾病恶化。肺 HRCT 可见小叶中央型磨玻璃样改变,叶间裂增宽,纵隔淋巴结肿大和胸腔积液。该患者的 CT 影像不全符合。

（4）合并系统性红斑狼疮（systemic lupus erythematosus，SLE）或其他结缔组织疾病：急性起病、发热、感染、浆膜腔积液、关节酸痛、皮疹、多脏器累及，血清免疫指标增高可以确诊。需进一步检查风湿指标。

进一步检查

患者病毒指标：HIV（一），甲、乙流感病毒（一），呼吸道 9 联病毒（一），支原体抗体（一），痰培养及血培养均阴性。而风湿免疫指标：ANA（＋），颗粒型 1∶2 560，特异性抗体抗 Sm/nRNP（＋），抗 dsDNA（一），免疫球蛋白均正常，补体 C3 正常，补体 C4 轻度下降。患者同时存在发热、心包积液、低补体 C4 以及抗 Sm 阳性，根据 2017 年欧洲抗风湿病联盟（European League Against Rheumatism，EULAR）/ACR SLE 分类标准，ANA 阳性的患者权重积分≥10 分可诊断为系统性红斑狼疮。

右心导管＋肺动脉造影：肺动脉平均压 39 mmHg，肺血管阻力 152dyn·s·cm^{-5}，换算为 1.9wood 单位，肺循环血流量：体循环血流量为 1.87，提示心内分流以左向右为主。右心导管具体结果如表 21-1 所示。

表 21-1　右心导管测量值

测　　量	数值	氧饱和度
HR（心率），bpm	80	
AO（降主动脉压），mmHg	115/74	99
SVC（上腔静脉压），mmHg	15	85
RAP（右心房压），mmHg	13	92
RVP（右心室压），mmHg	58/9（30）	93
PAP（肺动脉压），mmHg	54/29（39）	92
PAWP（肺小动脉楔压），mmHg	9	94
Fick's 法计算心排量		
Qs（体循环血量），L/min	8.40	
Qp（肺循环血量），L/min	15.76	
Qp∶Qs	1.87	
PVR（肺血管阻力），dyn·s·cm^{-5}	152	

根据成人先天性心脏病修补手术适应证推荐，肺血管阻力小于 2.3 WU 适宜进行手术修补或封堵。同时肺血管造影排除了可能合并的动脉导管未闭和肺静脉异位引流。考虑到患者同时有狼疮活动，决定先以药物治疗。

最终诊断

①先天性心脏病，继发孔型房缺，伴左向右为主的双向分流；②系统性红斑狼疮；③肺动

脉高压(先心相关性＋结缔组织病相关性),右心功能不全,心功能Ⅲ级;④心包积液;⑤肺部感染;⑥肝损。

药物治疗

明确诊断后给予患者加用激素和丙种球蛋白冲击治疗,1周后,患者热平,气促好转,氧饱和度99%(吸氧2L/min),声音嘶哑明显改善,心率80～90次/分,血压105/68 mmHg,心前区杂音,S1 亢进,P2 增强,出现胸痛伴心包摩擦音。

复查肺部CT提示肺内渗出较前减少,心包积液较前减少,复查心彩超:继发孔型房间隔缺损,以左向右分流为主。肺动脉高压伴中重度三尖瓣返流,PASP 80 mmHg,右心房43 mm×61 mm,右心室 42 mm,少量心包积液。

随访结果

出院后继续给予激素＋免疫抑制剂、抗心衰、抗感染及肺动脉靶向药物治疗,门诊随访4个月余,复查心超肺动脉收缩压进一步下降为 42 mmHg,右心房、右心室面积进一步缩小。

介入治疗

首次住院后半年,再次入院行经皮房间隔封堵术:经股静脉入路,使用了 28 mm 的 Amplatzer 封堵伞,术中试封堵肺动脉平均压由 33 mmHg 下降至 26 mmHg,故予以释放封堵伞,手术成功(图 21‐4)。

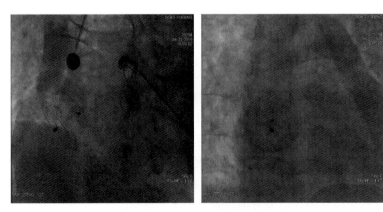

图 21‐4　经皮房间隔封堵术

讨论与述评

本例患者以发热、肺部感染、肺动脉高压为主要表现,心脏超声和CT等影像首先提示先天性房间隔缺损(atrial septal defect,ASD),而临床表现也初步符合房间隔缺损,但在给予药物治疗后症状改善不明显。进行深层的排查后,发现同时合并 SLE,SLE 和 ASD 双重因素使肺动脉高压更趋严重,左向右分流变成双向分流。经过基础疾病(SLE)的药物治疗、肺动脉高压靶向治疗和 ASD 的介入治疗后,最终疾病得到有效控制。

狼疮早期合并肺动脉高压,往往与炎症、肺血管痉挛等有关,应用药物控制疾病活动后

PAH 常能得到改善。SLE 越早开始治疗,达到持续缓解并改善疾病预后的机会就越大。狼疮治疗的最佳时间窗是发病以后 3～5 个月内,否则治疗缓解率下降、临床复发率和发展为固定肺血管病和肾脏病的概率会增加。因此,在狼疮目标治疗中,早期诊断、早期治疗是治疗关键点之一。

先天性心脏病相关性肺动脉高压临床分为艾森曼格综合征、体肺分流相关的肺动脉高压、小型缺损伴肺动脉高压、手术后肺动脉高压(表 21-2)。根据体肺分流程度和肺血管病理特点又分为动力型和阻力型。动力型者肺血管床尚未发生不可逆性改变,肺动脉高压是左向右分流致肺循环高流量导致,堵闭分流后肺动脉压力可降到正常。阻力型者肺血管床病变已经不可逆,肺动脉高压是由于肺血管高阻力所致,处于右向左为主的双向分流或艾森曼格综合征,关闭缺损后肺动脉压力不能降到正常,患者生活质量差,生存时间短。

表 21-2 先天性心脏病相关性肺动脉高压的临床分类

A. 艾森曼格综合征 包括所有大量体-肺分流型先天性心脏畸形,因肺血管阻力重度升高导致右向左分流或双向分流,从而出现发绀、红细胞增多和多器官受累等症状。
B. 体肺分流相关性肺动脉高压 中大型缺损,肺血管阻力轻度或中度增高,存在大量体肺分流,静息状态无发绀。
C. 小型缺损伴肺动脉高压 某些小型缺损合并肺动脉高压,临床表现与特发性肺动脉高压相似。
D. 手术后 PAH 先天性心血管畸形已手术矫正,无明显残余分流或手术损伤,但术后立即,数月或数年之后再次出现肺动脉高压。

注:小型缺损定义:超声测量成人 VSD 直径<1 cm,ASD 直径<2 cm,儿童和婴幼儿尚无明确标准。

右心导管是诊断肺动脉高压的金标准,在判断何时进行封堵或修补,右心导管起到决定性的作用。用 Fick's 法计算心输出量,然后计算 Qp：Qs、肺血管阻力等指标,肺血管阻力(pulmonary vascular resistance,PVR)是国际上衡量手术指征的重要指标之一。2015ESC 肺动脉高压指南确定 PVR>4.6 WU 或者肺血管阻力指数(PVRi)>8 WU·m^2 是不能进行手术或介入矫正心脏畸形的"红线"。指南推荐 PVR<2.3 WU 是可以手术的指征,2.3～4.6 WU 需要进行个体化的评估来考虑是否有手术指征(表 21-3)。

表 21-3 关于成人先天性心脏病患者修补手术适应证的推荐

PVRi(WU·m^2)	PVR(WU)	可否手术	推荐级别
<4	<2.3	可以	Ⅱa,C
4～8	2.3～4.6	进行个体化评估	Ⅱa,C
>8	>4.6	不可以	Ⅱa,C

试封堵试验也可用于有封堵手术条件的病人,利用封堵器临时关闭缺损,观察血流动力学的变化从而判断其预后。但仅限于单个房缺或孤立性动脉导管未闭的患者。采用球囊或

封堵器暂时关闭缺损,同时监测患者的生命体征和血流动力学变化,若肺动脉压无明显下降,或患者出现胸痛、心率或血压下降等变化,说明肺血管病变严重,预后差,不宜关闭缺损;反之,说明肺动脉高压仍主要依赖左向右分流,预后良好,可以彻底关闭缺损。

先天性心脏病相关肺动脉高压手术时机不明确的或者已经是术后 PAH 的患者推荐使用靶向药物治疗,治疗目标主要为缓解症状和改善预后;部分处于临界手术指征的 CHD-PAH 经靶向药物治疗后甚至可获得手术治疗机会,接受 PAH 靶向药物治疗的埃森曼格综合征患者长期预后明显优于不治疗者,但均推荐给予 PAH 靶向药物治疗。

病例提供单位:上海交通大学医学院附属仁济医院

整理:庄琦

述评:沈节艳

参考文献

[1] GALIE N, MANES A, PALAZZINI M, et al. Management of pulmonary arterial hypertension associated with congenital systemic-to-pulmonary shunts and Eisenmenger's syndrome [J]. Drugs,2008,68(8):1049 – 1066.

[2] DUFFELS MG, ENGELFRIET PM, BERGER RM, et al. Pulmonary arterial hypertension in congenital heart disease:an epidemiologic perspective from a Dutch registry [J]. Int J Cardiol,2007,120(2):198 – 204.

[3] DILLER GP, GATZOULIS MA. Pulmonary vascular disease in adults with congenital heart disease [J]. Circulation,2007,115(8):1039 – 1050

[4] ADATIA I, KOTHARI SS, FEINSTEIN JA. Pulmonary hypertensionassociated with congenital heart disease:pulmonary vascular disease:the global perspective [J]. Chest,2010, 137(6 Suppl):52S – 61S.

[5] DILLER GP, DIMOPOULOS K, KAFKA H, et al. Model of chronic adaptation:right ventricular function in Eisenmenger syndrome [J]. Eur Heart J,2007,9(Suppl H):H54 – 60.

[6] DALIENTO L, SOMERVILLE J, PRESBITERO P, et al. Eisenmenger syndrome. Factors relating to deterioration and death [J]. Eur Heart J,1998,19(12):1845 – 1855.

第六章

心律失常相关病例

病例22 持续性心房颤动导管消融术后复发心房扑动/房性心动过速的再消融

患 者 一

主诉

活动后胸闷、心悸9个月。

病史摘要

患者,男性,38岁。因"活动后胸闷、心悸9个月"入院。多次体表心电图和24 h动态心电图均提示"心房颤动(房颤)",无窦性心律出现,诊断为"持续性房颤"。口服胺碘酮1个月未能转复窦律。收入院行房颤消融术。术后1个月复发心慌,ECG提示心房扑动(房扑),服用胺碘酮、缓释维拉帕米治疗3个月无好转,为房扑消融再次收入院。既往体健,否认高血压、糖尿病等慢性疾病史。否认传染病史,否认手术、外伤史。生于原籍,无烟酒等不良嗜好。否认疫水接触史。已婚已育,家人体健。父母均健康,无家族性遗传病史。

入院查体

中等体格,身高178 cm,体重78 kg, BMI 24.6 kg/m²。发育正常,查体配合。生命体征:T 36.8℃,R 21次/分,P 86次/分,BP 130/75 mmHg。神清,一般情况好,对答如常。双肺呼吸音清,无干、湿啰音,HR 98次/分,绝对不齐,各瓣膜区未闻及杂音,腹软无压痛,双下肢凹陷性水肿(一)。双侧足背动脉波动正常对称。

辅助检查

血常规、肝肾功能、血糖、血脂全套、甲状腺功能、出凝血系列、心肌酶谱均无明显异常。
经胸超声心动图:左心室舒张末/收缩末内径49/32 mm,左心室射血分数65%,左心房前后径39 mm。

经食管超声心动图:左心房及左心耳未见血栓形成。

X线胸片:心肺未见明显异常。

心电图:心房扑动。

初步诊断

持续性房颤导管消融术后再发心房扑动。

诊断和鉴别诊断

持续性心房颤动(房颤)首次消融术后复发持续性心房扑动(房扑)/房性心动过速(房速)不少见,一般持续性房颤消融术后房扑/房速的机制包括以下几个方面。

(1)与肺静脉传导恢复相关:如肺静脉心动过速伴传导缝隙(gap)传出、两个(或以上)肺静脉 gap 介导的大折返性心动过速。

(2)与既往多条消融线径的残存 gap 相关:如曾行二尖瓣峡部消融,则术后可能发生二尖瓣峡部依赖房扑;左心房顶部消融可能导致左心房顶部依赖折返,三尖瓣峡部消融可能导致三尖瓣峡部依赖房扑。上述三种形式的大折返可能有多种组合形式合并出现,也可表现为"8"字折返。

(3)心房内固有潜在折返环和局灶在房颤消除后显现,而与首次消融术式无关:包括心房病变区、慢传导部位的小型折返、微折返、局灶等。

房扑的标测和消融可采用以下 3 种标测方法。

(1)三维激动标测:若所标测心房的激动时程占房扑周长 90% 以上,一般可以确定大折返房扑起源于此心房;若激动时程占房扑周长<50% 以下,则可认为大折返房扑非此心房起源或者为局灶性房速。

(2)拖带标测:对于周长和激动顺序稳定的房扑,可采用多部位拖带的方法确定折返环所在:一般情况下,若起搏后间期(PPI)与房扑周长差异 20 ms 之内,则认为拖带的部位在折返环内,若差异大于 20 ms,则认为拖带部位不在折返环内。

(3)基质标测(substrate mapping):可采用电压标测,一般以双极心房电压<0.5 mV 定义为低电位区,并可标测异常形态电位,如双电位、长时程碎裂电位(时程大于房扑周长 50%),根据低电压、异常电位的分布区域,推断房扑赖以发生基质的所在部位,指导标测和消融。

进一步检查及治疗

电生理检查和导管消融方案

(1)首次消融:房颤状态下环肺静脉消融采用 CARTO 系统引导、环状电极(Lasso)标测,采用盐水灌注压力感知导管,射频能量 35 W,盐水灌注流量 20 ml/min,前壁、顶部实现消融指数(AI)500,后壁 AI 400~450,成功实现双侧肺静脉隔离,心内记录如图 22 - 1 所示。完成环肺静脉隔离后,附加二尖瓣峡部线性消融,功率 35 W,盐水灌注流量 20~25 ml/min,于 360 J 同步电转复恢复窦性心律,验证二尖瓣峡部未阻断,于持续左心耳起搏下寻找 gap,补点消融实现二尖瓣峡部阻断(图 22 - 2),结束手术。

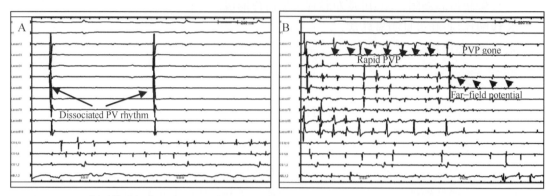

图 22-1　双侧肺静脉隔离心内记录。自上而下分别为 Ⅰ, V1, Lasso1~Lasso10, CS9~CS2, ABL1、2

A. 右上肺静脉隔离,可见 40 次/分左右分离的肺静脉自主节律(dissociated PV rhythm);B. 左上肺静脉隔离,可见快频率肺静脉电位(PVP)逐渐减慢消失,并可见左心耳远场电位(LAA Far-field potential)

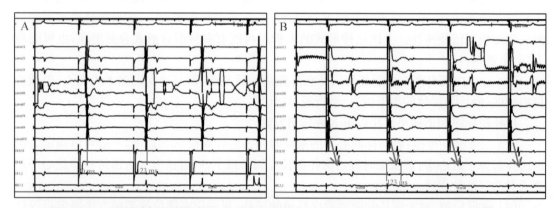

图 22-2　二尖瓣峡部阻滞的验证,自上而下分别为 Ⅰ, Lasso1~Lasso10, CS9~CS2, ABL1、2

A. 持续 CS5、6 起搏,环状电极放置于左心耳(LAA),在原消融线上寻找传导间期最近的 gap 补点消融,消融时可见起搏至 LAA 间期突然显著延长(由 70 ms 延长至 123 ms),提示可能实现了逆时针方向二尖瓣峡部阻滞;B. 持续左心耳起搏,可见冠状窦激动顺序为自近及远(红色箭头所示),LAA 起搏信号至 C1、2 的时程为 123 ms,提示顺时针方向二尖瓣峡部传导也实现阻滞,由此确定二尖瓣峡部双向阻滞

　　(2) 二次消融:标测开始患者为持续性房扑发作,心内记录见图 22-3A。可见冠状窦激动顺序为由远及近,符合左心房起源房扑。首先用 Lasso 电极检查肺静脉电位,结果双侧肺静脉均无肺静脉电位恢复。在 CARTO 系统引导下行左心房激动标测(见图 22-3B)。房扑周长 220 ms,设定感兴趣窗(window of interest,WOI)范围为 −10~210 ms,左心房激动标测显示左心房激动时程为 209 ms,占房扑周长 95%,提示为左心房房扑。根据激动标测结果和局部长时程碎裂电位特点(图 22-3B),提示为左心房后壁左下肺静脉口下局部折返性可能,但此处消融仅使房扑周长延长至 310 ms 左右,未能终止房扑。为排除转变为另一种房扑,重设 WOI(−10 ms~280 ms)后再次左心房激动顺序标测,提示房扑激动顺序未变(图 22-4D~E),提示消融使折返环延长,导致心动过速周长由 221 ms 延长至 316 ms(图 22-4A~C),但并未阻断房扑的关键峡部。进一步分析激动顺序,可见房扑实为围绕左肺静脉消融环大折返(图 22-4D),峡部在首次消融的二尖瓣峡部,而且标测二尖瓣峡部电位呈现宽双电位和碎裂电位(图 22-5B~D),后者为二尖瓣峡部 gap 的典型心电图特征。该

碎裂电位位于左肺静脉与左心耳嵴部附近,此处消融房扑终止(图22-6A),房扑终止后,进一步验证峡部线,起搏证实峡部线完全阻滞(图22-6B)。

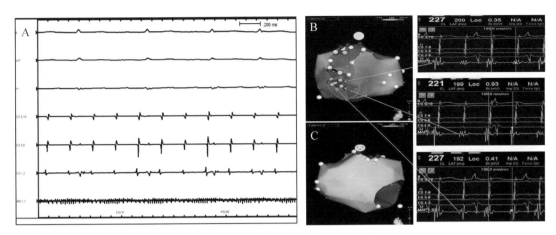

图22-3 左心房房扑的心内记录和激动标测

A. 由上至下分别为Ⅱ、aVF、V1、CS9、10、CS5、6、CS1、2、ABL1、2,可见冠状窦顺序为由远及近,房扑周长220 ms;B. 左心房激动标测结果,蓝点标测局部电位为多波折的碎裂电位,初步诊断左心房后下壁局部折返可能。

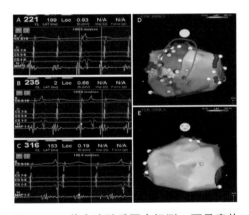

图22-4 首次消融后再次标测　可见房扑周长延长(A~C)而激动顺序未变(D~E),仔细分析激动图后该房扑最终诊断为围绕左肺静脉消融环的大折返

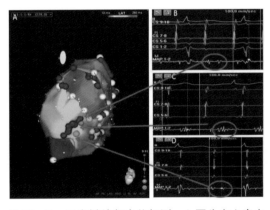

图22-5 二尖瓣峡部电位标测　A图为左心房左侧位观。可见近二尖瓣环和肺静脉开口的两个黄点为宽双电位(B和D),左肺静脉-左心耳的嵴部附近电位为长程的碎裂电位(C)

最终诊断

持续性房颤导管消融术后围绕左肺静脉大折返房扑。

治疗及转归

消融术后口服胺碘酮200 mg qd四周后停用,口服华法林8周(INR控制在1.8~2.0)。随访6年,患者无心慌症状,多次动态心电图和体表ECG复查均无房性心律失常复发。患者CHADS2-VASc积分为0分,予停用所有抗心律失常药物和抗凝药物。

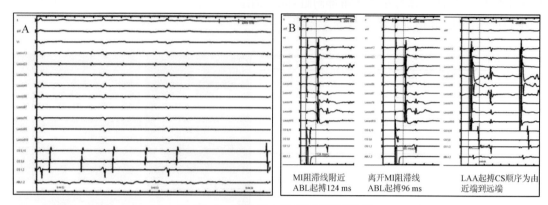

图22-6　房扑终止和二尖瓣峡部验证

A. 可见房扑周长延长并终止,恢复窦性心律;B. 为二尖瓣峡部阻滞的验证。Lasso 环状电极放置于左心耳内。阻滞线一侧起搏至左心耳时程为 124 ms,离开阻滞线后起搏至左心耳时程为 96 ms,说明逆时针方向二尖瓣阻滞。同理,左心耳起搏冠状窦激动顺序为由近及远,起搏至 CS1,2 时程为 123 ms,提示顺时针方向二尖瓣峡部阻滞,证明实现二尖瓣峡部双向阻滞

患 者 二

主诉

反复胸闷、心悸、乏力 26 个月。

病史摘要

患者,男性,54 岁。因"反复胸闷、心悸、乏力 26 个月"入院。当地医院反复查体表心电图均提示为"心房颤动(房颤)",动态心电图检查"全程房颤",无窦性心律出现,诊断为"长程持续性房颤"。于 2010 年 5 月在当地医院行射频消融术,消融术式为 EnSite-NavX 系统引导下"环肺静脉隔离+左心房顶部、二尖瓣峡部线性消融"。术后 1 年无心慌等症状,心电图无房性快速性心律失常复发。1 年后出现症状性阵发性房颤复发,起初每个月平均发作 3～4 次,每次 10 h 左右,后发作渐频,至本次就诊半年内为持续性发作,体表心电图提示为"不典型房扑",其特点为 Ⅱ、Ⅲ、aVF 导联和 V1～V6 导联扑动波均为正向。2012 年 7 月 22 日接受再次消融。有高血压史 3 年,最高血压 160/95 mmHg,服用氨氯地平血压控制在 140/80 mmHg 左右。无糖尿病史。否认传染病史,否认手术外伤史。生于原籍,有吸烟史,半包/天×30 年。无嗜酒史。否认疫水接触史,否认重要药物毒物接触史。已婚已育,家人体健。父母均健在,父母均有高血压病史。

入院查体

体格略肥胖,身高 170 cm,体重 80 kg, BMI 27.7 kg/m²,发育正常,查体配合。生命体征:T 36.8℃,R 20 次/分,R 98 次/分,BP 145/75 mmHg(双侧基本对称)。神清,平静面容,一般情况好,对答切题。唇无发绀,双肺呼吸音清,未闻及干、湿啰音。HR 107 次/分,律绝对不齐,各瓣膜区未闻及病理性杂音。腹软,无压痛,反跳痛(一),双下肢无凹陷性水肿。双

侧桡动脉和足背动脉搏动正常对称。

辅助检查

血常规、肝功能、肾功能、出凝血系列、心肌酶谱、甲状腺功能、血脂全套、血糖均无明显异常。

经胸超声心动图：左心室舒张末/收缩末内径 55 mm/36 mm，左心室射血分数 56%，左心房前后径 41 mm。

经食管超声心动图：左心房及左心耳未见血栓形成。

X 线胸片：心影略饱满，双肺未见明显异常。

ECG：心房扑动。

初步诊断

①长程持续性房颤导管消融术后再发心房扑动；②高血压病 2 级。

诊断和鉴别诊断

与病例一房颤持续时间较短不同，此例患者房颤持续时间大于 2 年，根据 HRS/EHRA/ECAS 发布的最新房颤诊疗指南，诊断为长程持续性房颤。持续性房颤病程越长，左心房电重构和解剖重构越显著，因而长程持续性房颤消融效果不如持续性和阵发性房颤。

此例患者术后有阵发性房颤复发，因此推测肺静脉传导恢复可能性较大，需要消融肺静脉 gap 达到肺静脉再次隔离，亦不能除外非肺静脉触发灶的可能性，必要时标测上腔静脉电位。此外，持续性房颤消融术后复发房扑的机制包括：①与肺静脉传导恢复相关；②与多条消融线径传导 gap 相关；③心房内固有潜在折返环和局灶在房颤消除后显现。房扑的电生理分类可为大折返性（macro-reentry）、局灶性（微折返）和局部折返（localized reentry）。

此例房扑的标测和消融采用 EnSite-NavX 系统引导，标测方法也与病例一介绍的方法类似，包括三维激动标测、拖带标测、基质标测（substrate mapping）。但 EnSite-NavX 系统与 CARTO 系统在激动标测方面存在差别，前者能用环状电极进行高密度标测（high density mapping）。高密度标测的优势是能在较短的时间内采集 2 000 个以上有效的标测点，因此高密度标测更高效，提供的信息也更全面。

治疗及转归

电生理检查和导管消融方案：

标测开始患者为持续性房扑，心内记录见图 22 - 7。房扑周长 210 ms，冠状窦激动顺序为由远及近，符合左心房起源房扑。

在 EnSite-NavX 系统引导下行左心房高密度标测。设定 WOI 范围为 −186～21 ms，左心房激动标测显示左心房激动时程占房扑周长 90% 以上，提示房扑为左心房起源。但激动标测提示左心房前、后壁提早程度类似，而二尖瓣环附近激动较晚（图 22 - 8A），未见"早接晚"的大折返特征，亦不符合自最早激动点向四周离心性扩布的局灶性房速特点。为排除 WOI 对激动标测结果的影响，重新设置 WOI −120～78 ms，结果左心房前、后壁激动均为较晚（图 22 - 8B），两次标测结果均无法合理解释，诊断不能确定。

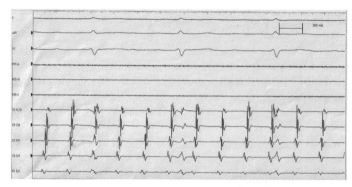

图 22‑7　不典型房扑心内标测。自上而下分别为 I、aVF、V1、
Hisp、Hism、Hisd、CS9～CS2，房扑波周长 210 ms，冠状窦顺序为
CS1、2 早于 CS5、6，早于 CS9、10

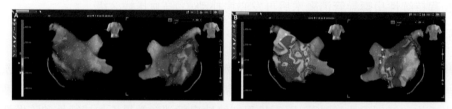

图 22‑8　不同 WOI 左心房激动标测结果

A. WOI 设定为−186～21 ms，分别为后前位（左图）和前后位（右图），可见左心房前、后壁激动均较
早，二尖瓣环附近最晚；B. 重新设定 WOI 为−120～78 ms，可见左心房前、后壁激动均较晚（左心房
后壁红色区域未经校正），而左心房间隔附近最早，上述两次高密度标测均无法解释房扑的机制

　　为明确房扑机制，采取了多部位拖带标测，拖带部位为左心房顶部、二尖瓣峡部、二尖瓣
环前瓣附近。各部位起搏后间期（post-pacing interval，PPI）如图 22‑9A 所示。根据拖带
结果，此房扑与二尖瓣峡部相关，但非围绕二尖瓣环大折返，明确排除左心房顶部大折返。
进一步在二尖瓣峡部低电位区（可能为首次消融引起）标测发现局部可见长时程的多折电位
（图 22‑9B），综合上述标测结果，此房扑诊断为二尖瓣峡部局部小折返（localized reentry）。

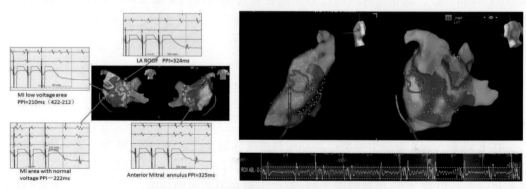

图 22‑9　左心房多部位拖带和电位标测结果

A. 拖带标测，起搏周长 190 ms，左心房顶部（LA ROOF）PPI 为 324 ms，二尖瓣环前壁（anterior mitral annulus）PPI 为 325
ms，与房扑周长 210 ms 差值均明显大于 20 ms，提示此两处不在折返环内；二尖瓣低电位区（MI low voltage area）拖带
PPI＝房扑周长，二尖瓣峡部电位正常区 PPI 与房扑周长差值 12 ms（＜20 ms），提示此两处在折返环内。综合上述结果考
虑房扑与二尖瓣峡部相关，但非围绕二尖瓣环大折返，亦明确排除左心房顶部大折返；B. 电位标测，可见局部电位呈现长
时程的多折电位，据上述结果，房扑诊断为二尖瓣峡部局部折返

确立诊断后,消融导管于二尖瓣峡部低电位区寻找长时程的碎裂多折电位(图22-10),ABLD-2和ABL3-4激动顺序符合消融导管恰好横跨折返环,此处放电3s后房扑终止,房扑终止后,验证二尖瓣峡部未阻断,继续消融二尖瓣峡部达到二尖瓣峡部阻滞。并进一步验证肺静脉电位,发现左上肺静脉和右上肺静脉电位恢复,对残存的肺静脉电位再次隔离,并经验性电隔离上腔静脉,结束手术。

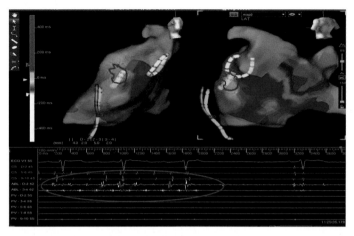

图22-10　二尖瓣峡部消融房扑迅速终止,可见ABLD-2和ABL3-4呈现碎裂电位且恰好横跨折返环(红色箭头所示),局部消融3s房扑终止

术后口服胺碘酮和华法林2个月,保持INR在2.0左右。之后停用胺碘酮,华法林改为阿司匹林100mg qd长期口服。患者于术后2周发作心悸一次,持续4h,ECG证实为房颤,自行终止。后有轻微心悸感,多次ECG和24h动态心电图检查证实为房性早搏。术后随访2年,患者无心慌、胸闷等症状发作,规律接受ECG和24h动态心电图检查,无房性快速性心律失常发作。患者CHA2DS2-VASC评分为1分,患者无房颤发作,根据目前非瓣膜性房颤抗凝指南,未用抗凝治疗。

最终诊断

①长程持续性房颤导管消融术后二尖瓣峡部局部折返;②高血压病2级。

讨论及述评

虽然导管消融治疗持续性房颤总体安全有效(目前为Ⅱa/Ⅱb类适应证),但是(长程)持续性房颤消融术后有相当比例的患者(1%～50%)复发心房扑动(房扑)/房性心动过速(房速)。由于房扑/房速的心室率通常较难控制,患者耐受性差、容易导致心力衰竭,故应引起临床上的充分重视。

房颤消融术后房扑/房速的发生率与房颤消融术式密切相关。肺静脉节段性隔离术后房扑/房速发生率最低,约为1.2%～2.9%,环肺静脉隔离术的房速发生率较高,约为20%,单纯碎裂电位消融房速发生率为17%～26%,而复杂消融术式的房速发生率可高达21%～40%。可见每一步消融都是"双刃剑",既有助于提高消融成功率,又可能造成新的慢传导区导致房扑/房速增加。

房颤消融术后房扑/房速主要类型包括：①与肺静脉传导恢复相关，可表现为肺静脉内快速激动自 gap 传出，或为两个肺静脉 gap（相距＞2 cm）大折返，一个 gap 传入，另一 gap 传出；②大折返性房扑，主要包括二尖瓣峡部、三尖瓣峡部或左心房顶部依赖的大折返房扑，有时可以表现为 8 字折返，通常由于消融不彻底引起，也可能为自发性；③局部折返，其折返环较小（直径＜2 cm），整体表现为离心性传导的特点，而局部标测显示"早接晚"的折返性房扑特点；④局灶性房速，其发生可能与不完全的消融有关，亦可为原发存在。

房颤消融术后房扑/房速的消融治疗需要注意两个方面：一是术前病史复习和体表 ECG 研读，二是合理运用标测方法。术前的病史复习主要是详尽了解首次消融的术式、消融终点的实现与否，这对于初步判断房扑/房速类型、确定标测感兴趣区域有重要的参考作用。此外，体表 ECG 研读也可提供诊断线索。

房扑/房速术中标测方法主要包括 3 种：激动标测、拖带标测和基质/电位标测。如前所述，若被标测心房的激动时程占折返性房扑周长 90％ 以上，一般可以诊断该房扑起源于此心房；激动时程占房扑周长＜50％ 以下，则可认为房扑非此心房起源或者为局灶性房速。对于拖带标测，若 PPI 与房扑周长差异小于 20 ms 之内，则认为拖带的部位在折返环内，否则认为拖带部位不在折返环内，但需注意拖带 PPI 良好并不意味着此处是消融靶点。对于基质标测，寻找双极心房电压＜0.5 mV 的低电位区和标测异常形态电位可能较有意义，对于折返性房扑，低电位区代表了真正的电生理峡部，而非类似二尖瓣峡部的解剖峡部，在低电位区消融也容易实现消融线径阻滞；对于局部折返性房扑，良好的消融靶点局部通常可以找到长时程（约 50％ 房扑周长）的碎裂电位。但我们需要注意，在经历广泛消融的心房内，有时能标测到广泛的碎裂电位，此时基质标测可能也无法提供准确的诊断线索。

房颤消融术后房扑/房速的消融基于准确的标测结果。一般诊断准确的话，消融多无困难。肺静脉 gap 介导的房速通过消融补点再隔离肺静脉电位即可；局灶性和微折返性房速以最早激动点为消融靶点，消融成功率极高；大折返性房扑的消融则具有较高挑战性。

三尖瓣峡部相对容易阻滞，但临床上对于右心房巨大、三尖瓣峡部较长、存在皱襞/憩室等特殊结构的患者要实现阻滞绝非易事。左心房顶部一般阻滞率接近 90％ 左右，消融相对安全。由于二尖瓣峡部三维结构复杂、心肌较厚、存在冠状窦血流"heat sink 效应"等原因，此线径消融最具有挑战性。文献报道约 2/3 的患者需要冠状窦远端消融。近年来国内外开展的 Marshall 静脉无水酒精消融可能是提高二尖瓣峡部阻滞率的较好方法。

本章列举的两例房颤术后房速，其发生均与二尖瓣峡部线未完全阻断或传导恢复有关，但消融均较顺利，究其原因，主要是因为病例一的房扑/房速由二尖瓣峡部消融线径上一个 gap 引起，消融此 gap 的难度较第一次完整消融明显降低，而病例二为二尖瓣峡部局部折返，标测到关键的长程碎裂电位后消融就很容易获得成功。

病例提供单位：上海交通大学医学院附属仁济医院

整理：王新华

述评：卜军

参考文献

[1] CALKINS H，HINDRICKS G，CAPPATO R，et al. 2017 HRS/EHRA/ECAS/APHRS/SOLAECE expert consensus statement on catheter and surgical ablation of atrial fibrillation [J]. Europace，2018,20(1):e1 - e160.

[2] FINK T，SCHLÜTER M，HEEGER CH，et al. Stand-alone pulmonary vein isolation versus pulmonary vein isolation with additional substrate modification as index ablation procedures in patients with persistent and long-standing persistent atrial fibrillation: the randomized Alster-Lost-AF Trial (Ablation at St. Georg hospital for long-standing persistent atrial fibrillation) [J]. Circ Arrhythm Electrophysiol，2017,10(7):e005114.

[3] JAÏS P，HOCINI M，HSU LF，et al. Technique and results of linear ablation at the mitral isthmus [J]. Circulation，2004,110(19):2996 - 3002.

[4] VERMA A，JIANG CY，BETTS TR，et al. Approaches to catheter ablation for persistent atrial fibrillation [J]. N Engl J Med，2015,372(19):1812 - 1822.

第七章

心肌病相关病例

病例23 致心律失常性右心室心肌病患者植入 ICD 后电风暴无休止室性心动过速

主诉

反复胸闷、心悸 1 天,自觉电击感 1 次。

病史摘要

患者男性,69 岁。患者入院当日晨起无明显诱因下出现心悸不适,伴胸闷、头晕,无发热,无黑朦、晕厥,无抽搐,无胸痛、气急、恶心、呕吐。约当日上午 7:00 自觉一次电击感后症状好转,但数分钟后再次出现心悸、胸闷、头晕症状。患者遂来我院急诊就诊,查:cTnI<0.03 ng/ml,肌红蛋白 23 ng/ml,CK - MB1.3 ng/ml。心电图示:室速,HR 156 次/分,急诊予以胺碘酮静滴治疗,现为进一步治疗收入院治疗。

追问病史,患者于 2010 年起无明显诱因下反复出现心悸伴黑朦,当时在当地医院行心电图检查示室速,予电复律后转复。此后于 2013 年 4 月、2013 年 8 月反复发生室速,均予电复律后转复。2013 年 9 月再次出现室速反复发作而入院,行心电图及心超检查,考虑致心律失常性右心室心肌病(arrhythmogenic right ventricular cardiomyopathy,ARVC)可能,于 2013 - 9 - 9 行心脏电生理＋射频消融术,术中结果示室速为右心室起源,由心肌瘢痕介导的室速,折返位于右心室流出道(right ventricular outflow tract,RVOT)与三尖瓣环及瘢痕之间,无法终止,考虑室速起源于深部心肌或心外膜,为避免并发症,终止手术。遂于 2013 - 9 - 12 局麻下行埋藏式心脏复律除颤器(implantable cardiovertor defibrillator,ICD)置入术,术中穿刺腋静脉,插入除颤电极定位于右心室近心尖部。见 S - T 抬高>8 mV,术中测除颤电极导线参数:阈值 1.0 V/0.5 ms,阻抗 100 Ω,R 波 6.5 mV。后植入除颤起搏器,在静脉麻醉下进行 T-Shock 诱发患者室速,31 J 成功除颤,术后再次程控起搏阈值 0.4 V/0.5 ms,阻抗 768 Ω,R 波 7.8 mV。术后每日服胺碘酮、比索洛尔控制心律失常,每年定期随访,未发生室速事件。至 2017 年 6 月 28 日及 29 日患者再次出现心悸、黑朦,伴冷汗,一过性意识丧失,ICD 放电后恢复,程控提示持续性室速,频率分别为 169 次/分和 171 次/分,抗心动过速起搏(anti-arrhythmia pacing,ATP)治疗无效,经 31 J 电击转复。2017 年 10 月患者再次因头晕、活动后胸闷就诊于我院,于 2017 - 10 - 10 行 CAG 术,术中示:冠状动脉起缘正常。右优势型。左主干正常;前降支中段管状狭窄 60%,第一对角支正常;回旋支正常,钝缘支正常;右冠脉远段局限性狭窄 50%,全冠 TIMI 血流 3 级。加用阿司匹林、他汀类药物治疗。2019 年 5 月 16 日突发胸闷、心慌,ICD 多次放电,当时收入 CCU 行药物治疗电风暴后好转。出院后患者长期口服比索洛尔和胺碘酮。

既往有高血压病史,服用非洛地平缓释片及比索洛尔降压,血压控制可。诊断慢性阻塞性肺病 8 年,平时吸入沙美特罗替卡松气雾剂,控制可。2003 年右肺鳞癌 γ 刀切除手术史;20 年前左髋关节置换术史,否认输血史,否认食物过敏史,否认药物过敏史。长期生长于上海,否认疫水、疫区接触史,否认吸烟酗酒史,否认冶游史。已婚,育有一女,妻子及女儿体健。父母均已去世,父亲死于恶性肿瘤,母亲生前有室速病史,并于中年猝死。

入院查体

查体:T 36.6℃,P 107 次/分,R 20 次/分,BP 132/76 mmHg。神清,气平,精神可,无贫血貌,颈软,无颈静脉充盈或怒张。心前区无隆起,心律齐,心界右缘扩大,各瓣膜区未闻及病理性杂音,双肺听诊呼吸音清,双肺未闻及干湿啰音。腹壁柔软,无压痛反跳痛,肝脾肋下未及,双肾区无叩痛,未及明显包块。双下肢无水肿,周围血管征(一)。

辅助检查

心肌标记物(2019 - 07 - 14):TnI <0.03 ng/ml,肌红蛋白 23 ng/ml,CK - MB 1.3 ng/ml。

急诊心电图(2019 - 07 - 14):室速,心室率 156 次/分(图 23 - 1)。

门诊心电图(2017 - 6 - 29):窦律,V1～V3 导联 QRS 波群后可见棘波(图 23 - 2)。

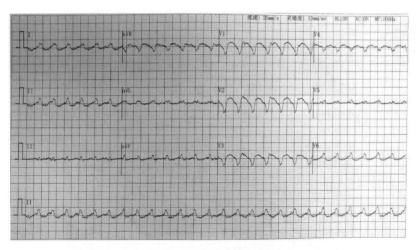

图 23 - 1 室速发作心电图

心脏超声(2017 - 6 - 29):主动脉根部内径 38 mm,左心房内径 46 mm,室间隔厚度 10 mm,LVEDD 51 mm,LVESD 35 mm,左心室后壁厚度 9 mm,左心室心内膜缩短分数 31%,左心室射血分数 59%,右心室心底内径 55 mm,右心室心腰内径 46 mm,右心房内径 45 mm,右心房纵径 56 mm(图 23 - 3～图 23 - 5)。

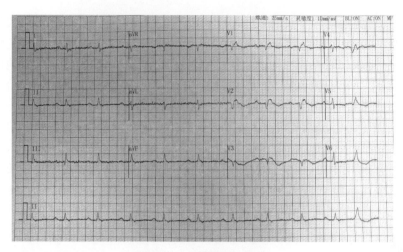

图 23-2　患者基础心电图

超声提示：右心房，右心室内径显著增大，右心室壁收缩活动普遍减弱。左心房内径增大，左心室舒张末压升高。肺动脉增宽，伴重度三尖瓣反流。冠状静脉窦增宽。少量心包积液。

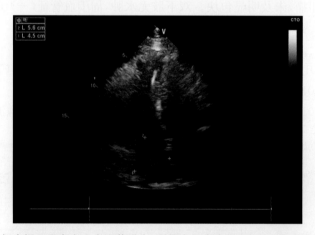

图 23-3　超声提示患者右心房显著增大，测得右心房内径 45 mm，右心房纵径 56 mm

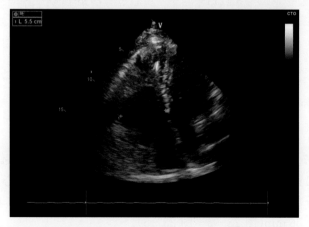

图 23-4　患者右心室内径显著增大，右心室心底内径达 55 mm

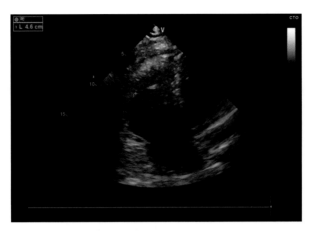

图 23-5　患者右心室内径显著增大，右心室心腰内径达 46mm

初步诊断

①致心律失常性右心室心肌病（ARVC），ICD 术后，持续性室性心动过速；②冠状动脉粥样硬化性心脏病，心功能Ⅱ级（NYHA 分级）③高血压病；④慢性阻塞性肺病；⑤右肺鳞癌切除术后；⑥左髋关节置换术后。

治疗及转归

讨论 1：患者为老年男性，诊断致心律失常性右心室心肌病，反复多次发作室速。本次自觉 ICD 放电 1 次来诊。作为一种特殊类型的起搏器，ICD 除了具备基本的治疗心功能过缓的功能，还具备感知、治疗心动过速的功能。其治疗心动过速的工作方式包括 ATP、电转复（CV）和除颤。ATP 由于刺激能量小，患者痛苦小，被称为"无痛性治疗"，成为室速的首选治疗。而电转复和电除颤则需要较大能量，患者痛苦较大，但能有效终止心动过速，故成为 ATP 治疗无效的室速和室颤的有效方法。ICD 对室速、室颤的识别功能主要通过心动过速频率、突发性、间期稳定性、心内电图宽度和形态等方面实现的。但是如果 ICD 感知过度，比如心室双记数，误感知 T 波，导线故障、螺丝松动、电极脱位等情况，也能导致 ICD 在无心动过速时误感知，并进行治疗，因此，ICD 放电后，必须通过分析 ICD 参数和腔内心电图，结合体表心电图、X 线透视等方法明确患者是否存在误感知放电。此外，若反复发作恶性心律失常，ICD 反复放电，患者会陷入痛苦和恐惧中，而这种紧张情绪又会进一步加重室速、室颤的发作。此时，需要通过程控，提高识别要求、调整 ATP 方式、增加 ATP 次数，来减少放电。同时，通过积极药物抗心律失常、维持水电解质平衡、镇静抗焦虑等方法，减少电风暴的发作。

后续 1：为明确患者 ICD 放电时心律以及患者室速的发作频率，评估严重程度，入 CCU 即刻行床边 ICD 程控，程控显示 ICD 感知、起搏参数正常，记录到入院当天 6：49 起患者反复发作 7 次室速事件，其中一次经 31J 放电后转复。通过调取腔内心电图，明确 ICD 放电为治疗室速恰当放电。此外还发现，患者 2019 年以来事件明显增多，从 2013 年 ICD 植入后的 6 年中，总共记录 73 次事件，其中 2019 年以来发生 60 次室速、室颤事件，大多数为慢室速，根据既往程控结果，患者 ATP 治疗无效，起初 21J 可以转复，但 2019 年以来往往需要 31J 方可转复，说明患者近期病情明显进展（见图 23-6～图 23-8）。

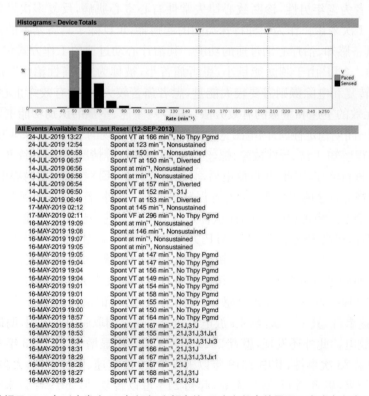

Boston Scientific	ZOOM ® View™		Report Created 05 Aug 2019
	Combined Follow-up Report		Last Office Interrogation 05-AUG-2019 15:34
	Date of Birth	JUL 1950	Implant Date
	Device	VITALITY 2 EL VR T177/119034	12-SEP-2013
	Tachy Mode	Monitor+Therapy	

Events Available Since Last Reset (12-SEP-2013)

24-JUL-2019 13:27	Spont VT at 166 min⁻¹, No Thpy Pgmd
24-JUL-2019 12:54	Spont at 123 min⁻¹, Nonsustained
See last page for full list of Events Since Last Reset.	

Battery   MOL2

Last Delivered Shock	14-JUL-2019 06:50	Cumulative Charge Time	15:05 m:s
Energy	31 J	Time Since Implant	71 months
Charge Time	8.2 sec	Voltages	
Shock Impedance	46 Ω	Monitoring	2.60 V
Auto Capacitor Re-form	30 days	Charging	1.99 V
Last Capacitor Re-form	07-JUL-2019 14:58		
Charge Time	10.8 s		

Leads Data

	Implant 12-SEP-2013		Last In-Office		Last Daily
Ventricular					
Intrinsic Amplitude	N/R mV		6.5 mV	05-AUG-2019 14:00	-- mV
Pace Impedance	N/R Ω		494 Ω	05-AUG-2019 14:00	-- Ω
Pace Threshold	N/R V N/R ms		0.6 V @ 0.4 ms	05-AUG-2019 14:02	
Shock Vector					
Shock Impedance	N/R Ω		58 Ω	24-JUL-2019 16:56	-- Ω

Settings

Ventricular Tachy Settings				
VF	205 min⁻¹		31J, 31J, 31Jx3	
VT	150 min⁻¹	ATP1xOff ATP2xOff	31J, 31J, 31Jx3	
Brady Settings				
Mode	VVI		Pacing Output	
Lower Rate Limit	60 min⁻¹		Ventricular	2.4 V @ 0.4 ms
Maximum Sensor Rate	-- min⁻¹		Sensitivity	
V-Refractory (VRP)	250 ms		Ventricular	Nominal
			Sensors	
			Accelerometer	Off

Daily Measurement

Date	Ventricular Amplitude (mV)	Impedance (Ω)	Shock Impedance (Ω)
There are no measurements to display.			

图 23‑6　入院后程控提示 ICD 感知、起搏参数正常，并显示了 ICD 参数设置情况

Histograms - Device Totals

All Events Available Since Last Reset (12-SEP-2013)

24-JUL-2019 13:27	Spont VT at 166 min⁻¹, No Thpy Pgmd
24-JUL-2019 12:54	Spont at 123 min⁻¹, Nonsustained
14-JUL-2019 06:58	Spont at 150 min⁻¹, Nonsustained
14-JUL-2019 06:57	Spont VT at 150 min⁻¹, Diverted
14-JUL-2019 06:56	Spont at min⁻¹, Nonsustained
14-JUL-2019 06:56	Spont at min⁻¹, Nonsustained
14-JUL-2019 06:54	Spont VT at 157 min⁻¹, Diverted
14-JUL-2019 06:50	Spont VT at 152 min⁻¹, 31J
14-JUL-2019 06:49	Spont VT at 153 min⁻¹, Diverted
17-MAY-2019 02:12	Spont at 145 min⁻¹, Nonsustained
17-MAY-2019 02:11	Spont VF at 296 min⁻¹, No Thpy Pgmd
16-MAY-2019 19:09	Spont at min⁻¹, Nonsustained
16-MAY-2019 19:08	Spont at 146 min⁻¹, Nonsustained
16-MAY-2019 19:07	Spont at min⁻¹, Nonsustained
16-MAY-2019 19:05	Spont at min⁻¹, Nonsustained
16-MAY-2019 19:05	Spont VT at 147 min⁻¹, No Thpy Pgmd
16-MAY-2019 19:04	Spont VT at 147 min⁻¹, No Thpy Pgmd
16-MAY-2019 19:04	Spont VT at 156 min⁻¹, No Thpy Pgmd
16-MAY-2019 19:04	Spont VT at 149 min⁻¹, No Thpy Pgmd
16-MAY-2019 19:01	Spont VT at 154 min⁻¹, No Thpy Pgmd
16-MAY-2019 19:01	Spont VT at 158 min⁻¹, No Thpy Pgmd
16-MAY-2019 19:00	Spont VT at 155 min⁻¹, No Thpy Pgmd
16-MAY-2019 19:00	Spont VT at 150 min⁻¹, No Thpy Pgmd
16-MAY-2019 18:57	Spont VT at 164 min⁻¹, No Thpy Pgmd
16-MAY-2019 18:55	Spont VT at 167 min⁻¹, 21J,31J
16-MAY-2019 18:53	Spont VT at 155 min⁻¹, 21J,31J,31Jx1
16-MAY-2019 18:34	Spont VT at 167 min⁻¹, 21J,31J,31Jx3
16-MAY-2019 18:31	Spont VT at 166 min⁻¹, 21J,31J
16-MAY-2019 18:29	Spont VT at 167 min⁻¹, 21J,31J,31Jx1
16-MAY-2019 18:28	Spont VT at 167 min⁻¹, 21J
16-MAY-2019 18:27	Spont VT at 168 min⁻¹, 21J,31J
16-MAY-2019 18:24	Spont VT at 167 min⁻¹, 21J,31J

图 23‑7　程控提示 2019 年以来发生 60 次室速，室颤事件；且大多数事件需要 1 次或者多次 31 J 放电方可终止

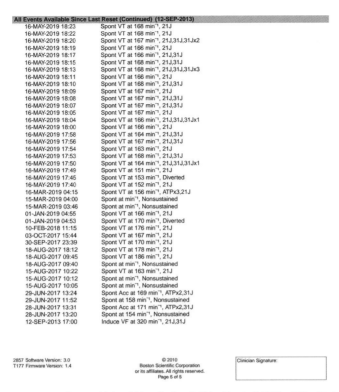

图 23-8 2013 年 ICD 植入后的 6 年中，总共记录 73 次事件，起初 21 J 放电可转复，但 2019 年以来往往需要 31 J 方可转复，提示患者近期病情明显进展

　　讨论 2：ICD 电风暴（electrical storm，ES）是指 24 小时内出现≥3 次、互不关联的室速/室颤、需要 ICD 介入（包括 ATP 治疗和除颤治疗）的临床综合征。ICD 电风暴能够发生在 ICD 植入后的任何阶段，且死亡率高，预后差。故而一旦发现，应该引起高度重视，ICD 电风暴常见病因有交感神经活性增加、遗传疾病、心肌缺血、心力衰竭加重、电解质紊乱、情绪应激、酒精摄入过多等；此外，突然停用或减量抗心律失常药物的使用也是导致该疾病的病因。患者入院后查血钠 143 mm/L、血钾 3.8 mmol/L，血氯 101 mmol/L，电解质未见异常，故暂时排除电解质紊乱导致的心律失常。患者本次入院心梗标记物正常，心电图未见动态 ST-T 改变，既往冠脉造影仅见两支中度病变，血流正常。因此，心肌缺血导致 ICD 电风暴的假设得不到足够支持。入院后复查心脏超声，与数月前心超相比，右心收缩及大小未见恶化，但心超提示肺动脉压力有所增加（收缩压 26 mmHg 增加到 35 mmHg），下腔静脉增宽达 2.3 cm，吸气塌陷<50%，提示右心房压升高，需进一步加强利尿，改善心功能。此外，患者否认近期有不遵遗嘱的停药行为。在 ICD 电风暴药物治疗方面，β 受体阻滞剂为治疗 ES 的唯一有效方法。及时、个体化给药，短时间内达到 β 受体的完全阻滞，有助于控制 ES。多形性室速不伴 QT 间期延长，胺碘酮常作为治疗 ES 的抗心律失常药物，如果胺碘酮和 β 受体阻滞剂联合应用不能控制 ES，应用利多卡因是合理的。ES 发生时补钾、补镁有利于稳定心肌细胞电活动。此外，镇静治疗在 ES 治疗中亦发挥重要作用。ES 反复发作及电击引起患者紧张焦虑，交感进一步激活，形成恶性循环。常用的镇静药如咪达唑仑和右美托咪定等。

　　后续 2：入 CCU 后持续心电监护，心电图提示室速，心室率 107 次/分（图 23-9），考虑患者慢室率室速、血流动力学稳定，为避免反复放电导致患者交感神经活性增强，予以暂时关闭ICD放电功能，同时予艾司洛尔、硫酸镁抗心律失常，右美托咪定镇静，托伐普坦利尿等治疗。2019-07-17夜间室速停止，恢复窦律（图23-10），但此后仍反复多次长时间发作（图23-11）。

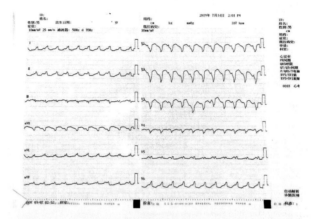

图23-9　入CCU后心电图提示室速，心室率107次/分

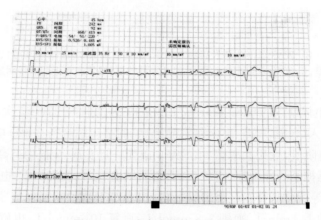

图23-10　患者室速终止后心电图

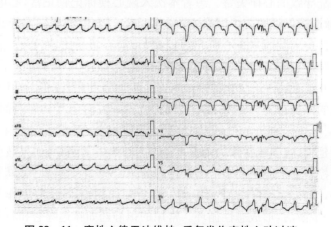

图23-11　窦性心律无法维持，反复发作室性心动过速

讨论3：该患者反复发作室速，有家族遗传史，结合心电图出现 Epsilon 波，心超提示右心室收缩活动障碍，既往电生理检查提示室速右心室起源，为瘢痕介导的室速，折返位于 RVOT 与三尖瓣环及瘢痕之间，无法终止，考虑为深部心肌或心外膜起源，因此可基本确立致心律失常性右心室心肌病的诊断。心脏瘢痕组织中残留的心肌组织，存在异常电传导通路，促成反复发作室速的基质，导致持续性室性心动过速发作。射频消融术可通过识别和消除这些异常通路，从而终止室性心动过速折返，减少 ICD 电风暴发生。射频消融术可以根据需要而选择在心内膜或心外膜消融。多数非缺血性心肌病患者的室速消融靶点靠近心外膜，故而常选择心包穿刺后心外膜射频。此外，消融后需要再次调整 ICD 参数达到最优化治疗。

后续3：2019 - 08 - 09 行电生理检查及射频消融手术，术中放置冠状窦电极及右心室电极，可见室速自发，频率130～136 次/分，血压维持在 150/90 mmHg 左右，符合右心室室速，考虑右心室中部近瓣环室速，行右心室三维重建及激动标测，拖带标测，标测 RVOT 三尖瓣环 9 点钟处附近局部可见舒张中期电位，局部电位较低，反复片状消融，室速无法终止（图 23 - 12）。行心包穿刺置入 8.5F Swartz 鞘，于心包腔行三维重建（图 23 - 13），激动标测，心室拖带，反复于心室晚电位消融，最后于右心室心外膜近基底高位消融后室速终止（图 23 - 14），最终消融后不再诱发，消融成功。根据 2015HRS ICD 参数专家共识推荐，应尽可能使用 ATP，大多数 ATP 可以终止室速，可以减少不必要电击减轻患者痛苦，减少交感风暴。值得注意的是，该患者既往发作室速虽多为慢室速，但患者耐受性差，有血流动力学障碍，且 ATP 治疗无效，故直接设定 31 J 放电。

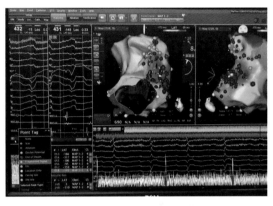

图 23 - 12　术中标测考虑右心室中部近瓣环室速，行右心室三维重建及激动标测，于 RVOT 三尖瓣环 9 点处附近局部片状消融

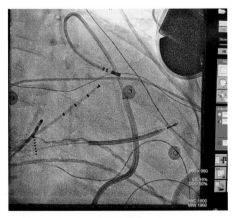

图 23 - 13　行心包穿刺置入 8.5F Swartz 鞘，于心包腔行三维重建术中影像

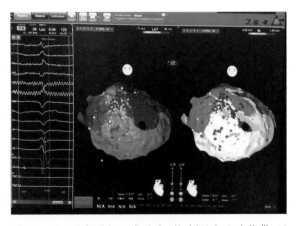

图 23 - 14　心包腔行三维重建，激动标测，心室拖带，反复于心室晚电位消融，最终于右心室心外膜近基底高位消融后室速终止

术后随访:患者射频消融术后持续监护未见室速发作,予以 ICD 优化参数设置,口服胺碘酮 200 mg qd、美托洛尔 25 mg bid 抗心律失常,舍曲林抗焦虑,艾司唑仑改善睡眠,ACEI 改善心室重构,托拉塞米利尿等治疗。出院后规律服药及起搏随访,至今接近一年未见室速发作。

最终诊断

①致心律失常性右心室心肌病(ARVC),ICD 电风暴;②冠状动脉粥样硬化性心脏病,心功能Ⅱ级(NYHA 分级);③高血压病;④慢性阻塞性肺病;⑤右肺鳞癌切除术后;⑥左髋关节置换术后。

讨论及述评

ARVC 又称致心律失常性右心室发育不良(arrhythmogenic right ventricular dysplasia,ARVD),是一种以右心室心肌被纤维脂肪组织替代为病理特征的致死性心肌疾病,多见于右心室,少数也累及左心室。在一般人群中,ARVC 的发病率约为 1/5 000,一项意大利威尼托区的研究显示 ARVC 是年轻人和运动员猝死的主要原因之一。家族性发病常见,约 50% 患者有阳性家族史,多为常染色体显性遗传。初期病情隐匿,随着疾病进展会出现一些临床症状,以心悸、用力后晕厥,甚至猝死为常见首发症状。其最典型临床表现为起源于右心室的室性心律失常。晚期阶段出现右心衰竭或全心衰竭。

根据 2010 年 ARVC 专家组修订诊断标准,明确诊断需符合下列不同类别的 2 项主要标准,或 1 项主要标准加 2 项次要标准,或 4 项次要标准。临界诊断:1 项主要标准和 1 项次要标准,或 3 项次要标准。可疑诊断:1 项主要标准,或 2 项次要标准。具体标准如下:

1. 整体或节段性结构和功能异常

主要标准:

(1) 二维超声。右心室节段性运动不良、运动障碍或室壁瘤并符合以下任何一项(舒张末期):①胸骨旁长轴右心室流出道(PLAX RVOT)≥32 mm[经体表面积(BSA)校正 PLAX/BSA≥19 mm/m²];②胸骨旁短轴右心室流出道(PSAX RVOT)≥36 mm(经体表面积校正 PSAX/BSA≥21 mm/m²);③面积变化分数≤33%。

(2) 核磁共振。右心室节段性运动不良或运动障碍或右心室收缩不协调并符合以下任何一项(舒张末期):①右心室舒张末容积/体表面积(RVEDV/BSA)男性≥110 ml/m² 女性≥100 ml/m²;②右心室射血分数≤40%。

(3) 右心室造影。右心室节段性运动不良、运动障碍或室壁瘤。

次要标准:

(1) 二维超声。右心室节段性运动不良或运动障碍并符合以下任何一项(舒张末期):①PLAX RVOT≥29 mm,但<32 mm(经体表面积校正 PLAX/BSA≥16,但<19 mm/m²),②PSAX RVOT≥32 mm,但<36 mm(经体表面积校正 PSAX/BSA≥18 mm,但<21 mm/m²);③面积变化分数>33%,但≤40%。

(2) 核磁共振。右心室节段性运动不良或运动障碍或右心室收缩不协调并符合以下任何一项(舒张末期):①RVEDV/BSA 男性≥100 ml/m²,但<110 ml/m²,女性≥90 ml/m²,但<100 ml/m²;②右心室射血分数 41%~45%。

2. 心室壁组织学特征

主要标准:形态学分析残余心肌<60%(估计<50%),≥1块右心室游离壁活检心肌组织纤维替代,伴或不伴心内膜心肌活检脂肪替代。

次要标准:形态学分析残余心肌60%～75%(估计50%～65%),≥1块右心室游离壁活检心肌组织纤维替代,伴或不伴心内膜心肌活检脂肪替代。

3. 复极异常

主要标准:右胸导联(V1、V2和V3)或更多导联T波倒置(14岁以上,不存在完全右束支传导阻滞,QRS≥120 ms)。

次要标准:14岁以上V1和V2导联T波倒置(不存在完全右束支传导阻滞),或V4、V5及V6导联T波倒置;14岁以上,存在完全右束支传导阻滞,V1、V2、V3和V4导联T波倒置。

4. 除极/传导异常

主要标准:Epsilon波(重复出现的QRS与T波起始之间的低振幅信号)。

次要标准:不存在QRS时限≥110 ms的情况下,信号平均心电图可见晚电位(3个参数中≥1个);滤波后的QRS时限(fQRS)≥114 ms;QRS终末<40 μV(低振幅信号时限)≥38 ms;终末40 ms的标准差电压≤20 μV;QRS的终末激动时间≥55 ms(在V1、V2、V3导联,不存在完全性右束支传导阻滞的情况下,从S波的最低点到QRS终末,包括R')。

5. 心律失常

主要标准:非持续性或持续性室性心动过速,左束支传导阻滞图形伴电轴朝上(Ⅱ、Ⅲ和aVF导联QRS向下或不定,aVL导联QRS向上)。

次要标准:非持续性或持续性室性心动过速呈右心室流出道起源,左束支传导阻滞形态(Ⅱ、Ⅲ和aVF导联QRS向上,aVL导联QRS向下)伴电轴向上或电轴不定,或者动态心电图记录到>500次室性早搏/24 h。

6. 家族史

主要标准:一级亲属经现行诊断标准确诊ARVC,一级亲属经手术或尸检病理证实为ARVC,接受评估的患者存在与ARVC有关或可能有关的致病突变。

次要标准:一级亲属曾被诊断ARVC,但此诊断无法经现行诊断标准进行评估,一级亲属可疑因ARVC而早发猝死(<35岁),二级亲属经病理证实为ARVC或符合现行诊断标准。

ARVC的治疗目的主要是降低猝死的发生率,缓解心律失常及心衰的症状,提高生活质量。确诊ARVC的患者应严格限制剧烈体育活动,β受体阻滞剂可用于控制心律失常并降低右心室室壁张力。对于室性心律失常患者而言,虽然抗心律失常药物未被证实能降低死亡率,但可以用于缓解症状,单独使用胺碘酮或与β受体阻滞剂合用或应用索他洛尔,是目前最有效的药物治疗方法。对于合并单形性室性心动过速的患者,可考虑经导管射频消融,但由于ARVC是进展性疾病,室速再发可能性很大。对于发生过心源性猝死、合并室颤、持续性室速及其他高危因素患者,建议植入ICD预防猝死。晚期以心衰为主要表现的患者,建议使用ACEI或ARB、利尿剂、β受体阻滞剂等药物进行抗心衰治疗。

发生ICD ES时应及时电复律,明确并纠正ES诱因,同时积极药物治疗,可选用的药物如前所述,包括β受体阻滞剂、胺碘酮常和利多卡因等。此外,ES反复发作及电击会引起患者紧张焦虑,交感神经被进一步激活,形成恶性循环。因此,ES患者应进行镇静治疗。常用的镇静药如咪达唑仑和右美托咪定等。咪达唑仑可产生抗焦虑、镇静、催眠等作用,用药时需注意呼吸抑制和心率、血压下降等不良反应。右美托咪定为强效肾上腺素 α₂ 受体激动剂，为新型镇静、镇痛、抗交感活性药，且在镇静过程中无呼吸抑制。通常小剂量起始[0.25~0.5 μg/(kg·h)]，根据患者心率、血压、镇静状态来综合调整维持剂量。近年来，经导管射频消融作为一种可选择的 ES 治疗方法越来越受到重视。成功射频消融不仅可以减少 ES 发生，更能提高患者生存质量和时间。2015 年 EHRA/HRS/APHRS 的室性心律失常指南指出，如果 ES 导管消融可行，任何时候都可以。对于进行了代谢、呼吸、循环失衡纠正以及抗心律失常药物治疗仍存在 ICD 反复放电的患者，入院早期（48 h 内）进行射频消融是必要的。院内 7 天监测证实射频消融能够维持稳定的窦性心律。近期一项小样本、多中心、回顾性研究显示，ARVC 合并 ES 患者行射频消融可以有效防止 ES 复发，但此类患者仍有很高风险进展为心衰。

病例提供单位：上海交通大学医学院附属仁济医院心内科

整理：聂鹏，幺天保

述评：毛家亮

参考文献

[1] WILKOFF BL, FAUCHIER L, STILES MK, et al. 2015 HRS/EHRA/APHRS/SOLAECE expert consensus statement on optimal implantable cardioverter-defibrillator programming and testing [J]. J Arrhythm, 2016,32(1):1-28.

[2] ZIPES DP, CAMM AJ, BORGGREFE M, et al. ACC/AHA/ESC 2006 Guidelines for management of patients with ventricular arrhythmias and the prevention of sudden cardiac death: A report of the American College of Cardiology/American Heart Association Task Force and the European Society of Cardiology Committee for practice guidelines [J]. Circulation, 2006,114(10):e385-484.

[3] CORRADO D, LINK MS, CALKINS H. Arrhythmogenic right ventricular cardiomyopathy [J]. N Engl J Med, 2017,376(1):61-72.

[4] MARCALO J, MENEZES FALCAO L. Arrhythmogenic right ventricular dysplasia: a typical clinical presentation [J]. Rev Port Cardiol, 2017,36(3):217.e1-217.e10.

[5] SEN-CHOWDHRY S, SYRRIS P, PRASAD SK, et al. Left-dominant arrhythmogenic cardiomyopathy: an under-recognized clinical entity [J]. J Am Coll Cardiol, 2008,52(25):2175-2187.

[6] LAREDO M, DA SILVA LO, EXTRAMIANA F, et al. Catheter ablation of electrical storm in patients with arrhythmogenic right ventricular cardiomyopathy [J]. Heart Rhythm, 2020,17(1):41-48.

病例24 起搏诱导性心肌病患者升级心脏再同步治疗

主诉

单腔起搏器术后 10 年，胸闷、气短 1 个月。

病史摘要

患者,男性,54 岁。单腔起搏器术后 10 年,胸闷、气短 1 个月。10 年前患者无明显诱因下反复出现黑矇、晕厥,时有心悸,可自行缓解,无胸痛、胸闷,无四肢抽搐、口吐白沫,无二便失禁。在当地医院就诊,诊断为"三度房室传导阻滞",心脏超声未见明显异常,在当地医院行单腔永久起搏器植入术,术后患者无黑矇、晕厥再发,常规进行起搏器随访及程控,起搏器工作状态良好。1 个月前患者反复出现活动后胸闷、气促,平路步行 500 米即出现,休息后好转,活动耐量进行性下降,时有头晕,无晕厥、眩晕,无食欲缺乏、双下肢水肿。今日至我院门诊,起搏器程控提示起搏器能源接近耗竭,现为行起搏器更换术收住入院。患者既往体健。否认儿童肥胖史。否认慢性病史,否认精神障碍疾病。否认传染病史,10 年前行单腔永久起搏器植入术,否认药物及毒物接触史。生长于原籍,吸烟 40 年,每天 15 支。否认大量饮酒,否认疫区驻留史,否认动物密切接触史。足月顺产,婴幼儿无殊。已婚,育有一女,配偶及子女均体健。父母均健康,否认疾病家族史。

入院查体

体格中等,身高 175 cm,体重 65 kg,BMI 21.22 kg/m²,发育正常,查体配合。生命体征:T 36.6℃, P 120 次/分,R 20 次/分,BP 138/88 mmHg。神清,气平,无急性病容,对答正常。口唇无发绀,无杵状指。双肺呼吸音粗,无干、湿啰音。心率 60 次/分,律齐,各瓣膜听诊区未及明显病理性杂音。腹软,无压痛及反跳痛。双下肢凹陷性水肿(-),双侧桡动脉及双下肢足背动脉搏动正常对称。

辅助检查

BNP 268 pg/ml。未见明显异常检验包括:血常规、出凝血系列、D-二聚体、心肌酶、肝肾功能、电解质、血脂、血糖、甲状腺功能、二便常规。

6 分钟步行试验(6 MWD):400 m。

12 导联心电图:窦性心律,心室起搏(60 次/分)(见图 24-1)。

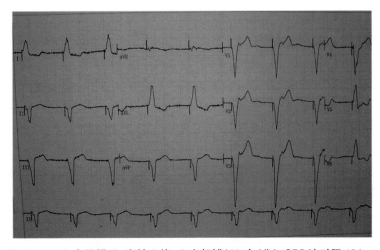

图 24-1　心电图提示:窦性心律,心室起搏(60 次/分),QRS 波时限 184 ms

胸部 X 线片：心脏起搏器术后，心影增大。

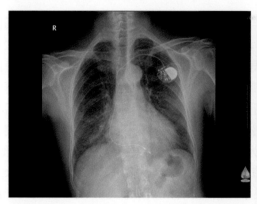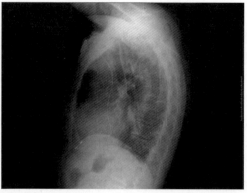

图 24-2　胸部 X 线片提示：心脏起搏器术后，心影增大，心胸比 0.62

初步诊断

三度房室传导阻滞，单腔永久起搏器植入术后，起搏器能源接近耗竭，心功能 Ⅱ 级（NYHA 分级）。

诊断和鉴别诊断

患者为中年男性，慢性病程，三度房室传导阻滞行单腔起搏器术后 10 年，活动后胸闷、气短为主要表现；心电图提示窦性心律、心室起搏比例高；胸片提示心影增大，心胸比 0.62。患者以"三度房室传导阻滞、单腔永久起搏器植入术后、心脏增大"为主要疾病特征，导致该患者心脏增大可能的病因是什么？下一步还需要完善哪些检查来明确病因、指导治疗？

起搏治疗是治疗症状性心动过缓或房室传导阻滞的有效手段。常规右心室心尖起搏数年后诱发房室、室间和室内不同步，并出现心脏功能不全，称为起搏诱导心肌病（pacing induced cardiomyopathy，PICM）。该患者起搏器植入前无心衰依据，起搏器植入后 10 年出现胸闷、气短等心衰症状，LVEF 下降，PICM 可能性很大，但需完善相关检查以排除其他类型心肌病。冠脉 CTA 查明冠脉血管情况以明确有无缺血性心肌病；心脏超声检查心脏结构及功能，以明确有无心脏瓣膜病等。

此外，对于房室分离、植入单腔起搏器的患者，还需警惕是否存在起搏器综合征（pacemaker syndrome，PMS）。PMS 是指起搏器植入后由于血流动力学及电生理方面的异常而引起的一组临床综合征，主要表现为：神经症状、低心排血量和充血性心力衰竭。只要房室分离，任何起搏模式均可发生，多见于心室抑制型起搏（ventricular inhibited pacing，VVI）方式。心室起搏伴室房逆传并出现症状，而改为心房起搏或房室顺序起搏后症状改善或消除。该患者虽偶有头晕不适，有胸闷、气短等心衰表现，但血压正常，无低血压、晕厥等表现，PMS 依据不足。

进一步检查

心脏彩超：主动脉根部内径 37 mm，左心房内径 40 mm，LVEDD 68 mm，LVESD 40

mm,肺动脉干 26 mm,室间隔厚度 10 mm,左心室后壁厚度 10 mm，LVEF 45%。左心室增大伴左心室壁整体收缩活动减弱,起搏器术后。

冠脉 CTA:冠脉血管未见明显异常。

讨论及述评

《2013 EHRA-ESC 心脏起搏器和心脏再同步治疗指南》以及《中国心力衰竭诊断和治疗指南 2018》均提出,已植入起搏器且射血分数下降的心衰患者,若心功能恶化伴高心室起搏比例,可考虑升级心脏再同步治疗(cardiac resynchronization therapy, CRT)(Ⅱb)。针对该患者的具体情况,采用传统 CRT,即双心室起搏(biventricular pacing, BVP)方案,保留原右心室电极,增加右心房电极,改善房室同步;经冠状静脉窦入左心室侧后静脉,新植入左心室电极,促进左右心室同步;因患者原心室单腔起搏能源接近耗竭,遂将原单腔起搏器取出,更换为三腔起搏器,术程顺利。术后复查胸片提示电极位置良好(图 24-3)。CRT 程控优化起搏参数,左心室右心室同步起搏。复查心电图(图 24-4)提示房室顺序起搏,QRS 波时限由术前 184 ms 缩短为 160 ms。

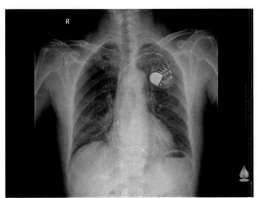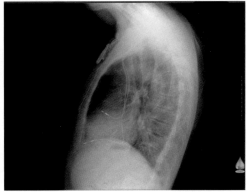

图 24-3　术后次日复查胸部 X 线片提示:心脏起搏器术后,心影增大,心胸比 0.62

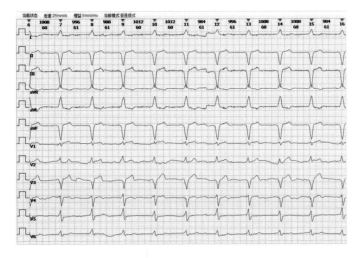

图 24-4　术后次日心电图提示房室顺序起搏,QRS 波时限由术前 184 ms 缩短为 160 ms

除起搏器优化升级以外,患者的药物治疗方案也进行了相应的调整,给予美托洛尔、培哚普利。

患者于 CRT 植入后 10 个月来院随访,自诉活动后胸闷、气促症状明显缓解,体力明显恢复,复查六分钟步行距离:590 m。血 BNP 24 pg/ml。复查心脏彩超主动脉根部 36 mm,左心房 40 mm,LVEDD 61 mm,LVESD 32 mm,肺动脉干 23 mm,室间隔厚度 10 mm,左心室后壁厚度 10 mm,LVEF 66%,左心室增大,起搏器术后。复查胸部 X 线片可见心影较前减小,心胸比由术前 0.62 减少至 0.55,达到了 CRT 超反应的标准。

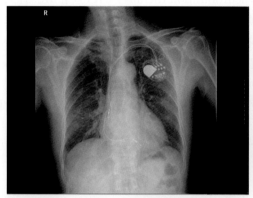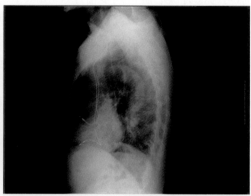

图 24-5　术后 10 个月复查胸部 X 线片提示:心脏起搏器术后,心影增大,心胸比 0.55

最终诊断

结合患者上述检查结果,排除了缺血性心肌病、结构性心脏病、起搏器综合征等因素,最终考虑 PICM。

讨论及述评

自 1958 年人类第一例心脏起搏器植入以来,起搏器心室电极的植入部位多在右心室心尖部,这是因为将电极放置在右心室心尖部相对容易,且电极的稳定性和安全性较高。但长期右心室起搏,出现类似左束支传导阻滞图形,会导致左心室内径扩大,左心室容积和重量增加,左心室收缩功能降低,二尖瓣返流加重,出现 PICM。PICM 是指起搏器植入前左心室收缩功能正常,LVEF≥50%,术后 LVEF 降低≥10% 或 LVEF≤45%,且需要排除合并其他心肌病的患者。研究显示,起搏器植入后 3 到 5 年内基线 LVEF 正常者中有 10%~20% 出现 LVEF 下降;在基线 LVEF<50%、自身宽 QRS 及预期起搏比例 40% 以上房室传导阻滞的患者中发生率尤高。起搏器植入 1 年内 PICM 发生率为 9%,3~5 年达到 20% 左右。根据植入前 LVEF 是否下降分为纯 PICM(基线 LVEF≥50%)和不纯 PICM(基线 LVEF<50%)。

心血管专家和起搏器工程师不断探寻各种办法避免和改善 PICM 发生。包括:①右心室间隔起搏替代心尖起搏,但效果报道不一,死亡率无差异。②采用起搏器自带算法减少右心室起搏,但 AVB 起搏依赖无法减少右心室起搏(right ventricular pacing,RVP),过长的 PR 间期可进一步恶化左心室功能。③指南推荐 LVEF<35% 预计心室起搏依赖者 BVP(Ⅰ a类),LVEF 36%～50%预计心室起搏依赖者建议可 BVP 或希氏束起搏(His bundle pacing,HBP)(Ⅱa类)。BVP 通过冠状静脉窦左心室心外膜起搏或左心室多位点等更新的算法和模式实现心脏收缩同步化。自身窄 QRS 波时,BVP 同步性优于 RVP,但差于自身;HBP 同步性优于 RVP,维持原电同步。自身宽 QRS 时,BVP 部分恢复典型左束支传导阻滞(left bundle branch block,LBBB)电同步性,受解剖条件影响。非典型室内阻滞患者 BVP 无效或恶化心脏同步性。④左心室间隔部起搏较 RVP 获得较好电同步,但比自身电同步差。

HBP 与 LBBP 两者合称为希浦系统起搏(His Purkinje conduction system pacing,HPCSP),已逐渐成为当今起搏领域研究的热点与焦点。从 2000 年 Deshmukh 等第一次在临床上报道至今,HBP 作为生理性起搏对维持和恢复心脏同步化避免 PICM 的重要作用已被写入最新国内外起搏和心衰指南。HBP 起搏阈值通常偏高,长期安全性顾虑限制其用于所有起搏适应证患者,尤其是对于部分阻滞部位在希氏束以下或更远端的疾病。在希氏束更深、更远的部位起搏来夺获阻滞部位以下的传导束无疑是最好的解决方案。左束支起搏(left bundle branch pacing,LBBP)正是对生理性起搏临床实践的不懈追求,它是 2017 年由黄伟剑教授提出、完善和推广的一项创新起搏疗法。LBBP 可以克服患者希氏束远端传导疾病,提供比 HBP 较低的阈值和较高的感知。自身窄 QRS 时,HBP 与自身 QRS 形态一样,可保持原电同步;LBBP 维持左心室内电同步,左右心室间电同步差于自身,可通过融合自身右束支下传可获得与 HBP 类似的窄 QRS(表 24-1)。

表 24-1 BVP、HBP 和 LBBP 起搏后电同步性比较

术前 QRS	BVP	HBP	LBBP
窄 QRS	左心室内和左右心室间同步性差于自身	维持电同步	维持左心室内同步,左右心室间同步性善于自身
典型 LBBP	大部分可改善自身左心室内和左右心室间不同步,AV 间期调整可融合自身右束支下传进一步改善传导	完全恢复左心室内和左右心室间不同步	恢复左心室内不同步,AV 间期调整可融合自身右束支下传进一步改善左右心室间不同步
室内阻滞	部分改善自身左右心室间和左心室内不同步	可融合冠状窦左心室电极,部分改善自身左右心室间和左心室内不同步	可融合冠状窦左心室电极,部分改善左心室内不同步;AV 间期调整可融合自身右束支下传进一步改善左右心室间不同步

由于该病例发生于 2015 年,鉴于当时 HBP 尚未普及,尚无 LBBP,故选择了传统 CRT,即 BVP 方案,改善房室、左右心室的同步性,新植入右心房电极和左心室电极,经术后 10 个月的随访,患者临床心功能改善,复查心脏超声左心室缩小,左心室射血分数基本恢复正常,达到了 CRT 超反应的标准,取得了非常好的临床疗效。若此病例发生于当下,亦可考虑采用 HBP 或 LBBP 方案。

此外,起搏器术前对 PICM 预判高危人群的识别非常重要。关注点包括:①植入前 LVEF 降低;②起搏比例大于 20%(40%以上尤其关注);③进展性 AVB 或束支阻滞;④自

身宽 QRS 波;对于窄 QRS 波,无论术前 LVEF 如何,均可优选希浦系统起搏以维持电同步,避免 PICM。对于典型 LBBB,只要符合起搏指征,无论术前 LVEF 如何,均优选希浦系统起搏以恢复电同步,避免心功能恶化。如果植入前 LVEF<50%合并室内传导阻滞,可融合左心室电极来改善电同步。现有研究结果多为队列研究和病例报道,需要更多地开展希浦系统起搏研究来规范数据登记,通过电极和植入工具技术来增加希浦系统起搏成功率。此外,针对希浦系统起搏的机器设置、程控方案也是一项非常大的挑战。期待以上诸多方面的进步,以利于更好地预防和治疗 PICM。

病例提供单位:上海交通大学医学院附属胸科医院

整理:李若谷,黄婧娟

述评:何奔

参考文献

[1] KIEHL EL, MAKKI T, KUMAR R, et al. Incidence and predictors of right ventricular pacing-induced cardiomyopathy in patients with complete atrioventricular block and preserved left ventricular systolic function [J]. Heart Rhythm, 2016, 13(12): 2272 – 2278.

[2] KHURSHID S, OBENG-GYIMAH E, SUPPLE GE, et al. Reversal of pacing-induced cardiomyopathy following cardiac resynchronization therapy [J]. JACC Clin Electrophysiol, 2018, 4(2): 168 – 177.

[3] MERCHANT FM. Pacing-induced cardiomyopathy: just the tip of the iceberg [J]? Eur Heart J, 2019, 40(44): 3649 – 3650.

[4] VIJAYARAMAN P, HERWEG B, DANDAMUDI G, et al. Outcomes of His-bundle pacing upgrade after long-term right ventricular pacing and/or pacing-induced cardiomyopathy: Insights into disease progression [J]. Heart Rhythm, 2019, 16(10): 1554 – 1561.

[5] 中华医学会心血管病学分会心力衰竭学组,中国医师协会心力衰竭专业委员会,中华心血管病杂志编辑委员会. 中国心力衰竭诊断和治疗指南 2018[J]. 中华心血管病杂志, 2018, 46(10): 760 – 789.

[6] WU S, SU L, WANG S, et al. Peri-left bundle branch pacing in a patient with right ventricular pacing-induced cardiomyopathy and atrioventricular infra-Hisian block [J]. Europace, 2019, 21(7): 1038.

[7] CHO SW, GWAG HB, HWANG JK, et al. Clinical features, predictors, and long-term prognosis of pacing-induced cardiomyopathy [J]. Eur J Heart Fail, 2019, 21(5): 643 – 651.

病例25 非典型心脏淀粉样变1例

 主诉

发作性胸闷 10 年,加重伴黑矇 2 日。

病史摘要

患者,男性,55岁,因"发作性胸闷10年,加重伴黑矇2日"入院。10年前无明显诱因下出现胸闷,有压迫感,持续约30 min,休息后可缓解,无明显胸痛,无头晕头痛,无黑矇、晕厥。心脏彩超:LVEF 77%。左心房内径53 mm,LVEDD 59 mm,LVESD 32 mm,室间隔厚度14 mm,左心室后壁厚度13 mm。未见心包积液。左心室弛张功能减退。经食管超声提示左心房未见血栓。心脏磁共振(CMR)检查提示:心脏各腔室大小正常,左心室心肌近似对称性肥厚;钆延迟显像未见明显异常。考虑肥厚型心肌病可能。自诉曾在外院行冠脉造影提示"前降支中段30%狭窄,前降支心肌桥"。外院心电图提示"阵发性房颤",2015年行房颤射频消融术(环肺静脉隔离),近5年间反复黑矇3次。近2日发生多次严重胸痛,每次约30 min,发病时自觉心律不齐,自测脉率最快180次/分,伴冷汗、视物模糊,发作与活动无关,无夜间阵发呼吸困难,无发热,无双下肢水肿等其他不适。有高血压病史5年,口服药物控制尚可(血压控制<135/85 mmHg)。有糖耐量异常病史、高尿酸血症病史,未进一步诊疗。否认传染病史、手术外伤史、药物过敏和输血史。生长于原籍,既往有吸烟史,否认大量饮酒史,否认疫区接触史。已婚已育。否认家族相关遗传病史。

入院查体

查体:神萎,多汗,T 36.6℃,HR 166次/分,BP 70/48 mmHg;神情,气平,精神可,双肺呼吸音清,心律齐,各瓣膜区未及杂音,双下肢无水肿。腹软,无压痛、反跳痛,肝脾肋下未触及。病理征(一)。

辅助检查

血常规:WBC 3.99×10⁹/L, HB 159 g/L, PLT 194×10⁹/L。

BNP 133.0 pg/ml。

心肌标志物:CK - MB 6.50 ng/ml,肌红蛋白29.80 ng/ml, cTnI 0.05 ng/ml。

血脂:TG 0.91 mmol/L, TC 5.24 mmol/L, HDL - C 2.13 mmol/L, LDL - C 2.66 mmol/L。

生化:肝肾功能正常。

电解质:血钾4.0 mmol/L,血钠140 mmol/L。

糖化血红蛋白7.0%。

口服葡萄糖耐量试验(oral glucose tolerance test,OGTT)及胰岛素激发试验:

	空腹	30 min	1 h	2 h	3 h
血糖	9.06	16.97	20.08	16.23	12.51
胰岛素	14.37	101.8	64.03	13.32	22.42

心电图:心动过速,房速可能? V2～6 ST - T改变(图25 - 1)。

24 h动态心电图:①最快心率129次/min,窦速;最慢心率46次/min,窦缓;平均73次/min;②房性早搏17次单发,2次成对;③室性二源型早搏5次单发;④最长RR间期1.28 s,为窦缓窦不齐;⑤心率变异度存在。

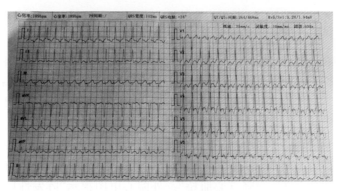

图 25 - 1　患者心电图一

诊断及鉴别诊断

初步诊断：①阵发性房颤射频消融术后再发心动过速（不排除房速可能）；②肥厚型心肌病可能；③2 型糖尿病待排；④高血压病 1 级（高危组）；⑤高脂血症。

针对患者心肌肥厚，需进一步鉴别常见的可导致左心室心肌肥厚的原因，包括：生理性肥厚如运动员心肌，高血压性心肌病，心脏瓣膜疾病引起的心肌代偿性肥厚如主动脉瓣狭窄，浸润性心肌病如心肌淀粉样，其他全身系统性疾病引起的心肌肥厚如线粒体疾病等。结合患者病史及心脏影像等检查，可为进一步诊断提供帮助。

治疗及转归

入院后予心电血压监护、吸氧，予胺碘酮静推后恢复窦性心律，BP 125/75 mmHg，HR 82 次/分。进一步诊疗。

考虑患者有再次电生理检查指征，予左心房环肺静脉线性消融成功（恢复的肺静脉电位射频消融成功）；无旁路，无双径路，未诱发室上速、房速、房扑等心动过速。术后予以利伐沙班 20 mg qd 抗凝 2 个月，胺碘酮控制心律；

其他治疗：氯沙坦钾、氨氯地平降压，阿托伐他汀调脂，西格列汀二甲双胍降糖。

患者 1 年后随访。

心电图：①窦性心律；②ST - T 改变（ST 段 Ⅰ、Ⅱ、AVL、AVF、V2～V6 水平或上斜型压低 0.05～0.15 mV；T 波 Ⅰ、Ⅱ、aVL、V2～V6 低平，负正双向或倒置）（图 25 - 2）。

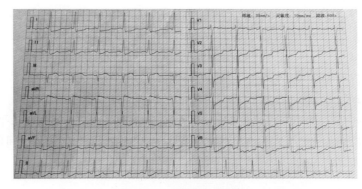

图 25 - 2　患者心电图二

心脏超声:LVEF 55%。左心房内径 51 mm,LVEDD 58 mm,LVESD 41 mm,室间隔厚度 15 mm,左心室后壁厚度 13 mm。结论:肥厚型心肌病? 双房内径增大,左心室弛张功能减退;轻度二尖瓣、三尖瓣反流。经食管超声左心房未见明显血栓。

结合患者近 5 年来反复晕厥,进行性下降的 LVEF,考虑肥厚性心肌病进展? 我们注意到心脏超声的变化如表 25-1 所示。

表 25-1　心脏超声变化

	2015 年	2018 年
LVEF(%)	75	55
左心房内径(mm)	53	51
LVEDD(mm)	59	58
LVESD(mm)	32	41
室间隔厚度(mm)	14	15
左心室后壁厚度(mm)	13	13

患者各心腔内径未见明显扩张,室壁无变薄,暂不考虑肥厚性心肌病终末扩张期。

进一步随访心脏磁共振检查。

第二次心脏磁共振检查结果:总体印象为左心房稍增大,余心脏各腔室大小基本正常,LVEF 53%,左心室心肌对称性肥厚(图 25-3A),估计左心室心肌质量 214.7 g。未见 SAM 征,未见左心室流出道高速血流;心脏收缩及舒张功能正常,节段活动尚可;T2 压脂序列在心尖水平前壁、侧壁可见斑片状高信号(图 25-3B),T2 成像可见心尖部 T2 值升高。细胞外容积(extracellular volume,ECV)26%,心尖部增高明显,ECV 30%(图 25-3C)。钆延迟显像可见心尖至乳头肌水平心内膜下延迟强化(图 25-3D)。

结合患者第二次磁共振检查图像,左心室对称性肥厚,钆剂延迟显像可见心内膜下延迟强化,心肌淀粉样变可能不能除外。进一步确诊有赖于心内膜心肌活检及基因检查。由于心内膜下心肌活检属于创伤性操作,存在一定风险,患者暂未同意行活检术。完善淀粉样变相关基因检测。

基因检测报告提示:受检者携带了心肌淀粉样变性的致病突变 TTR 基因 c. 347C>G 杂合错义变异(TTR: p. Thr116Arg het)。

最终诊断

ATTR 型心肌淀粉样变。

讨论及述评

心脏淀粉样变(cardiac amyloidosis,CA)是指一类由于蛋白质折叠异常而导致的不可溶的纤维性蛋白沉积于心肌细胞的细胞外区,导致心脏发生相应的结构及功能改变的疾病,最终易造成限制性心肌病、难治性心力衰竭。心肌淀粉样变中常见 2 种分型:一是免疫球蛋白轻链型(amyloid light chain,AL)及甲状腺素转运蛋白(transthyretin amyloidosis,ATTR)。后者可分为野生型(ATTRwt)及突变型(ATTRv)。

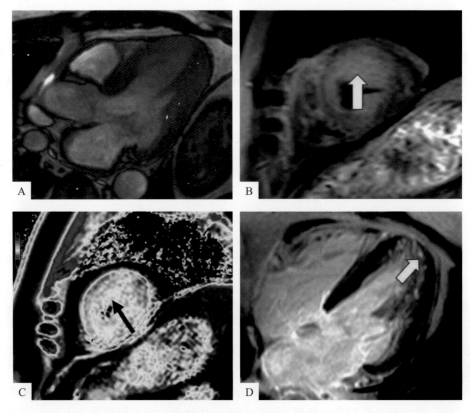

图 25-3　患者心脏磁共振

　　ATTR 型心脏淀粉样变临床症状不典型,一般表现为心力衰竭的相关症状,同时,由于 ATTR 型心脏淀粉样变是一种多系统浸润性疾病,患者偶伴有腕管综合征、腰椎管狭窄、肱二头肌肌腱断裂及自主神经病变等。心电图提示肢体导联低电压及心脏超声的评估是诊断该疾病的重要线索。而 ATTR 型心脏淀粉样变的确诊有赖于心肌核素显像、基因检测及心肌活检,由于这些检查的不普及,ATTR 型心脏淀粉样变真实的流行病学较难估测。

　　该例心肌肥厚患者相对特殊,并没有常见的心脏淀粉样变的临床症状如进行性活动性困难、舌体增厚及心电图的肢导联低电压,也没有显著低下的 LVEF,因此临床上对心肌肥厚的诊断并未第一时间明确,只是在随访过程中由于 LVEF 的下降难以解释、心内膜下延迟强化出现,才提示特殊类型的心肌病变。在目前影像及基因学证据基础上,应进一步行 P2P 核素显像,必要时心肌活检。对于有无伴随外周神经功能病变仍需行肌电图检查。

　　相对于 AL 型,ATTR 型心脏淀粉样变预后较好,平均中位生存时间大约 47 个月。近年来,由于心脏影像学的发展,对于 ATTR 型心脏淀粉样变心肌病的认识越来越深,诊疗方面也有新的进展。CMR 作为一种无创检查手段,能"一站式"评估心脏结构、功能及组织学特性,为心脏淀粉样变的诊断及预后评价提供帮助。心肌淀粉样变典型的 CMR 表现包括:①左心室肥厚,主要以对称性肥厚为主,可累及右心室及心房;②舒张功能减退;③典型可见钆延迟显像中见心内膜下环形强化或透壁性弥漫性强化,也可见累及右心室游离壁及心房。在预后评价方面,ECV>0.58 提示预后不良。目前针对 ATTR 型心脏淀粉样变的治疗可以选择氯苯唑酸葡胺软胶囊(tafamidis)。

病例提供:上海交通大学医学院附属仁济医院

整理:姜萌,孙宝航行

述评:卜军

参考文献

[1] KITTLESON MM, MAURER MS, AMBARDEKAR AV, et al. Cardiac amyloidosis:Evolving diagnosis and management:A scientific statement from the American Heart Association [J]. Circulation,2020,142(1):e7 - e22.

[2] MARTINEZ-NAHARRO A, TREIBEL TA, ABDEL-GADIR A, et al. Magnetic resonance in transthyretin cardiac amyloidosis [J]. J Am Coll Cardiol, 2017,70(4):466 - 477.

[3] DUNGU JN, VALENCIA O, PINNEY JH, et al. CMR-based differentiation of AL and ATTR cardiac amyloidosis [J]. JACC Cardiovasc Imaging, 2014,7(2):133 - 142.

[4] FONTANA M, PICA S, REANT P, et al. Prognostic value of late gadolinium enhancement cardiovascular magnetic resonance in cardiac amyloidosis [J]. Circulation, 2015, 132 (16): 1570 - 1579.

[5] SAWADA N, NAKAYAMA A, TAKAHASHI M, et al. Correct diagnosis of wild-type transthyretin-related amyloidosis followed by the introduction of a novel therapy in a patient with cardiac wall thickening of unknown cause [J]. Int Heart J, 2017,58(1):147 - 150.

病例26 未成年患者阵发性室性心动过速

主诉

反复心悸 1 年,加重伴头晕、黑矇 1 个月。

病史摘要

患者,男性,16 岁。反复心悸 1 年,加重伴头晕、黑矇 1 个月。患者 2 年前开始反复出现心悸不适,每次持续 1~2 min 后自行缓解,未予诊治。1 个月前患者自觉心悸不适加重,伴有头晕、黑矇及胸闷,每日发作 2~3 次,无晕厥、意识丧失,无胸痛、发热,无咳嗽、咳痰。就诊外院,心电图如图 26 - 1 所示,提示阵发性室性心动过速,QTc 延长(535 ms)。外院予美西律控制早搏,效果不佳,间隔几日发作。今日就诊我院急诊,予静脉应用胺碘酮,患者症状较前好转。现为进一步诊治收住入院。既往有胆囊炎病史,否认高血压、糖尿病、肾病等病史。否认传染病史、手术史、外伤史、药物及毒物接触史。生长于安徽,无烟酒不良嗜好,否认疫区居住史,否认吸毒史。未婚,否认性生活史。否认家族猝死及类似疾病家族史,否认家族性遗传病史,父母均健康。

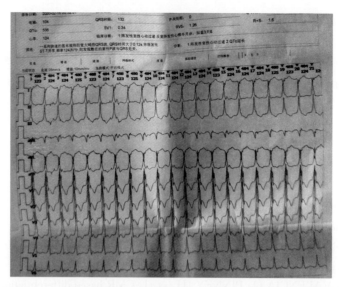

图 26-1　外院心电图提示阵发性室性心动过速,QTc 延长(535 ms)

入院查体

身高 176 cm,体重 60 kg, BMI 19.3 kg/m²,发育正常,查体配合。生命体征:T 36.8℃,P 59 次/分,R 20 次/分,BP 131/69 mmHg(左右两侧基本对称)。神清,无急性病容,对答正常。口唇无发绀,无杵状指。心律不齐,各瓣膜听诊区未及明显病理性杂音;双肺呼吸音清,未及明显干、湿啰音;腹软,无压痛;下肢无明显水肿。

辅助检查

肝功能:总胆红素 21.3 μmol/L,直接胆红素 3.8 μmol/L, AST 51 U/L;肾功能:尿素氮、肌酐正常,尿酸 506 μmol/L; BNP 前体 713 ng/L。

未见明显异常检验包括:血常规、血糖、糖化血红蛋白、电解质、凝血常规、血脂四项,心肌酶谱、甲状腺功能五项、二便常规。

心动图:频发室早,QTc 460 ms(图 26-2)。

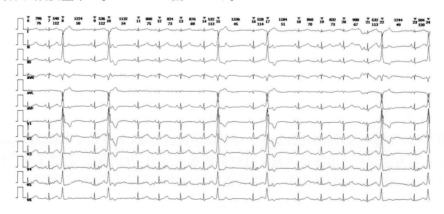

图 26-2　心电图提示频发室早

动态心电图:24 小时总心搏数 93 248 次,平均心率 66 次/分。基本心率为窦性心律,最快心率 99 次/分,最慢心率 45 次/分;室性早搏 24 274 次,占总心搏数的 26%,可见 325 次成对室早和 15 次短阵室速(最长 3 个心搏),其中室早二联律 676 阵,三联律 1 345 阵,室早共有 3 种形态。全程未见 ST－T 动态改变。

心脏彩超:主动脉根部 29 mm,左心房内径 27 mm,LVEDD 51 mm,LVESD 36 mm;肺动脉干 22 mm,室间隔厚度 8 mm,左心室后壁厚度 9 mm;静息状态下左心室壁整体收缩活动减弱;LVEF 54%,E/E' 6.1。

初步诊断

①阵发性室性心动过速,频发室性早搏,病因待查;②长 QT 综合征? ③胆囊炎。

诊断与鉴别诊断

患者为未成年男性,以心悸为主要表现,伴头晕、黑矇及胸闷。心电图提示频发室早、阵发室速,QT 间期延长。心超提示各腔室内径正常,左心室壁整体收缩活动减弱。患者以频发室早、阵发性室速为主要疾病特征,是否可以诊断为长 QT 综合征? 下一步还需要完善哪些检查? 如何进行治疗?

长 QT 综合征(long QT syndrome,LQTS)是一种心肌复极异常的疾病,特点是心电图上 QT 间期延长,主要症状包括心悸、晕厥、癫痫发作和心脏性猝死。LQTS 可分为先天性和获得性,其中获得性 LQTS 的患者存在与 QT 间期延长相关的用药史或其他临床情况(即低钾血症或低镁血症),而在排除获得性 LQTS 后,综合患者的心电图表现、病史和家族史,计算 Schwartz 评分(见表 26－1),可以估算患者先天性 LQTS 的概率。

表 26－1　先天性长 QT 综合征 Schwartz 评分

结　果			分数
心电图[1]	QTc[2]	≥480 ms	3
		460～479 ms	2
		450～459 ms(男性)	1
		≥480 ms(运动负荷试验后休息第 4 分钟内)	1
	尖端扭转型室性心动过速[3]		2
	T 波变异		1
	T 波切迹(3 个导联上)		1
	心率低于相应年龄的第 2 百分位数(仅限于儿童)		0.5
病史	晕厥[3]	有应激	2
		无应激	1
家族史	家庭成员中有确诊 LQTS 者[4]		1
	直系亲属中有 30 岁之前发生无法解释的心源性猝死者		0.5

备注:1.没有使用可能引起 QT 间期延长的药物;2. QTc(校正 QT 值)通过 Bazett 公式计算而得,其中 QTc＝QT/$\sqrt{RR}$;3.尖端扭转型室性心动过速和晕厥中只能选 1 项计分;4.同一家庭成员不能计入两个标准

既往,在无明显心脏器质病变时发生的室性心动过速(ventricular tachycardia,VT)被称为特发性 VT。但实际上,很多病例中的心脏并不正常,只是其异常表现不明显,未能引起心脏结构性变化,如一些心肌离子通道疾病或结构蛋白紊乱。而随着对心律失常发病机制的深入理解和诊断方法的不断进步,越来越多的患者目前有了明确的诊断,如 Brugada 综合征、致心律失常性右心室心肌病(ARVC)和儿茶酚胺敏感性多形性室性心动过速(catecholaminergic polymorphic ventricular tachycardia,CPVT)等。

◆ 治疗与转归 ▶▶▶

主要治疗原则为改善症状,降低猝死风险。静脉应用利多卡因控制室早发作,艾司洛尔控制室率、降低心脏对儿茶酚胺的敏感性,同时注意维持内环境稳定,尤其是血钾水平。

患者症状稳定后择期行心脏电生理检查+射频消融术,提示频发室早,呈多源性,约 10 种(其中右心室 7 种,三尖瓣环、右心室流出道,心尖部起源;左心室起源 3 种,分别位于 MV11 点附近、心尖部及左前乳头肌附近)。左心室标测诱发室速,提示 RVOT 来源,行 RVOT 前壁消融成功;后行异丙肾诱发,可见二尖瓣环起源室早相对较多,标测后提示起源于 MV11 点附近,尝试消融效果欠佳。术后患者仍有频发室早,心电图如图 26-3 所示。

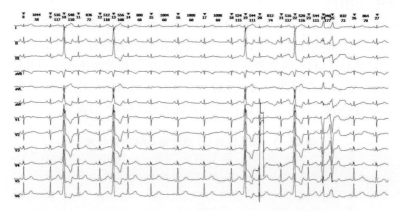

图 26-3 射频消融术后心电图,提示仍有频发室早及短阵室速发作

复查动态心电图提示:24 小时总心搏数 86 270 次,平均心率 66 次/分。基本心率为窦性心律,窦性心律不齐,最快心率 129 次/分,最慢心率 63 次/分;房性早搏 6 次;室性异位搏动 2984 次,占总心搏数的 3.5%,偶见室性逸搏,可见 285 次成对室早和 122 次室速(最长 7 个心搏),其中室早二联律 21 阵,三联律 111 阵,室早形态多形性。全程未见明显 ST-T 动态改变。

◆ 进一步检查与治疗 ▶▶▶

心脏 MRI:右心室、右心房增大,右心室壁变薄,右心室游离壁及部分室间隔区见延迟强化。左心室心腔略扩大。左心室心肌未见明显肥厚。左心室壁整体收缩活动略减弱。未见明显瓣膜关闭不全及返流(图 26-4)。

检查结论:右心室右心房增大,右心室壁变薄,右心室游离壁及部分室间隔区纤维化;致心律失常性右心室心肌病? 请结合临床。左心室略扩大,左心室壁整体收缩活动减弱。

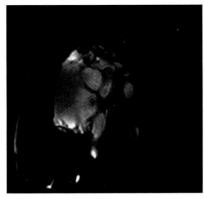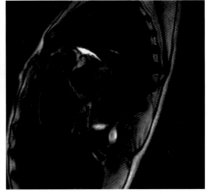

图 26-4　患者心脏 MRI 图像,提示右心房右心室增大,右心室心肌变薄,右心室可见延迟强化(箭头所指位置)

复查心脏彩超提示:右心房内径正常,右心室内径增大(基底部横径约 46 mm),右心室流出道增宽约 36 mm,右心室壁变薄,右心室游离壁近心尖部室壁约 2~3 mm,该处呈瘤样膨出、范围约 22 mm×8 mm,右心室肌小梁增多、排列紊乱,右心室收缩功能减退,TAPSE约 13 mm。肺动脉不增宽,连续多普勒据轻度三尖瓣反流估测肺动脉收缩压约 35 mmHg。

复查心脏彩超,提示患者右心室内径增大,心脏 MRI 提示右心室壁变薄,右心室游离壁及部分室间隔区见延迟强化,考虑右心室心肌病可能。为进一步明确诊断,建议行基因检测(图 26-5)。

基因检测

样本信息

采集日期:＿＿＿＿＿＿＿＿＿＿＿＿＿＿

接收日期:2020.03.16＿＿＿＿＿＿＿＿

样本类型:血液＿＿＿＿＿＿＿＿＿＿＿＿

检测基因

PKP2、*DSG2*、*DSP*、*DSC2*、*PYR2*、*JUP*、*TMEM43*、*TGFB3*

检测信息:

检测项目:致心律失常型心肌病(8 基因)＿＿＿

检测方法:高通量测序＋Sanger 测序＿＿＿

一、检测结论

本样本中检测到 PKP2 基因的 1 个致病变异(PKP2:c.4489＋1G＞A 杂合变异)。

PKP2 基因变异主要与致心律失常性右心室心肌病(ARVC)发生相关。已有研究报道,大约 25—50％的 ARVC 患者是由 *PKP2* 基因突变导致。受检者 PKP2 基因 c.2489＋1G＞A 变异位点曾在 ARVC 患者中发现并报道,表现为常染色体显性遗传模式。

请结合家系调查和临床表现综合判断。

基因	参考序列	核苷酸变化	氨基酸变化	外显子号	染色体位置	合子类型	MAF(1000 Genomes)	致病类型	遗传方式	变异来源
PKP2	NM_004572	c.2489＋1G＞A	p.?	12	chr12:32949042-32949042	杂合	0.001	致病变异	常染色体显性	未做

图 26-5　患者基因检测信息

患者基因检测结果提示存在致心律失常性右心室心肌病相关的基因突变（PKP2），结合患者心电图、超声心动图及磁共振的表现，诊断考虑致心律失常性右心室心肌病。

患者前期射频消融效果不佳，予植入ICD预防猝死。术后患者仍有频发室早，予胺碘酮静脉泵入＋口服，两天后复查动态心电图，提示24小时室早10890次，且QT间期延长，改为莫雷西嗪。2天后复查心电图，患者室早未见减少，且QT间期仍延长，调整为美西律＋琥珀酸美托洛尔缓释片控制心律失常，3天后室早较前明显减少，复查动态心电图提示24小时室早201次。

患者血压维持在120/70 mmHg左右，逐步滴定沙库巴曲/缬沙坦剂量改善心肌重构。

患者1个月后门诊随访，复查动态心电图提示：24小时总心搏数83689次，平均心率62次/分。基本心率为窦性心律，最快心率114次/分，最慢心率43次/分，平均心率62次/分；室性早搏342次，占总心搏数的0.4%，可见2次成对室早，室早共2种形态。ICD功能未见异常。

患者无再发心悸、头晕、黑矇等不适。

最终诊断

①致心律失常性右心室心肌病；②室性心动过速；③频发室性早搏。

讨论与述评

致心律失常性右心室心肌病（ARVC），又称为致心律失常性右心室发育不良（ARVD），是一种遗传性心肌紊乱，其特征为心肌细胞凋亡，并被纤维脂肪组织替代，表现为室性心律失常及特异性心室病理改变。ARVC患者是室性心律失常和猝死的高危人群。ARVC为导致青年男性猝死的第二大原因，仅次于肥厚型心肌病，虽然人群发病率仅在1/5 000～1/2 000，但其导致的猝死占35岁以内猝死人群的20%。因而，如何早期识别ARVC并进行猝死预防显得格外重要。

该病肉眼可见的特征是右心室游离壁呈脂肪性外观。右心室心肌被纤维脂肪取代，最初引起典型的节段性室壁运动异常，随后发展为全室壁运动异常，导致右心室扩张。纤维脂肪取代也可累及左心室区域，但室间隔相对不受累。很多患者数十年隐匿无临床症状，导致很难识别该病，尤其是无家族受累的散发病例。ARVC的临床表现多样，包括心悸、晕厥、胸痛、呼吸困难，在极少数情况下可发生心源性猝死（sudden cardiac death，SCD）。少数家族性ARVC患者为常染色体隐性遗传疾病，伴有掌跖角化病和羊毛状毛发。

推荐对所有ARVC患者进行基因检测，包括5种与ARVC相关的主要桥粒蛋白基因：plakophilin-2（PKP2）、desmoplakin（DSP）、桥粒芯糖蛋白（DSG-2）、桥粒芯蛋白（DSC2）和plakoglobin（JUP），以及非桥粒蛋白基因如跨膜蛋白-43（transmembrane protein 43，TMEM43）等。

2010年ARVC/D国际工作组发布了修订版的诊断标准，分为主要标准和次要标准，包括6个方面：整体和（或）局部运动障碍和结构改变；室壁组织学特征；复极障碍；除极/传导异常；心律失常；家族史。具体如表26-2所示。

表 26‑2　2010 年 ARVC/D 修订版诊断标准

诊断依据	主要标准	次要标准
整体和（或）局部运动障碍和结构改变	二维超声心动图 右心室局部无运动、运动减低或室壁瘤，伴有以下表现之一（舒张末期）： 胸骨旁长轴（PLAX）右心室流出道（RVOT）直径≥32 mm 或 PLAX/体表面积（BSA）≥19 mm/m²； 胸骨旁短轴（PSAX）RVOT 直径≥36 mm 或 PSAX/BSA≥21 mm/m²； 面积变化分数（FAC）≤33% 心脏 MRI 右心室局部无运动、运动减低或右心室收缩不协调，伴有以下表现之一： 单位体表面积右心室舒张末容积（RVEDV/BSA）≥110 ml/m²（男）；≥100 ml/m²（女）或右心室射血分数（RVEF）≤40% 右心室造影 右心室局部无运动、运动减低或室壁瘤	二维超声心动图 右心室局部无运动或运动减低，伴有以下表现之一（舒张末期）： 29 mm ≤ PLAX RVOT < 32 mm 或 16 mm/m²≤PLAX/BSA<19 mm/m²； 32 mm ≤ PSAX RVOT < 36 mm 或 18 mm/m²≤PSAX/BSA<21 mm/m²； 33%<FAC≤40%次要条件（MRI） 心脏 MRI 右心室局部无运动、运动减低或右心室收缩不协调，伴有以下表现之一： 右心室舒张末容积（RVEDV/BSA）≥100 ml/m²（男）；≥90 ml/m²（女）或右心室射血分数（RVEF）≤45%。
室壁组织学特征	至少一份心内膜活检标本形态学测量显示残余心肌细胞<60%（或估计<50%），伴有纤维替代右心室游离壁心肌，伴有或不伴有脂肪替代心肌	至少一份活检标本形态学分析显示残余心肌细胞 60%～75%（或估计 50%～65%），伴有纤维组织取代右心室游离壁心肌组织，伴有或不伴有脂肪组织取代心肌组织
复极障碍	右胸导联 T 波倒置（V1～V3），或弥漫性 T 波倒置（14 岁以上，不伴右束支传导阻滞）	V1 和 V2 导联 T 波倒置（14 岁以上，不伴右束支传导阻滞），或 V4、V5、V6 导联 T 波倒置；V1～V4 导联 T 波倒置（14 岁以上，伴有完全性右束支传导阻滞）
除极/传导异常	右胸导联 V1～V3 Epsilon 波	持续性或非持续性右心室流出道型室性心动过速，左束支传导阻滞型室性心动过速，伴电轴向下（Ⅱ、Ⅲ、aVF 导联 QRS 波正向或不确定，aVL 导联上负向），或电轴不明确；室性早搏>500 个/24 h
心律失常	持续性或非持续性左束支传导阻滞型室性心动过速，伴电轴向上（Ⅱ、Ⅲ、aVF 导联 QRS 波负向或不确定，aVL 导联上正向）	标准心电图无 QRS 波（<110 ms）增宽，信号平均心电图至少 1/3 参数显示出晚电位：QRS 波滤过时程≥114 ms；<40 μVQRS 终末时程≥38 ms；终末 40 ms 均方根电压≤20 μV；无完全性右束支传导阻滞，测量 V1、V2 或 V3 导联 QRS 波末端包括 R′波初始，QRS 波终末激动时间≥55 ms
家族史	按照目前诊断标准一级亲属中有明确诊断为 ARVC/D 的病人；一级亲属有尸检或手术确诊为 ARVC/D 的病人；经评估确定病人具有 ARVC/D 致病基因的有意义突变	一级亲属中有可疑 ARVC/D 病人但无法证实，而就诊病人符合目前诊断标准；可疑 ARVC/D 引起的早年猝死家族史（<35 岁）

根据以上标准,确诊 ARVC 需满足:2 条主要标准,或 1 条主要标准+2 条要标准,或 4 条不同类别的次要标准。临界性诊断 ARVC 需满足:1 条主要标准+1 条次要标准,或 3 条不同类别的次要标准。疑似诊断 ARVC 需满足:1 条主要标准,或 2 条不同类别的次要标准。

ARVC/D 患者临床管理的最重要的目的包括:①降低病死率,包括心律失常性心源性猝死以及心衰死亡;②预防疾病进展导致右心室、左心室或双心室功能降低和心力衰竭;③通过减轻或消除心悸、室速复发或 ICD 放电(适宜的或不适宜的)来改善症状和生活质量;④限制心衰症状和增加功能储备。治疗选项由以下几种组成:生活方式改变,药物治疗,射频消融,ICD 植入和心脏移植。

病例提供单位:上海交通大学医学院附属胸科医院

整理:张敏

述评:何奔

📚 参考文献

[1] SCHWARTZ PJ, CROTTI L. QTc behavior during exercise and genetic testing for the long-QT syndrome [J]. Circulation, 2011, 124(20):2181 - 2184.

[2] ACKERMAN MJ, PRIORI SG, WILLEMS S, et al. HRS/EHRA expert consensus statement on the state of genetic testing for the channelopathies and cardiomyopathies this document was developed as a partnership between the Heart Rhythm Society (HRS) and the European Heart Rhythm Association (EHRA) [J]. Heart Rhythm, 2011, 8(8):1308 - 1339.

[3] MARCUS FI, MCKENNA WJ, SHERRILL D, et al. Diagnosis of arrhythmogenic right ventricular cardiomyopathy/dysplasia: proposed modification of the task force criteria [J]. Circulation, 2010, 121(13):1533 - 1541.

病例27 左束支传导阻滞与心肌病

主诉

反复胸闷、气促 6 年,加重 1 年余,再发 2 日。

病史摘要

患者,女性,79 岁。因"反复胸闷、气促 6 年,加重 1 年余,再发 2 日"入院。患者 6 年前开始反复在活动后出现胸闷、气促,无胸痛、黑矇、晕厥,休息后缓解。4 年前我院就诊,心电图提示"窦性心律,完全性左束支传导阻滞",超声心动图未见心脏结构及收缩功能异常,行冠脉造影,见"LM 钙化斑块,LAD 钙化斑块,LCX 钙化斑块,RCA 钙化斑块,远段 50%,右优势血管";予拜阿司匹林、他汀类药物口服。后仍间断出现活动后胸闷、气促。1 年来患者胸闷、气促发作频率较前增加,活动耐量下降,时有下肢水肿,曾于我科再次住院(2017 年

3月),复查冠脉造影未见明显冠脉狭窄,心电图仍为左束支传导阻滞,心超见"左心房增大,左心室壁整体收缩活动减弱,二尖瓣轻中度反流,LVEF 45%",予改善心肌重构(缬沙坦、比索洛尔)及利尿剂(呋塞米、螺内酯)治疗后症状改善出院。后患者多次因胸闷、气促伴端坐呼吸于外院住院治疗,每次住院期间予改善心功能药物治疗后好转出院。2日前患者于凌晨再发胸闷、气促、大汗、端坐呼吸,无胸痛、晕厥,无恶心、呕吐,无咳嗽、咯血,遂送入当地医院急诊,考虑急性心力衰竭,并予气管插管辅助通气及对症处理(外院就诊情况不详)。为进一步明确诊治,救护车转入我科。有高血压病史10余年,现口服缬沙坦(80 mg qd)、比索洛尔(2.5 mg qd);有2型糖尿病史,现口服降糖药物。否认其他系统疾病史。否认肝炎、结核等传染病史,否认外伤史,否认除冠脉造影外其他手术史,否认输血史,否认药物、食物过敏史。生长于原籍,否认吸烟、大量饮酒,否认毒物等接触史。既往月经规律,已绝经20余年。已婚已育,育有2女1子。否认家族性疾病史。

入院查体

患者烦躁,口插管、呼吸机辅助通气。T 36.8℃,P 90次/分,R 18次/分,BP 150/78 mmHg。心律齐,心率90次/分,各瓣膜听诊区未及显著病理性杂音。双肺呼吸音粗,可闻及湿啰音。腹软,无腹部膨隆,未触及明显肝脾肿大。双下肢轻度凹陷性水肿。

辅助检查

心脏超声(我院,2017年3月):左心房增大(内径43 mm),左心室舒张末内径55 mm,室间隔与左心室后壁厚度11 mm,二尖瓣反流(轻中度),主动脉瓣钙化伴反流(轻度),肺动脉高压可能(47 mmHg),左心室射血分数降低(LVEF 45%)。

心电图(我院,2017年3月):窦性心律,完全性左束支传导阻滞。

冠脉造影(我院,2017年3月):LM正常,LAD近段、远段管腔不规则,LCX近段管腔不规则,RCA近段、远段管腔不规则。

初步诊断

①慢性心力衰竭急性发作,高血压性心脏病? 左束支传导阻滞性心肌病? 左心房、室增大,二尖瓣反流(轻中度),完全性左束支传导阻滞,心功能Ⅳ级(NYHA分级);②高血压病3级(极高危组);③2型糖尿病。

诊断思路

患者为老年女性,慢性病程,反复胸闷、气促,伴间断下肢水肿、端坐呼吸,考虑为慢性心力衰竭表现;此次急性发病,胸闷、气促、大汗、端坐呼吸。结合入院体检有心率偏快、双肺湿啰音、下肢凹陷性水肿,且外院需机械辅助通气改善肺淤血、缺氧,均提示此次为慢性心力衰竭急性发作。

但患者慢性心力衰竭的病因诊断还需进一步思考。目前常见引起心肌病、慢性心力衰竭的疾病有:缺血性心肌病、高血压性心脏病、瓣膜性心脏病、风湿性心脏病、心律失常性心肌病、原发性扩张型心肌病、全身性疾病所致心肌病变等。故需要结合患者病史、心脏超声、冠脉造影、心电图等辅助检查以明确病因诊断。

进一步检查

床边心脏超声:左心房内径 44 mm,LVEDD 56 mm,LVESD 46 mm,左心室心尖部略增厚约 12 mm,余左心室壁不增厚;二尖瓣不增厚,开放不受限,中度二尖瓣反流;升主动脉不增宽,主动脉瓣见点状回声增强,开放不受限,轻度主动脉瓣反流;右心房右心室内径正常,据轻中度三尖瓣反流估测肺动脉收缩压约 44 mmHg;左心室壁整体收缩活动减弱,LVEF 37%。

心电图:窦性心律,电轴左偏,完全性左束支传导阻滞。

动态心电图:①有效记录时间 23 小时 13 分钟,总心搏数 84 836。②基本心律为窦性心律。最快心率 82 次/分在 4:22,最慢心率 61 次/分在 5:59,平均心率 69 次/分。③房性早搏 1472 次,见房早未下传心室。成对房早 80 对,短阵房速 43 阵,最长由 438 个心搏组成,发生于 3:35。④室性早搏 752 次,成对室早 5 对。室早形态 3 种。⑤检查全程未见 ST-T 动态改变。

生化检验报告:BNP 1 269 pg/ml↑。

诊断与鉴别诊断

患者两次冠脉造影未见冠脉明显狭窄,排除缺血性心肌病。既往我院住院期间查过自身免疫抗体及甲状腺功能均正常,排除自身免疫性疾病或甲状腺功能异常继发心肌病。患者为女性,有二尖瓣反流、三尖瓣反流,需考虑风湿性心脏病可能;但心超未见瓣叶增厚、钙化、粘连等风湿性损害病变,故暂不考虑风湿性心脏病。器质性二尖瓣病变、二尖瓣反流可引起左心房压、左心室舒张末压明显上升,出现肺淤血,继发肺动脉压力增加及右心衰竭。但患者入院体检未闻及二尖瓣听诊区病理性杂音,且心超见心脏结构及瓣叶改变不符合原发二尖瓣器质性病变特点,排除瓣膜性心脏病诊断;考虑二尖瓣反流与左束支传导阻滞相关。因患者有引起心肌病的其他原发疾病,且无扩张型心肌病家族史,暂不考虑原发性扩张型心肌病。患者有高血压病史 10 余年,既往心超提示室间隔略增厚,此次心超提示心尖部略增厚,目前病因诊断首先考虑为高血压性心脏病。

值得关注的是,患者心电图发现左束支传导阻滞 4 余年,且心电图出现左束支传导阻滞时心脏超声无心脏结构改变、LVEF 正常,后逐渐出现二尖瓣反流、左心室增大、LVEF 下降,需考虑左束支传导阻滞引起心肌病可能。但因该诊断需排除其他心肌病危险因素,且需观察纠正 LBBB 后对心功能改善情况。故心肌病是否为左束支传导阻滞引起有待进一步明确。

最终诊断

①慢性心力衰竭急性发作,高血压性心脏病,左心房、室增大,二尖瓣反流(中度),三尖瓣反流(轻中度),完全性左束支传导阻滞,房性早搏,阵发性房性心动过速,室性早搏,心功能Ⅳ级(NYHA 分级);②高血压病 3 级(极高危组);③2 型糖尿病。

治疗与转归

心衰药物治疗方面,予左西孟旦强心,予托拉塞米、螺内酯利尿,以改善急性心力衰竭症状,肺水肿改善后拔除气管插管。同时调整缬沙坦为沙库巴曲缬沙坦以改善心肌重构,并根据血压、心率情况逐渐增加诺欣妥、比索洛尔用量。

心衰器械治疗方面，因患者心功能不全，LVEF 37%，心电图提示左束支传导阻滞（QRS 波宽度>150 ms），心脏再同步治疗（CRT）与 ICD 指征明确。与患者及家属沟通后，行 CRT-D 植入术，术中同时行左束支起搏纠正 LBBB（图 27-1）。因左束支起搏完全纠正左束支传导阻滞，且起搏参数满意（阈值 0.6 V/0.4 ms，感知 8.6 mV，阻抗 560 Ω），故最终选择左束支起搏达到心脏再同步治疗，左心室电极备用。

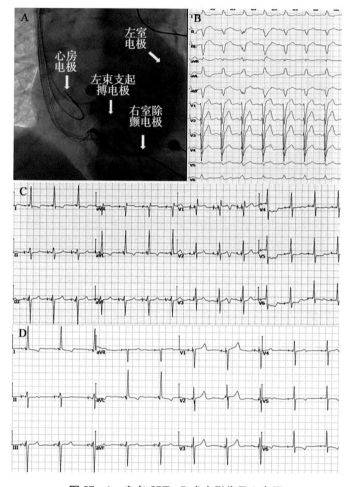

图 27-1 患者 CRT-D 术中影像及心电图

A. CRT-D 手术影像，心房电极、左束支起搏电极、右心室除颤电极及左心室电极植入位置；B. 术前心电图见完全性左束支传导阻滞，QRS 波宽度为 161 ms；C. 术后左束支起搏心电图见 QRS 波宽度明显缩短至 104 ms，QRS 波形态类似右束支传导阻滞形态；D. 通过调节起搏器 AV 间期，让左束支起搏与自身右束支电传导融合，心电图 QRS 形态与正常 QRS 形态基本一致，QRS 波宽度 94 ms

患者术后胸闷、气促症状改善，活动耐量增加，可爬 3 层楼，无心衰再发入院治疗。术后 1 年随访，心脏超声提示心脏大小基本恢复正常（左心室舒张末内径 47 mm，左心室收缩末内径 32 mm，左心房内径 40 mm），无明显二尖瓣反流、三尖瓣反流，LVEF 58%。BNP 下降至

97 pg/ml。程控左束支起搏参数稳定(阈值 0.5 V/0.4 ms,感知>18.6 mV,阻抗 596 Ω)。心室同步性分析可见左心室同步性在左束支起搏状态下较自身左束支传导阻滞状态下改善(图27-2)。经过药物治疗与 CRT 治疗,该患者心室逆重构,心超指标与临床心功能均显著改善。

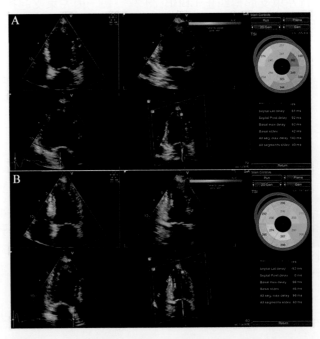

图 27-2 利用超声心动图三维组织同步成像(3D-tissue synchronization imaging,3D-TSI)技术评价左心室 12 个节段运动同步性

A. 自身左束支传导阻滞状态下左心室同步性;B. 左束支起搏状态下左心室同步性。左束支起搏状态下左心室同步性较自身左束支传导阻滞状态下改善

讨论及评述

结合患者病史特点:心电图发现左束支传导阻滞 4 余年,心电图发现左束支传导阻滞时心脏超声无心脏结构改变、LVEF 正常,而后逐渐出现二尖瓣反流、左心室增大、LVEF 下降,左束支传导阻滞状态下存在心室机械不同步,对心脏再同步治疗超应答;故对于该患者应该考虑左束支传导阻滞在其心衰进展中发挥关键诱导作用,左束支传导阻滞可能为其心肌病病因。

1. **左束支传导阻滞与心肌病关系**

左束支传导阻滞(LBBB)可以导致心室电与机械运动不同步,损害左心室收缩功能,引起二尖瓣反流、心室重构。故 LBBB 与心衰发病密切相关,其可能就是心肌病病因之一。动物模型已经观察到 LBBB 可以导致左心室腔增大、左心室壁不对称肥厚、LVEF 下降及心室重构,且对 LBBB 动物模型进行心脏再同步治疗可以逆转心室重构,明确孤立的 LBBB 可以诱导心肌病。一些流行病学与临床观察研究结果亦支持 LBBB 为心肌病病因。目前左束支传导阻滞性心肌病的诊断需要符合以下几个特点:①心电图证实为特发性 LBBB,且初诊 LBBB 时心功能正常;②诊断 LBBB 后经较长时间引起左心室收缩功能下降、左心室重构、心力衰竭；③排除其他心肌病病因；④心脏再同步治疗纠正 LBBB 后，心功能显著改善或恢复正常。

　　2. 对心衰合并左束支传导阻滞患者治疗方式的选择

　　慢性心力衰竭患者中约 17％～25％心电图表现为 LBBB；LBBB 与心力衰竭不良预后密切相关。临床中常很难明确 LBBB 与心衰的前后顺序，且患者常合并其他心肌病危险因素；更多需要关注心衰合并 LBBB 患者的有效治疗方式。指南指导的药物治疗（guideline-directed medical therapy，GDMT）是慢性心衰患者治疗的一线推荐。但部分临床研究观察到 GDMT 对心衰合并 LBBB 患者的 LVEF 改善情况显著劣于心衰未合并 LBBB 患者；且即使给予 GDMT，心衰合并 LBBB 患者的心衰住院率及病死率均显著高于心衰未合并 LBBB 患者。提示对于心衰合并 LBBB 患者，心室收缩失同步是影响其预后的关键因素，心脏再同步治疗（CRT）对其至关重要。

　　传统 CRT 主要指双心室起搏（BVP）。多个大型临床研究已经证实 BVP 可以减轻二尖瓣返流、提高心室射血分数、心输出量，改善心功能及临床预后；为心衰合并 LBBB 患者器械治疗 Ⅰ 类推荐。

　　希氏束起搏（HBP）与左束支起搏（LBBP）为生理性起搏方式，已经成为目前 CRT 治疗的热点。临床研究已经证实 HBP 在心衰合并 LBBB 患者中的安全性与有效性，其可提高 LVEF、逆转心室重构、改善心功能；且对心室电同步性及急性血流动力学方面的改善均较 BVP 更为显著。但 HBP 纠正 LBBB 有其缺点，存在低感知、高阈值、远期阈值升高等风险。2017 年黄伟剑教授等首次报道 LBBP 在一例心衰合并 LBBB、左心室电极植入失败患者中纠正 LBBB、改善心衰。基于左束支的解剖学特点，其主干短，在室间隔左心室面心内膜下呈扇形分布，起搏导线可以通过右心室间隔面拧入左心室内膜下、起搏左束支，且起搏电极可跨越左束支阻滞位点，在阻滞位点远端起搏，纠正 LBBB。已有部分回顾性研究观察了 LBBP 在心衰合并 LBBB 患者中的有效性与安全性；提示 LBBP 可以有效纠正 LBBB，明显缩短 QRS 波宽度与左心室达峰时间，改善心室电与机械同步性，显著改善心超指标、提高临床心功能。

　　因此，对于心衰合并 LBBB 患者，CRT 不再局限于传统 BVP；若 HBP 或 LBBP 可以纠正 LBBB，或许是优选的心脏再同步治疗方式，但仍需更多临床数据与研究来观察、评价其有效性。

病例提供单位：上海交通大学医学院附属胸科医院

整理：李若谷、张魏巍

述评：何奔

📖 参考文献

[1] VERNOOY K, VERBEEK XAAM, PESCHAR M, et al. Left bundle branch block induces ventricular remodelling and functional septal hypoperfusion [J]. Eur Heart J, 2005, 26(1): 91 - 98.

[2] VERNOOY K, CORNELUSSEN RNM, VERBEEK XAAM, et al. Cardiac resynchronization therapy cures dyssynchronopathy in canine left bundle-branch block hearts [J]. Eur Heart J, 2007, 28(17): 2148 - 2155.

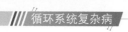
［3］ SZE E, DUNNING A, LORING Z, et al. Comparison of incidence of left ventricular systolic dysfunction among patients with left bundle branch block versus those with normal QRS duration ［J］. Am J Cardiol, 2017,120(11):1990 – 1997.

［4］ VAILLANT C, MARTINS RP, DONAL E, et al. Resolution of left bundle branch block-induced cardiomyopathy by cardiac resynchronization therapy ［J］. J Am Coll Cardiol, 2013,61 (10):1089 – 1095.

［5］ AUFFRET V, MARTINS RP, DAUBERT C, et al. Idiopathic/iatrogenic left bundle branch block-induced reversible left ventricle dysfunction: JACC state-of-the-art review ［J］. J Am Coll Cardiol, 2018,72(24):3177 – 3188.

［6］ SZE E, SAMAD Z, DUNNING A, et al. Impaired recovery of left ventricular function in patients with cardiomyopathy and left bundle branch block ［J］. J Am Coll Cardiol, 2018,71(3): 306 – 317.

［7］ BIRNIE DH, HA A, HIGGINSON L, et al. Impact of QRS morphology and duration on outcomes after cardiac resynchronization therapy: Results from the Resynchronization-Defibrillation for Ambulatory Heart Failure Trial (RAFT) ［J］. Circ Heart Fail, 2013,6(6):1190 – 1198.

［8］ ZAREBA W, KLEIN H, CYGANKIEWICZ I, et al. Effectiveness of cardiac resynchronization therapy by QRS morphology in the Multicenter Automatic Defibrillator Implantation Trial-Cardiac Resynchronization Therapy (MADIT-CRT) ［J］. Circulation, 2011, 123 (10): 1061 – 1072.

［9］ PONIKOWSKI P, VOORS AA, ANKER SD, et al. 2016 ESC Guidelines for the diagnosis and treatment of acute and chronic heart failure: The Task Force for the diagnosis and treatment of acute and chronic heart failure of the European Society of Cardiology (ESC)Developed with the special contribution of the Heart Failure Association (HFA) of the ESC ［J］. Eur Heart J, 2016, 37(27):2129 – 2200.

［10］ HUANG W, SU L, WU S, et al. Long-term outcomes of His bundle pacing in patients with heart failure with left bundle branch block ［J］. Heart, 2019,105(2):137 – 143.

［11］ LUSTGARTEN DL, CRESPO EM, ARKHIPOVA-JENKINS I, et al. His-bundle pacing versus biventricular pacing in cardiac resynchronization therapy patients: A crossover design comparison ［J］. Heart Rhythm, 2015,12(7):1548 – 1557.

［12］ SHARMA PS, DANDAMUDI G, HERWEG B, et al. Permanent His-bundle pacing as an alternative to biventricular pacing for cardiac resynchronization therapy: A multicenter experience ［J］. Heart Rhythm, 2018,15(3):413 – 420.

［13］ ARNOLD AD, SHUN-SHIN MJ, KEENE D, et al. His resynchronization versus biventricular pacing in patients with heart failure and left bundle branch block ［J］. J Am Coll Cardiol, 2018, 72(24):3112 – 3122.

［14］ HUANG W, SU L, WU S, et al. A novel pacing strategy with low and stable output: pacing the left bundle branch immediately beyond the conduction block ［J］. Can J Cardiol, 2017,33(12): 1736. e1 – 1736. e3.

［15］ LI X, QIU C, XIE R, et al. Left bundle branch area pacing delivery of cardiac resynchronization therapy and comparison with biventricular pacing ［J］. ESC Heart Fail, 2020,7(4):1711 – 1722.

［16］ ZHANG W, HUANG J, QI Y, et al. Cardiac resynchronization therapy by left bundle branch area pacing in patients with heart failure and left bundle branch block ［J］. Heart Rhythm, 2019, 16(12):1783 – 1790.

第八章

心肌炎相关病例

病例28 全心衰竭伴右心占位

主诉

胸闷气促1个月余,加重1周。

病史摘要

患者男性,24岁。胸闷气促1个月余,加重1周。患者1个月前有"上呼吸道感染"病史,此后出现明显胸闷、气急,动则气促,进行性加重,伴有头晕、黑矇、胃部不适,自行服用复方氨酚烷胺、多潘立酮等药物。1周前气促进一步加重,静息状态下也感明显气急,伴腹胀,纳差,腿肿。2018-01-27至外院就诊,查血常规:WBC 12.58×10⁹/L, N% 74.4%, M% 11.0% Hb 154 g/L, PLT 182×10⁹/L;肌钙蛋白 0.21 ng/ml,随访心肌酶阴性;降钙素原 0.46 ng/ml;总胆红素 54.4 μmol/L,直接胆红素 24.2 μmol/L,总蛋白 44 g/L,白蛋白 23 g/L, ALT 691 U/L, AST 691 U/L, LDH 2 150 U/L, CK 35 U/L,尿素氮6.2 mmol/L,肌酐 148 mmol/L; NT-proBNP 10 200 ng/L;纤维蛋白降解产物 43.77 μg/ml,凝血酶时间 (thrombin time, TT)21.5 s,凝血酶原时间(prothrombin time, PT)28.1 s, INR 2.38; D-二聚体 8.96 mg/L;肿瘤指标(AFP、CEA、NSE、糖类抗原)(一),甲状腺功能(一),肝炎全套(一);抗核抗体组合(新3)+抗双链 DNA 抗体、抗 SSA/Ro-52(一), ANA、AMA、ASMA(一); IgG、IgA、IgM、补体 C4(一),补体 C3 0.47 g/L;巨细胞病毒抗体(一),梅毒(一),肺炎支原体抗体(一), G 试验(一);结核杆菌<500 copies/ml,呼吸道九联抗体阴性。2018-01-27外院 ECG 提示:室上性心动过速(图28-1)。外院心超:左心室壁整体收缩活动普遍减弱, LVEF 0.16;乳头肌功能不全,伴中度二尖瓣返流;双房、右心室内径增大,左心室舒末压升高;肺动脉高压(肺动脉收缩压 66 mmHg)伴中度三尖瓣返流(跨瓣压差 51 mmHg);少到中等量心包积液,左心室后壁 1.1 cm,左心室侧壁 0.6 cm;右心房内见一条索状回声,性质待定。胸水 B 超:右侧中等量胸腔积液。腹部超声:腹腔内见游离无回声区,右侧腹最深处约 24 mm,脾周约 8 mm,盆腔最深处约 25 mm。双下肢超声:未见明显异常,双下肢动脉及深静脉管腔通畅,内膜面光滑,目前未见明显斑块及血栓形成。胸部 CTA:左肺上叶舌段肺栓塞(图28-2)。外院初步诊断:全心衰竭原因待查,心功能Ⅳ级,多浆膜腔积

液,肺栓塞,心肾综合征,肝功能损伤,低蛋白血症。外院治疗方案:低分子肝素抗凝,托拉塞米静脉注射(iv)20～60 mg qd＋螺内酯 20 mg qd,培哚普利 2 mg＋比索洛尔 1.25 mg 改善心肌重构,胺碘酮控制心律失常,头孢曲松控制感染,以及化痰等对症治疗。行右侧胸腔穿刺引流术,患者仍有胸闷、气促不适反复发作,进行性少尿,腹胀、纳差加重,略有痰中带血,为进一步诊治,于 2018－01－31 转入我院。患者本次发病以来,神志清醒,精神尚可,睡眠尚可,大便正常,小便正常,体重无明显变化。既往体健,否认高血压、糖尿病、肾病等病史。生长于江苏,无烟酒不良嗜好,否认疫区居住史,否认吸毒史。素食。喜好熬夜。否认家族遗传病患者,否认家族传染病患者,父母均健康。

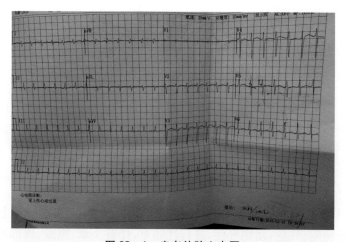

图 28-1　患者外院心电图

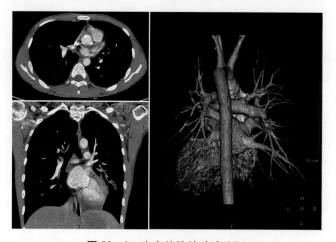

图 28-2　患者外院肺动脉 CTA

入院查体

　　T 36.5℃, P 124 次/分,R 18 次/分,BP 95/69 mmHg。身高 172 cm,体重 60 kg,发育正常,无皮疹和皮下结节。神清,精神萎靡,气稍促,颈静脉显露,右下肺呼吸音低,可见胸腔引流导管,肺底少许湿啰音。HR 124 次/分,心律齐,各瓣膜区未闻及明显杂音。腹膨隆,无压痛、反跳痛。肝肋下 2 指，双下肢轻度压陷性水肿（至脚踝处），足背动脉搏动可，趾端凉。

辅助检查

血常规：WBC $11.3×10^9$/L，N％ 78.9％，CRP 24.55 mg/L；BNP 1 788 pg/ml。肝功能：总胆红素 54.4 μmol/L，直接胆红素 24.2 μmol/L，白蛋白 23 g/L，ALT 940 U/L，AST 550 U/L。肾功能：尿素氮 25.2 mmol/L，肌酐 237 μmol/L；BNP 1 559 ng/L。心肌酶谱：cTnI 0.75 ng/ml，CK‐MB 4.2 ng/ml。凝血常规：PT 14 s，INR 1.17，D‐二聚体 6.60 mg/L。未见明显异常的指标包括：肾功能、血脂、电解质、心肌酶、二便常规。

心电图提示：室上性心动过速（见图 28‐3）。

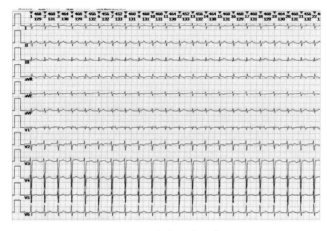

图 28‐3　患者入院心电图

超声心动图提示（表 28‐1、图 28‐4）：

左心室收缩活动明显减弱，轻中度二尖瓣反流。

右心房（53 mm×46 mm）、右心室（基底段横径约 46 mm）内径均增大，TAPSE 约 18 mm，右心室壁之中段、心尖段活动收缩活动减弱。

右心房内见纤维条索状回声，右心房顶部见一团状中等回声附着漂动，大小约 10 mm×8 mm，右心房内下腔静脉入口处见甩动的团状中等回声，右心室后壁之中段附着一团状异常回声漂动，范围约 19 mm×22 mm，外围呈中等回声，内部呈弱回声。

三尖瓣中度反流，估测肺动脉压约 43 mmHg。心包少至中量积液。

表 28‐1　患者超声心动图部分指标

指标	测量值	正常值
LVESD	52 mm	20～37 mm
LVEDD	58 mm	35～56 mm
左心房内径	36 mm	19～40 mm
室间隔厚度	8 mm	6～11 mm
LVEF	20％	50％～70％

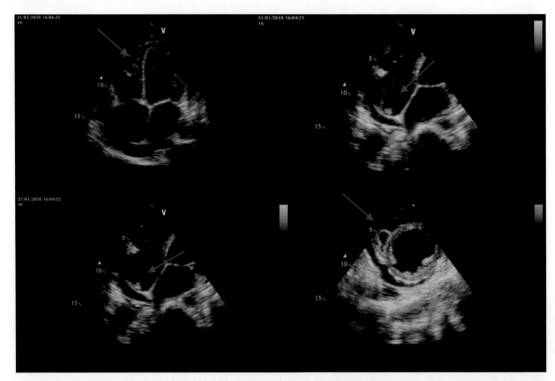

图 28-4　患者超声心动图,箭头所示为占位

床旁胸片提示心脏扩大,右侧大量胸腔积液(图 28-5)。

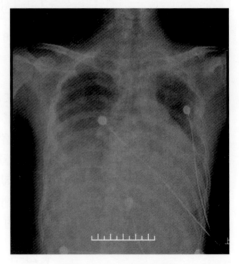

图 28-5　入院床旁胸片

▷ 初步诊断 ▷▷▷

①全心衰竭原因待查:心肌炎,右心房、右心室血栓可能,心功能Ⅳ级,多浆膜腔积液;②肺栓塞;③心肾综合征;④肝功能损伤;⑤低蛋白血症。

▷ 鉴别诊断 ▷▷▷

患者为青年男性,无烟酒嗜好,以心衰症状为主要表现,心超提示左心室明显扩张,射血分数降低,其病因可能是什么? 如何判断患者心腔内占位的性质? 临床上常见的表现为心脏扩张的疾病主要包括以下几种:缺血性心肌病、心肌淀粉样变、自身免疫性疾病、血管炎症性疾病、高血压心脏病。

(1) 缺血性心肌病:通常指由于冠脉疾病导致的左心室功能显著受损(LVEF 通畅≤35%),患者既往有心肌梗死病史或存在冬眠心肌或冠脉造影提示冠状动脉存在严重狭窄。患者常有心绞痛症状,心超可能提示心肌存在节段性收缩活动异常。心脏 MRI 可见心肌灌注异常区域。

(2) 心肌淀粉样变:心肌淀粉样变表现为心室舒张功能异常伴有双心房增大,左心室对称性向心性肥厚,双侧心室收缩功能减退,临床上可出现心力衰竭、心肌微小梗死、心律失常及猝死。患者心电图表现常常为 QRS 波低电压,心超提示心室壁呈磨玻璃样改变,也具有限制性心肌病双房增大、室壁不厚或轻度增厚、左心室不扩大而充盈受限的超声学表现。心脏 MRI 可见双房明显扩大,弥漫性或透壁性伴舒缩功能受限,室间隔"斑马征",左心室内膜广泛延迟强化。

(3)自身免疫性疾病:符合扩张型心肌病的临床诊断标准,具有系统性红斑狼疮、胶原血管病或白塞氏病等证据。

(4)血管炎性疾病:包括大血管血管炎、中型血管血管炎、小血管血管炎以及累及不同血管大小的血管炎,其直接或间接累及心肌,引起继发性的心脏扩大。

(5)高血压心脏病:长期的高血压会引起左心室肥厚,增加心衰等心血管事件的风险,超声心动图有相关表现。

心腔内占位一般包括肿瘤性占位和非肿瘤性占位,其中不同类型的原发性肿瘤有不同的常发部位,黏液瘤好发于左心房,血管肉瘤好发于右心房,横纹肌瘤及纤维瘤常发于心室,乳头状弹性纤维瘤常发生在瓣膜,主动脉瓣最多见,二尖瓣次之,心腔内最少见。转移性肿瘤是在其他部位肿瘤基础之上发生直接扩散,常累及心包,发生血源性转移则累及心肌,沿静脉转移则累及肺静脉或腔静脉直至右心房。非肿瘤性占位主要包括赘生物和血栓,其中赘生物多见于感染性心内膜炎,是先天性心脏病和自身免疫系统疾病心内膜感染的合并症;血栓性占位见于未行抗凝治疗或抗凝不规范的房颤患者,显著增大的左心房出现血流淤滞形成血栓,也可见于扩大的左心室及急性心肌梗死室壁瘤的部位。

心脏 MRI 对于心肌病诊断鉴别诊断及预后评估均有很高价值。CMR 平扫与延迟钆增强(LGE)技术不仅可以准确检测心肌功能,而且能清晰识别心肌组织学特征(包括心脏结构、心肌纤维化瘢痕、心肌活性等),是诊断和鉴别心肌疾病的重要检测手段。因此,可进一步完善相关检查。

进一步检查

心脏 MRI:心室整体收缩活动减弱、右心室占位;心包积液、心肌灌注未见异常;T2WI-黑血:心内膜广泛分布水肿高信号影,右心室明显(图 28-6)。

患者心肌灌注未见异常,据此可排除缺血性心肌病;患者心超无磨玻璃样改变,心脏 MRI 未见明显延迟强化,可排除心肌淀粉样变;患者自身免疫抗体(一),不考虑自身免疫性疾病引起的心脏扩大。心脏 MRI 提示心内膜广泛分布水肿高信号影,右心室明显,结合患者"上感"病史,考虑心肌炎可能。根据心脏 MRI 结果,右心室占位未见延迟强化,考虑为血栓病变。

最终诊断

①心肌炎,全心衰竭,心功能Ⅳ级,右心房、右心室血栓,多浆膜腔积液;②心律失常,室上性心动过速;③肺栓塞;④心肾综合征;⑤肝功能损伤;⑥低蛋白血症。

治疗及转归

(1)首先是去除心衰发作诱因,补充白蛋白,纠正电解质平衡紊乱,根据血流动力学调整出入量。

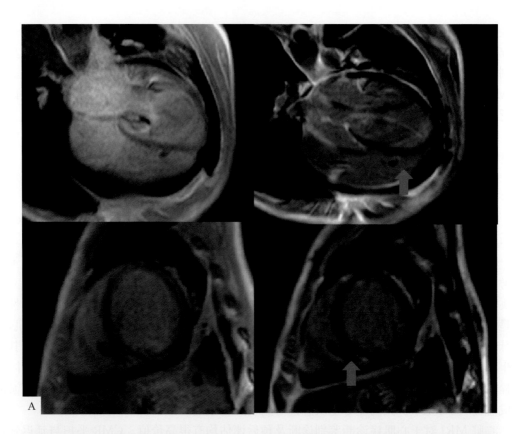

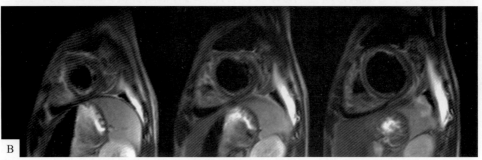

图 28 - 6　心脏 MRI

A. 右心室占位，LGE 提示未见延迟强化（如箭头所示）；B. T2WI -黑血提示心内膜广泛分布水肿高信号影，右心室明显

　　（2）抗凝：低分子肝素过渡至达比加群。

　　（3）针对快速性心律失常，予胺碘酮转律，同时比索洛尔 2.5 mg qd＋伊伐布雷定 5 mg bid。

　　（4）强心、利尿治疗：左西孟旦强心，多巴胺＋托拉塞米静脉泵入利尿，新型利尿剂托伐普坦 15 mg qd。

　　（5）糖皮质激素的疗效并不肯定，不主张常规使用。但对其他治疗效果不佳者，仍可考虑在发病 10 天至 1 个月使用。

　　患者 BNP 明显下降，尿量维持在 3 000 ml/24 h 左右，如图 28 - 7 所示。

　　患者心律转为窦性，心率控制在约 60 次/分，如图 28 - 8 所示。

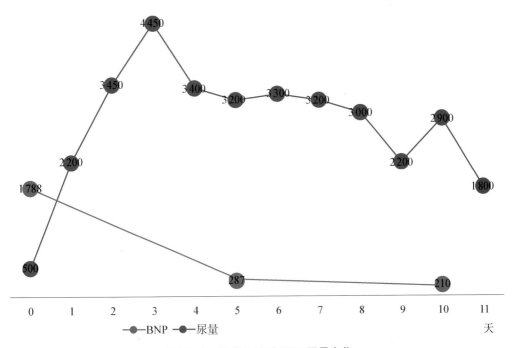

图 28 - 7　患者入院后 BNP、尿量变化

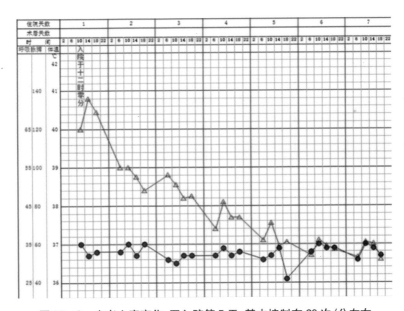

图 28 - 8　患者心率变化,至入院第 5 天,基本控制在 60 次/分左右

2019 - 02 - 05 复查心脏超声(见表 28 - 2):

左心室收缩活动明显减弱,轻度二尖瓣反流。

右心房、右心室较前缩小至正常,右心室侧壁收缩活动尚可,TAPSE 约 18 mm,右心室下壁收缩活动减弱。中间段仍可见一团状异常回声漂动,范围约 14 mm×9 mm(较前减小),右心房内仍可见甩动的条索样强回声;右心房内下腔静脉入口处仍可见甩动的条索样回声(较前减小)。

三尖瓣轻中度反流,估测肺动脉压约 43 mmHg。心包微量积液。

表 28-2　患者复查心脏超声结果

指 标	测量值	正常值
LVESD	45 mm	20~37 mm
LVEDD	57 mm	35~56 mm
左心房内径	35 mm	19~40 mm
室间隔厚度	8 mm	6~11 mm
LVEF	34%	50%~70%

治疗方案调整

逐步减少静脉利尿剂用量,患者胸闷、气急症状好转,病情稳定 10 天后,比索洛尔加量至 5 mg,停用伊伐布雷定,利尿剂改为口服出院。

出院带药见表 28-3。

表 28-3　患者出院带药方案

药 物	用 法
培哚普利	4 mg qd
比索洛尔	5 mg qd
托伐普坦	7.5 mg qd
呋塞米	20 mg bid
螺内酯	20 mg qd
达比加群	150 mg bid
胺碘酮	0.2 g qd

出院后 1 个月复查心脏超声(表 28-4):

左心室收缩活动仍减弱,轻度二尖瓣反流。

右心房、右心室内径正常,右心室侧壁收缩活动未见明显异常,TAPSE 约 20 mm,右心房内仍可见甩动的条索样强回声;右心房内下腔静脉入口处仍可见甩动的条索样回声(未见明显异常回声附着)。

三尖瓣轻度反流,估测肺动脉压约 41 mmHg。心包未见积液。

表 28-4　患者出院 1 个月后复查心脏超声情况

指 标	测量值	正常值
LVESD	36 mm	20~37 mm
LVEDD	50 mm	35~56 mm

（续表）

指　标	测量值	正常值
左心房内径	33 mm	19～40 mm
室间隔厚度	8 mm	6～11 mm
LVEF	50%	50%～70%

出院 1 个月后复查 CMR 提示：心脏大小正常，收缩功能恢复，心腔内未见明显占位，心包积液吸收。3 个月后再次复查 CMR 提示心内膜水肿基本消失。其变化如图 28 - 9 所示。

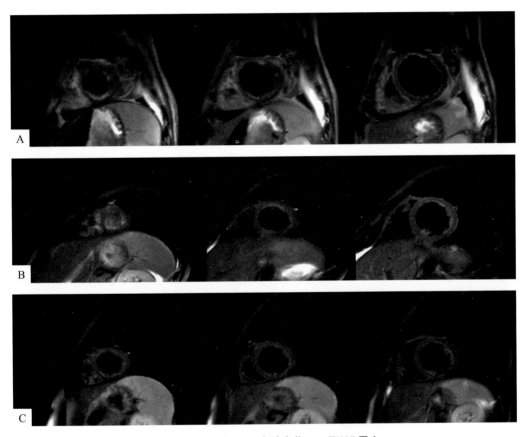

图 28 - 9　随访 CMR 水肿变化——T2WI 黑血

A. 检查日期 2019 - 02 - 01；B. 检查日期 2019 - 03 - 07；C. 检查日期 2019 - 05 - 30

讨论及述评

该患者以心衰症状入院，心超提示心脏扩大、右心室占位，心脏 MRI 提示心内膜水肿，经过治疗后随访提示水肿消退，诊断为心肌炎合并血栓形成。心肌炎（myocarditis）是心肌的炎症性疾病，最常见病因为病毒感染。细菌、真菌、螺旋体、立克次体、原虫、蠕虫等感染也可引起心肌炎，但相对少见。非感染性心肌炎的病因包括药物、毒物、放射、结缔组织病、血管炎、巨细胞性、结节病等。心肌炎起病急缓不定，少数呈爆发性，导致急性泵衰竭或猝死。

病程多有自限性,但也可进展为扩张型心肌病。

心肌炎患者因心肌受累部位和程度不同可以表现为 4 个不同临床类型,包括急性冠脉综合征样、新发心衰或心衰加重、慢性心衰以及暴发性心肌炎。心内膜心肌活检是心肌炎诊断的金标准,因为属有创检查,因此只用于病情急重、治疗反应差、原因不清的患者,对于轻症患者不作为常规检查手段。CMR 对心肌炎诊断有较大价值,典型表现为 LGE,可见心肌片状强化。

本病目前尚无特异性治疗,对心力衰竭但血流动力学尚可的患者需要使用利尿剂、血管扩张剂、ACEI/ARB,必要时加用醛固酮拮抗剂。对于有心包炎的患者可以使用非激素类抗炎药物阿司匹林,但对预后的影响不确定。出现快速心律失常者,可以用抗心律失常药物。高度房室传导阻滞或窦房结功能损害而出现晕厥或明显低血压时可考虑使用临时心脏起搏器。急性期患者不推荐 ICD 治疗。

对血流动力学不稳定的患者应该收入 ICU,并给予呼吸支持和必要的机械循环支持。后者主要方法有左心室辅助装置(left ventricular assist device,LVAD)和 ECMO,设法过渡到心脏移植或好转。

近期有研究显示,对慢性和病毒阴性心肌炎患者使用免疫抑制和免疫调节剂治疗可望改善预后,但这些研究结果尚需要随机、对照临床研究确认。糖皮质激素的疗效并不肯定,不主张常规使用。但对其他治疗效果不佳者,仍可考虑在发病 10 天至 1 个月之间使用。此外,临床上还可应用促进心肌代谢的药物如三磷酸腺苷、辅酶 A、环化腺苷酸等。

病例提供单位:上海交通大学附属胸科医院

整理:张敏

述评:何奔

参考文献

[1] 中华医学会心血管病学分会,中国心肌炎心肌病协作组.中国扩张型心肌病诊断和治疗指南[J].临床心血管病杂志,2018,34(5):421-434.

[2] CAFORIO AL,PANKUWEIT S,ARBUSTINI E,et al. Current state of knowledge on aetiology, diagnosis, management, and therapy of myocarditis:a position statement of the European Society of Cardiology Working Group on Myocardial and Pericardial Diseases [J]. Eur Heart J, 2013,34(33):2636-2648,2648a-2648d.

[3] 中华医学会心血管病学分会精准医学学组,中华心血管病杂志编辑委员会,成人暴发性心肌炎工作组.成人暴发性心肌炎诊断与治疗中国专家共识[J].中华心血管病杂志,2017,45(9):742-752.

[4] CHEN HS, WANG W, WU SN, et al. Corticosteroids for viral myocarditis [J]. Cochrane Database Syst Rev, 2013,2013(10):CD004471.

第九章

大血管病相关病例

病例29 青年女性反复晕厥,病因是什么?

主诉

发现血压升高5年,晕厥1个月。

病史摘要

患者,女性,22岁。因"发现血压升高5年,晕厥1个月"入院。患者血压升高病史5年,最高BP 230/130 mmHg,长期口服培哚普利8 mg qd、美托洛尔缓释片23.75 mg qd,平素血压波动于(170~180)/(90~100)mmHg。有活动后有胸闷、头晕,晨轻暮重,近1个月前症状加重,偶发晨起后短暂晕厥,数秒清醒。现为求进一步治疗,收住入院。既往体健。否认糖尿病史。生于原籍,否认疫区驻留史,否认吸烟、酗酒史;月经规则、经量中等。未婚未育。父母均健康,否认家族遗传病史,否认家族早发高血压病史。

体格检查

T 36.5℃,P 72次/分,R 18次/分,BP 166/90 mmHg。神清,营养发育好,自主体位。颈静脉充盈,双肺呼吸音清,未及干、湿啰音。心界正常大小,心率72次/分,律齐,心前区可闻及3/6级收缩期杂音,向颈部传导;背部可闻及血管杂音。腹软,无压痛、反跳痛,肝脾肋下未及,肝颈静脉回流征阴性。双下肢不肿,未见明显发绀征象,双侧足背动脉搏动差。神经系统体检阴性。

辅助检查

LDL-C 2.93 mmol/L,cTnT<0.03 ng/mL,NT-proBNP 348.3 pg/ml,类风湿因子15 U/ml。血常规、肝肾功能、电解质、凝血功能、CRP、免疫固定电泳、ESR、补体、自身抗体、肾素-血管紧张素-醛固酮系统、ACTH、皮质醇、甲氧基肾上腺素、甲氧基去甲肾上腺素均正常。

心电图:窦缓;左心室肥大伴ST-T改变(RV5+SV1=52 mm);V1~V3导联QS型(图29-1)。

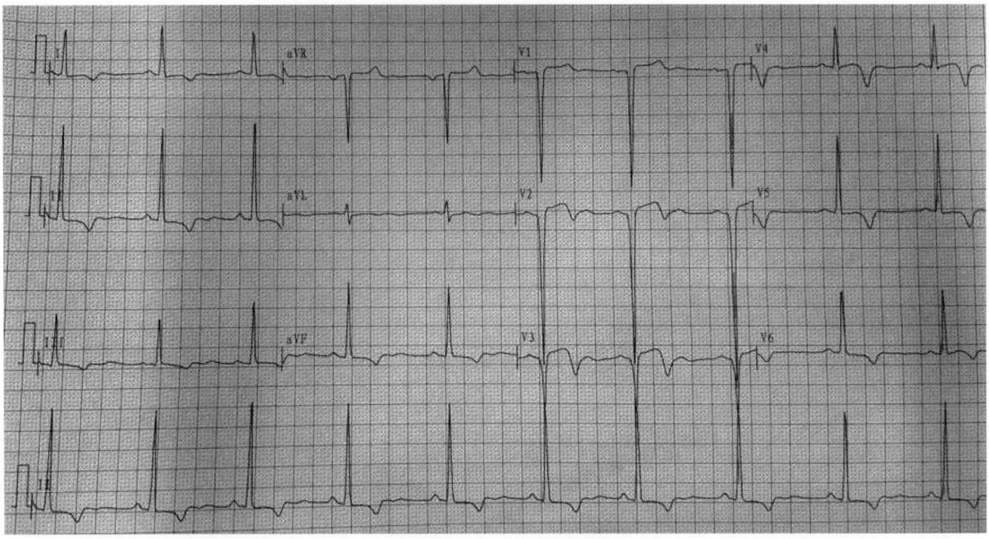

图 29-1　患者心电图

动态心电图：

（1）观察全程基础心律为窦性，总心动 82456 次；最高心率 142 次/分，见于 17 时 08 分，为窦性心动过速；最低心率为 45 次/分，见于 11 时 06 分，为窦性心动过缓；平均心率 64 次/分。

（2）单个房早 1 次。

（3）单个室早 19 次；室早连发 1 次，频率为 125 次/分，室性心律失常呈多源性。

（4）部分 MV5 导联呈 QS 型，MAVF 导联呈 Qr 型伴 ST 段抬高 1.00 mm 左右，全程均见 MV5 及 MaVF 导联 T 波倒置≤7.00 mm

超声心动图（表 29-1）：

（1）左心室多壁段肥厚（左心室前壁、室间隔及后壁基底段至如投机水平肥厚约 13～19 mm，增厚心肌回声密度不均，静息状态下左心室流出道压差 7 mmHg，未见梗阻征象）；

（2）左心室心尖部局部变薄呈轻度矛盾运动。

表 29-1　患者超声心动图情况

项　　目	测量值	正常值	项　　目	测量值	正常值
主动脉根部内径(mm)	31	20～37	左心房内径(mm)	40	19～40
左心室舒张末内径(mm)	52	35～56	左心室收缩末内径(mm)	35	23～35
室间隔厚度(mm)	17	6～11	左心室后壁厚度(mm)	13	6～11
左心室射血分数(LVEF)	61%	50%～70%	肺动脉收缩压(mmHg)	31	<40
二尖瓣血流图	E、A 双峰，E/A>1；减速时间(DT)200 ms				
多普勒组织成像(DTI)	S 波峰值 7 cm/s；E'/A'<1				

胸部 X 线片（图 29-2）：两肺未见实质病变（可见 3 字征，肋骨下缘有侵蚀的现象）。

腹部脏器及肾血管 B 超：右肾动脉起始段内经3.5 mm，左肾动脉起始段内径 3.7 mm；右肾段间动脉阻力指数(RI)0.31，左肾段间动脉 RI 0.38。CDFI 示双肾内血流分布正常，肾动脉血流尚流畅。双肾动脉全程及腹主动脉频谱圆顿低平，右肾囊肿。

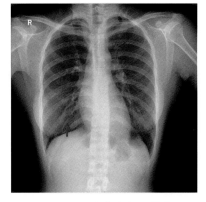

图 29-2　患者胸部 X 线片

▶ 初步诊断

①晕厥待查；②心肌肥厚(高血压性心脏病)；③高血压 3 级，极高危组(继发性待排)。

▶ 治疗及转归

患者住院期间清晨坐起时突感头晕不适，随即出现意识丧失，倒在床上，数秒即转醒；期间家属诉患者有上肢轻微抖动，双眼上翻；追问病史，2012 年曾于吃饭时出现头晕倒地 1 次，数秒转醒，但过程无上肢及双眼症状。查体：右上肢 BP 160/90 mmHg，左上肢 BP 118/66 mmHg，腘动脉血压测不出。

▶ 进一步检查

(1) 冠脉动脉 CTA：第 1 对角支及右冠状动脉开口少许斑块伴管腔轻度狭窄，胸主动脉不规则狭窄，建议行 CTA 检查(图 29-3)。

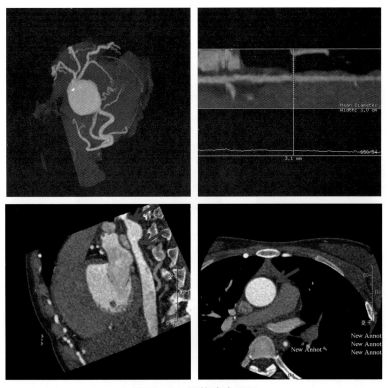

图 29-3　冠状动脉 CTA

（2）胸、腹主动脉 CTA：胸主动脉缩窄（最狭窄处内径 5 mm），侧枝形成，左侧锁骨下动脉近段稍迂曲狭窄（图 29-4）。

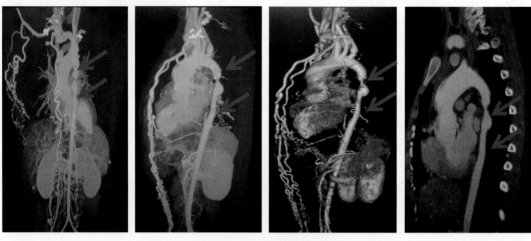

图 29-4　胸、腹主动脉 CTA

（3）全身动脉 MRA：符合主动脉缩窄，左侧锁骨下动脉及右侧髂动脉管腔稍细（图 29-5）。

（4）PET/CT：胸主动脉局部狭窄伴管腔钙化灶，腹主动脉全程及两侧髂总动脉管腔变窄，管壁均未见明显增厚或糖代谢异常增高灶（图 29-6）。

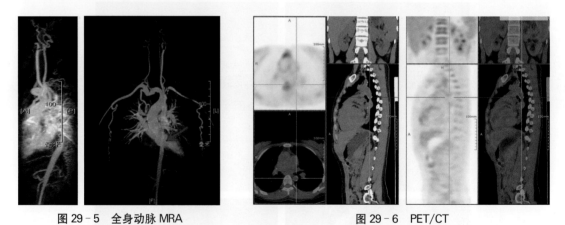

图 29-5　全身动脉 MRA

图 29-6　PET/CT

（5）头颅 MRI 平扫：双侧额叶少许腔隙性缺血灶。

诊断更正

主动脉缩窄。

多学科诊疗团队（multi-disciplinary team，MDT）意见。

（1）风湿科：目前大动脉炎依据不足。

（2）血管外科：考虑主动脉缩窄，建议血管内测压，评估狭窄情况，手术治疗。

进一步治疗

（1）血管外科主动脉造影：胸降主动脉中段可见两处狭窄。分段测压：主动脉内血压 236/116 mmHg，胸降主动脉第一处狭窄近端血压 202/104 mmHg，胸降主动脉第一、二处狭窄之间血压 132/101 mmH，胸降主动脉第二处狭窄远端血压 128/99 mmHg，双侧肾动脉显影可未见明显狭窄，双侧髂动脉未见明显狭窄，弓上 3 分支显影可（图 29 - 7）。

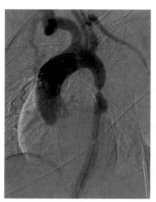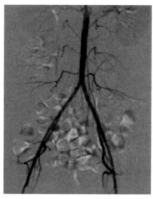

图 29 - 7　主动脉造影

（2）胸主动脉造影＋主动脉腔内人工血管置入术：CP 支架 18 mm×45 mm，NuMED；CP 支架 18 mm×45 mm，NuMED；以近端第一处狭窄（重度狭窄）为中心释放。支架植入后测压：升主动脉内血压 90 mmHg，支架近端血压 90 mmHg，支架远端血压 90 mmHg（图 29 - 8）。

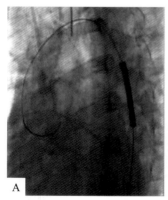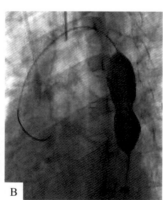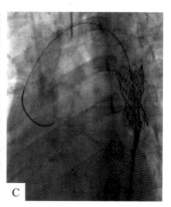

图 29 - 8　胸主动脉造影＋主动脉腔内人工血管置入

A. 支架释放后；B. 球囊扩张支架；C. 支架成形后

术后双下肢动脉明显恢复（＋＋），上肢血压明显降低。右上肢血压在 130/80 mmHg，左上肢血压同术前。出院至今没有再次出现晕厥的症状。

最后诊断

主动脉缩窄。

讨论及述评

主动脉缩窄属于先天性心脏病,占其 4%~6%,主动脉缩窄段病变的部位绝大多数(95%以上)在主动脉弓远段与胸降主动脉连接处亦即主动脉峡部,邻近动脉导管或动脉韧带区。主要临床表现需根据年龄分层,成年人往往以高血压为首发症状,同时有心功能不全,上、下肢脉搏及血压差异,以及血管局限血流受阻引起的心脏杂音。由于这是先天性疾病,同时还应注意观察体征,如下肢发育或其他先天性畸形,皮肤发绀、发凉等现象。

该患者为年轻女性,具有顽固性高血压,伴反复晕厥,否认家族遗传病史,因此需要寻找继发性高血压因素,如血管粥样硬化及血栓引起的血管闭塞性病变。同时根据患者风湿疾病好发年龄,还要警惕风湿免疫相关性血管炎。该患者胸主动脉 CTA 可见有内乳动脉等侧枝血管明显代偿,由此推测病程较长,因此考虑先天性狭窄的可能性较大,支持点包括:①病程长;②炎症指标不高;③侧支循环发达;④孤立部位。综上所述,不符合多发性动脉炎多发的特点。患者主动脉缩窄主要位于主动脉峡部,如术中测压其狭窄近远端的压力差在 20 mmHg 以上(该患者为 70 mmHg),伴有侧支血管形成征象,则有手术指征。术式优选选择 CP 支架修复,术后血压下降,下肢乏力好转,没有再次出现晕厥。

病例提供单位:复旦大学附属中山医院

整理:林瑾仪,尹恩智,李明飞

述评:葛均波

参考文献

[1] CASTELLANOS LER, MELENDEZ G, MEAVE A, et al. Aortic wall abnormalities in patients with aortic coarctation [J]. J Cardiovasc Magn Reson, 2015,17(1):1-2.

[2] FERNANDES JF, GOUBERGRITS L, BRÜNING J, et al. Beyond pressure gradients: the effects of intervention on heart power in aortic coarctation [J]. PLoS One, 2017, 12(1): e0168487.

[3] KRISTO I, WEGNER P, VOGES I, et al. Left ventricular remodeling in children and young adults with aortic coarctation two decades after surgical repair [J]. J Cardiovasc Magn Reson, 2015,17(S1):Q96.

[4] ORTIZ AK, SUINESIAPUTRA A, YOUNG A, et al. Left ventricular shape variation in patients with aortic coarctation pre- and post-stent implantation [J]. J Cardiovasc Magn Reson, 2016,18(S1):1-2.

[5] PÁDUA LMS, GARCIA LC, RUBIRA CJ. Stent placement versus surgery for coarctation of the thoracic aorta [J]. Cochrane Database Syst Rev, 2012,5(5):CD008204.

病例30 致命的晕厥

主诉

突发晕厥1次。

病史摘要

患者,中年男性,48岁,因"突发晕厥1次"入院。患者6h前在棋牌室下棋时突发晕倒,呼之不应,伴全身发绀,持续数分钟后自行醒转,伴胸闷,无胸痛,无呼吸困难,无恶心、呕吐,醒转后无意识障碍,无肢体偏瘫及抽搐。送入当地医院就诊,心率80次/分,血压53/31 mmHg,心电图示"窦性心律,完全性右束支传导阻滞,显著ST段压低"。为求进一步治疗转入我院。急诊化验:肌钙蛋白I 0.09 ng/ml,D-二聚体8.86 mg/L,BNP 23.40 pg/ml,我院心电图示"窦性心律,完全性右束支传导阻滞,显著ST段压低"。考虑休克原因待查,为进一步诊治收入院。发病以来精神萎靡,未进食,未解二便。否认高血压、糖尿病、心脏病等慢性病史,否认乙肝、结核等传染病史,否认手术、外伤、输血史,否认药物、食物过敏史。生长于原籍,否认长期外地旅居史,否认疫区、疫水接触史,吸烟20余年,1~2包/天,偶饮酒,否认冶游史。已婚已育,1子,配偶及儿子体健。否认家族遗传病史。

入院查体

查体:T 36.0℃,P 88次/分,R 18次/分,BP 70/42 mmHg。神清,精神萎靡,呼吸稍促,一般情况差,平车推入病室,无贫血貌,营养状况良好,口唇发绀。心率88次/分,律齐,心音遥远低钝,未及杂音及附加音。双肺呼吸音尚清,未闻及明显干、湿啰音。腹平软,无压痛反跳痛,肝脾肋下未及,无肾区叩痛,未及包块。双下肢无水肿,四肢活动可,肌力肌张力正常。

血常规:WBC 19.83×10⁹/L,N% 92.90%,Hb 147.00 g/l,PLT 186.00×10⁹/L。

生化:钾4.0 mmol/L,血糖6.50 mmol/L,白蛋白40.30 g/L,肌酐111.5 μmol/L,ALT 30.0 U/L,LDH 688.0 U/L,CK 185.00 U/L,淀粉酶88 U/L,血浆氨15 μmol/L,酮体阴性。

心肌损伤标志物:cTnI 0.09 ng/ml,肌红蛋白142.1 ng/ml,CK-MB 2.90 ng/ml。BNP 23.40 pg/ml。

凝血常规:D-二聚体8.86 mg/L,PT 12.90 s,活化部分凝血活酶时间(activated partial thromboplastin time,APTT)30.90 s,纤维蛋白原1.89 g/L。

心电图(图30-1):窦性心律,68次/分,完全性右束支传导阻滞,ST-T段广泛压低,aVR导联ST段抬高,建议心肌酶检查,请结合临床。

胸部CT平扫:心影增大,升主动脉增粗,右肺上叶体积缩小,双肺散在条索灶。

上腹部CT平扫:腹主动脉硬化,余上腹CT扫描未见异常。

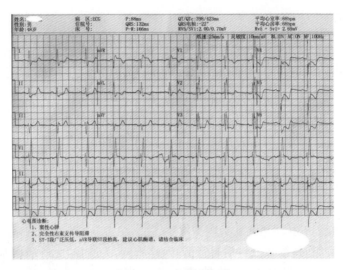

图 30 - 1　患者心电图

下腹部 CT 平扫：腹主动脉及大分支硬化，余下腹 CT 扫描未见异常。

初步诊断

休克原因待查，心肌梗死？ 主动脉夹层？ 肺栓塞？

诊断及鉴别诊断

患者中年男性，主因突发晕厥来院，既往大量吸烟史，症状表现为低血压休克，伴轻度胸闷，发绀，肌红蛋白升高，肌钙蛋白稍高，结合心电图有 aVR 导联 ST 段抬高伴其余导联 ST 段广泛压低，首先考虑冠心病，急性非 ST 段抬高型心肌梗死。休克是心肌梗死的常见表现之一，通常为大面积心肌坏死引起。心肌梗死导致的恶性心律失常也是晕厥及猝死的重要原因。患者心电图表现为 aVR 导联 ST 段抬高合并其余导联广泛 ST 段压低，常见于左主干病变或前降支近段病变，结合患者的临床表现，心肌梗死是首先考虑的问题。患者有肌红蛋白升高，也符合心梗早期表现，肌钙蛋白升高不明显，可能为发病时间较短。

鉴别诊断主要考虑主动脉夹层及肺栓塞。

主动脉夹层约 1/3～1/2 的患者表现为面色苍白、大汗淋漓、皮肤湿冷、脉搏快而微弱及呼吸急促等休克表现，若外膜破裂出血，则血压降低常伴有晕厥。但多数病人会有较为明显的胸痛表现，见于约 85% 的患者，疼痛的强度较为剧烈，不能耐受，并为持续性。本患者无胸痛表现，仅以持续低血压为主要表现，而平扫 CT 未见明确出血，因此不作为首选诊断。

大块型肺动脉栓塞患者易出现心源性休克和多脏器功能衰竭。呼吸困难是最显著的症状，常见一过性发绀，体循环低血压。本患者持续低血压，D-二聚体明显升高，故应考虑肺栓塞可能。

治疗及转归

患者考虑急性非 ST 段抬高型心梗可能，行急诊冠脉造影检查。LM 未见明显狭窄；LAD 管壁欠光滑，中段 50% 狭窄；LCX 未见明显狭窄；RCA 管壁欠光滑，中段 30% 狭窄（图 30-2）。

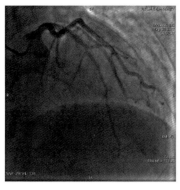
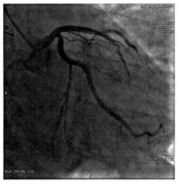
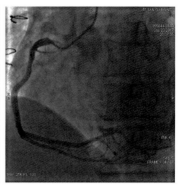

图 30-2 急诊冠脉造影检查结果

患者仍然低血压状态,应用血管活性药物,血压仍只能维持在 70/40 mmHg。血管通畅,血压仍难以维持,因此急性心梗基本除外,考虑主动脉夹层可能性极大。立即联系放射科及心外科,行急诊主动脉 CTA 检查。CTA 结果:升主动脉增粗伴主动脉夹层(Debakey Ⅱ型),如图 30-3 所示。

患者主动脉夹层诊断明确,立即转心外科紧急手术。患者术后恢复良好,半个月后出院。

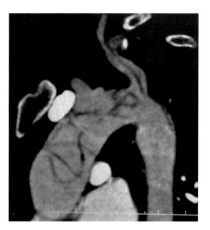

图 30-3 急诊主动脉 CTA 检查结果

最后诊断

主动脉夹层。

讨论与评述

晕厥症状是大脑短暂的灌注不足而引起的短暂意识丧失,表现为突然发作,持续时间短和自行恢复。晕厥可能导致伤害,并且可能是心脏猝死的唯一预警信号。Wisten 等人报告了在 162 名 15~35 岁的猝死人群中,25%最初表现为晕厥或先兆晕厥。晕厥病人的预后因诊断的不同有很大差异(表 30-1),其中有结构性心脏病和原发性心电紊乱疾病的猝死率和总死亡率最高,年轻人的神经介导性晕厥预后较好。

表 30-1 常见晕厥原因

晕厥的病因	
血管性	解剖因素(如窃血综合征等) 直立性晕厥(如体位性低血压等) 反射性晕厥(如血管迷走性晕厥、颈动脉窦过敏等)
心源性	解剖因素(如流出道梗阻、心房黏液瘤、主动脉夹层、心肌梗死、肺栓塞、肺动脉高压等) 心律失常　心动过缓(如房室传导阻滞、病态窦房综合征、房颤伴长间歇等) 　　　　　心动过速(如心房颤动、阵发性室上性心动过速、室性心动过速等)
神经源性	癫痫发作 椎基底动脉短暂性脑缺血

（续表）

晕厥的病因		
代谢综合征	低血糖 低氧血症 药物或酒精中毒 伴有低碳酸血症的过度通气	
精神因素	焦虑、惊恐发作 躯体化障碍	
不明原因晕厥		

  血管性晕厥，尤其是反射性晕厥和直立性低血压是最常见的晕厥病因，至少有 1/3 的晕厥由此引起，通常预后良好。心源性晕厥，特别是心律失常，是晕厥的第二常见原因，约占晕厥的 10%～20%。神经源性和代谢性短暂意识丧失比较少，通常是其他疾病的临床表现之一，如低血糖、癫痫等。

  结合本患者，突发短暂意识丧失，自行醒转，但有持续的低血压休克表现，应排除良性的血管性晕厥，考虑心源性晕厥或其他疾病的可能。

病例提供单位：上海交通大学医学院附属第一人民医院

整理：王翔

述评：汪芳

参考文献

［1］BONOW RO, MANN DL, ZIPES DP, 等. BRAUNWALD 心脏病学——心血管内科学教科书［M］.9 版.陈灏珠,译.北京：人民卫生出版社,2016.

［2］ERBEL R, ABOYANS V, BOILEAU C, et al. 2014 ESC Guidelines on the diagnosis and treatment of aortic diseases：Document covering acute and chronic aortic diseases of the thoracic and abdominal aorta of the adult. The Task Force for the Diagnosis and Treatment of Aortic Diseases of the European Society of Cardiology (ESC) ［J］. Eur Heart J, 2014,35(41)：2873 - 2926.

［3］HEBBALLI R, SWANEVELDER J. Diagnosis and management of aortic dissection ［J］. Continuing education in anaesthesia, critical care & pain, 2009,9(1)：14 - 18.

［4］WISTEN A, FORSBERG H, KRANTZ P, et al. Sudden cardiac death in 15 - 35year olds in Sweden during 1992 - 99 ［J］. J Intern Med, 2002,252(6)：529 - 536.

［5］林果为,王吉耀,葛均波.实用内科学［M］.15 版.北京：人民卫生出版社,2017.

第十章

其他复杂病

病例31 不一样的心脏扩大

主诉

胸闷乏力、双下肢水肿1个月。

病史摘要

患者男性,37岁。因"胸闷乏力、双下肢水肿1个月"入院。患者2017年5月出现胸闷、乏力,继而双下肢水肿,无明显胸痛、大汗、气促等。症状进行性加重,上3楼时胸闷明显,半个月前出现腹胀、食欲缺乏。外院就诊超声示心脏扩大;肝脾肿大、腹水。胸部CT:左下肺炎症、双侧少量胸水;冠脉CTA未见异常。予对症利尿、抗感染治疗症状稍好转。现为进一步治疗,收住入院。1型糖尿病史5年,胰岛素治疗,血糖控制可。否认高血压病生于原籍,否认疫区驻留史,否认吸烟、酗酒史。已婚,育有1女。父母均健康,否认家族遗传病史。

辅助检查

T 36.2℃,P 85次/分,R 18次/分,BP 107/74 mmHg。神志清,营养中等,休息状态无气促,无发绀、黄疸。皮肤粗糙,面色灰暗。颈静脉稍显露。两肺呼吸音清,双下肺少许湿啰音。心界临界,心率85次/分,律齐,未闻及杂音。腹部平软,肝肋下3指,肝区叩痛(+),脾肋下未及。移动性浊音(—)。双下肢至膝以下皮肤如图31-1所示。

血常规:Hb135 g/L,WBC 2.62×10^9/L,N% 39.7,L% 51.1%。网织红细胞百分比2.1%。生化:总胆红素(TB)/结合胆红素(CB)15.5/8.2 U/L,ALT/AST 110/119 U/L,SCr 67 mmol/L,Na$^+$/K$^+$/Cl$^-$ 135/4.6/93 mmol/L,血脂(—)。糖代谢:血糖14.3 mmol/L,糖化血红蛋白7.5%。肌钙蛋白T 0.032 ng/ml,NT - proBNP 2 085 pg/ml,CK、CK - MB(—);PT 15.4 s,APTT 30.4 s,INR 1.42,纤维蛋白原198 mg/dl,D-二聚体(—)。甲状腺功能:FT$_3$ 4.0 pmol/L,FT$_4$ 14.4 pmol/L,超敏TSH 13.89 mIU/ml。炎症指标:ESR(—),CRP 6.4 mg/L。肿瘤指标(当地医院):CA125 53.25 U/ml,CA199 62.72 U/ml,CEA/AFP/PSA/NSE/CA153/CA24 - 2(—)。

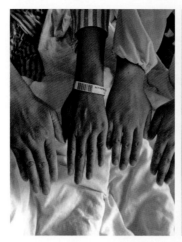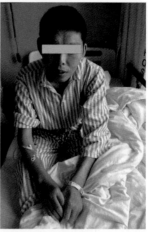

图 31-1 患者皮肤状况

心电图:①窦性心律;②V2~V4 导联 R 波递增不良;③T 波低平(图 31-2)。

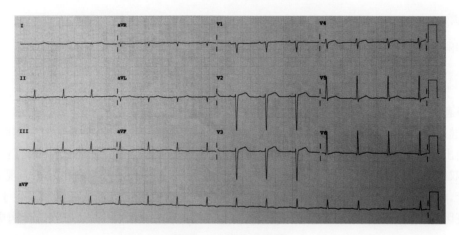

图 31-2 患者心电图

超声心动图:左心房室内径增大(左心房内径 43 mm,LVEDD 57 mm,LVESD 42 mm),室间隔矛盾运动,左心室整体收缩活动减弱,LVEF 32%。下腔静脉内径增宽 22 mm,右心房增大(56 mm×52 mm),右心室增大(基底段横径 51 mm),右心室不增厚,整体收缩活动减弱,TAPSE 10 mm。肺动脉不增宽,重度三尖瓣反流。

◀ 初步诊断 ▶▶▶

①心脏扩大待查,扩张性心肌病? 缺血性心肌病? 代谢性心肌病? 其他? 心力衰竭(NYHA 分级Ⅱ~Ⅲ级);②1 型糖尿病。

◀ 诊断和鉴别诊断 ▶▶▶

患者为中青年男性,胸闷气促及双下肢水肿起病,有 1 型糖尿病病史。心超示左心房室内径增大,室壁不厚,室间隔矛盾运动,左心室收缩及舒张功能均减退,倾向限制性心肌病的超声表现。结合患者冠脉 CTA 正常、无高血压病史,可初步排除缺血性心肌病、瓣膜病和高血压性心脏病等。

限制性心肌病常见以下几种分型:非浸润性(特发性、家族性心肌病)、浸润性(淀粉样变、结节病)、贮积病(血色病、Fabry 病及糖原累积病)与心内膜心肌病[心内膜心肌纤维化、高嗜酸细胞综合征、类癌心脏病、放射性心肌病及药物性心肌病(蒽环类毒性作用)]。因此,需要进行进一步的检查,如免疫固定电泳、铁代谢以及心脏 MRI 等影像学检查以明确。

治疗过程

药物治疗

①托拉塞米 20 mg bid iv;②螺内酯 20 mg qd po;③美托洛尔缓释片 23.75 mg qd po;④贝那普利 5 mg qd po。

病情变化

心电遥测提示 2 次发作阵发性房颤 0.5~2 小时自行转复窦性(图 31-3)。

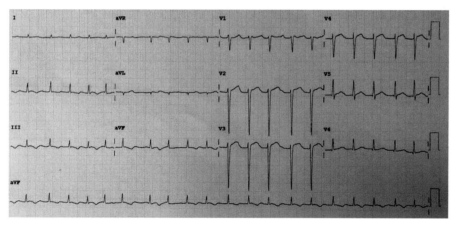

图 31-3 心电遥测

酮症酸中毒:患者因食欲缺乏未规律胰岛素治疗。立即给予胰岛素、补液、纠正电解质紊乱等治疗。随访酸中毒纠正,酮体转阴,血糖 10~12 mmol/L。

进一步检查

(1) 肺动脉 CTA:两肺动脉未见充盈缺损;两肺少许炎症,心包少量积液,两侧胸腔积液伴左下肺节段性不张。

(2) 心脏 MRI:左心室稍大,左心室壁厚度尚可,中部舒张末内径 55 mm,整体收缩舒张活动度降低,LVEF 35.3%,T2WI 心肌信号较低,增强后左心室间壁心肌中层内见条状强化灶(图 31-4)。

(3) 肌电图:糖尿病周围神经损害改变。

(4) 铁代谢:血清铁 26.9 μmol/L,铁蛋白>2 000 μg/L,总铁结合力 30 μmol/L,转铁蛋白饱和度 90%,转铁蛋白 1.22 g/L。

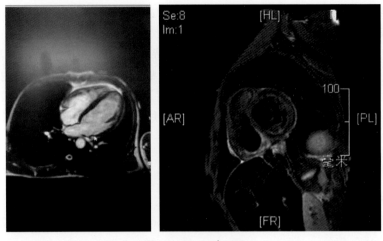

图 31-4　心脏 MRI

（5）激素：如表 31-1 所示。

表 31-1　患者激素水平

项　　目	检测值
睾酮	$<0.087\,ng/dl(9.9\sim27.8)$
硫酸脱氢表雄酮	$0.4\,ng/dl(2.41\sim11.6)$
生长激素（当地医院）	正常
甲状旁腺素	正常

（6）腹部 MRI：肝脏体积增大，肝实质信号不均匀，T1WI、T2WI 像信号明显减低，动态增强后未见异常强化灶。脾脏体积增大，信号减低，可见斑点状 T2WI 低信号影。胰腺及双侧肾脏无殊（图 31-5）。

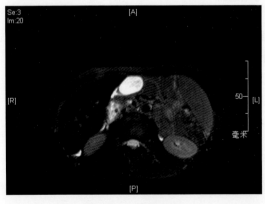

图 31-5　腹部 MRI

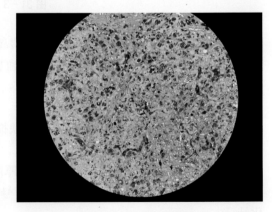

图 31-6　肺穿刺病理

（7）肝穿刺病理（图 31-6）：肝细胞显著色素沉积，汇管区纤维组织增生，少量炎性细胞浸润。铁染色（＋），铜染色（－）。

(8) 骨髓穿刺及铁染色:骨髓增生活跃,髓象中粒系增生活跃伴轻度成熟受限;红系增生活跃且有轻度核小浆少;巨核系增生可。细胞外铁(++),细胞内铁阳性细胞占85%,细胞内铁阴性细胞占15%。

治疗方案调整

(1) 放血治疗:每周1~2次,每次200~400 ml。
(2) ACEI、β受体阻滞剂、胺碘酮、利尿剂、华法林。
(3) 胰岛素治疗糖尿病。

患者在放血疗法中,同时由于经济较窘迫,正积极联系铁螯合剂厂家讨论后续用药及赠药事宜。2017-11-08患者我院随访心超提示LVEF 57%伴轻度二尖瓣狭窄,其余各项指标均处于正常范围,较前明显好转。但患者血清铁仍偏高,有待进一步放血疗法及其他治疗后再次评估铁代谢变化。

最终诊断

原发性血色病(累积肝脏、心脏、胰腺、性腺、皮肤等)。

讨论与评述

根据最新2011年美国肝病研究学会(American Association for the Study of Liver Diseases,AASLD)血色病诊疗指南,广义的血色病又称为铁过度沉积综合征,指肝脏、胰腺、心脏和其他器官因大量铁沉积导致器官功能损害和结构破坏的疾病。按照病因可分为遗传性血色病(hereditary hemochromatosis,HH,即狭义的血色病,*HFE*或非*HFE*基因缺陷)、继发性铁过度沉积(最常见的病因为无效红细胞造血、胃肠外铁超负荷和慢性肝病等)以及混合型。其中继发性铁过度沉积多见于过度输血及慢性肝病,该患者不符合。原发性血色病又称遗传性或特发性血色病,是由先天性铁代谢障碍所致,在白种人中较常见,尤其在北欧人群中的发病率可高达1/200。根据病因可分为*HFE*相关及非*HFE*相关性原发性血色病。*HFE*基因位于第6号染色体短臂(6p21.3),该基因突变会引起第282位的半胱氨酸被酪氨酸取代(C282Y)。非*HFE*相关原发性血色病较少见,占遗传性铁过载疾病的15%或更少,包括幼年型血色病(juvenile hemochromatosis)、转铁蛋白受体2(transferrin receptor-2,*TfR2*)基因突变及膜铁转运蛋白*SLC40A1*基因突变导致的血色病。

血色病早期缺乏特异性临床症状。早期症状包括乏力、嗜睡、关节痛和性能力受损,晚期症状包括关节痛、骨质疏松、肝硬化、肝癌、心肌病、心律失常、糖尿病和性功能减退等(表31-2)。

表31-2 血色病的症状和体征

	症 状	体 征
一般表现	乏力、嗜睡、体重减轻、情绪低落	无
肝脏	腹痛	肝脾肿大、蜘蛛痣、肝掌、男性乳腺发育
心脏	心力衰竭、心律失常	心脏扩大、颈静脉怒张
胰腺	糖尿病	无

（续表）

	症　　状	体　　征
皮肤	无	色素沉着、"古铜色皮肤"、迟发性皮肤卟啉症
内分泌系统	性欲减退、甲状腺功能减退	睾丸萎缩
关节	关节疼痛	关节肿胀

由于缺乏特征性临床表现，且多系统性累及，血色病的诊断非常棘手。2011 年血色病诊疗指南中提到血清铁蛋白（serum ferritin，SF）水平和转铁蛋白饱和度（transferrin-iron saturation，TS）是诊断原发性血色病重要的实验室检查。当转铁蛋白饱和度连续两次大于 45％时，需怀疑原发性血色病。若 SF 和 TS 任一指标异常，则需进行 HFE 基因突变检测。同时，患者的所有一级亲属应进行家族筛查。如果父母一方有 HH，另一方无 HH，其子女应进行铁检查，若为阴性则可排除 HH。由于 18 岁前发展为具有临床症状的 HH 风险很小，对于儿童可当其成年后再进行检测。

本例患者的心脏 MRI 示心脏左心室稍大，左心室壁厚度尚可，中部舒张末内径 55 mm，整体收缩舒张活动度降低，LVEF 35.3％，T2WI 心肌信号较低，增强后左心室间壁心肌中层内见条状强化灶。患者 T2WI 心肌信号较低，同时部分肝脏显像也有类似的表现。结合腹部 MRI 检查：肝脏体积增大，肝实质信号不均匀，T1WI、T2WI 像信号明显减低，动态增强后未见异常强化灶，符合铁沉积的影像学表现，考虑血色病可能性大。同时，患者铁代谢检查证实血清铁含量极高，铁蛋白升高明显。

病理诊断也是血色病诊断依据中不可或缺的一部分。肝脏铁过载的病理组织学检查主要可用于以下方面：①在诊断明确的遗传性铁过载疾病中评估相关的肝脏损伤，尤其是纤维化；②在不能分类的遗传性或获得性铁过载疾病中指导病因诊断，并确定预后；③在研究中对肝脏进行完整和可靠的评估，包括铁超载的鉴别、铁在细胞内和小叶内的分布情况以及铁沉积数量的半定量评估等。肝组织活检标本需要进行常规 HE 染色、Masson 三色染色以及普鲁士蓝染色，后者可以帮助确定肝脏内铁的分布。患者的肝穿刺组织肝细胞内可以见到明显的色素颗粒沉积，汇管区纤维组织有增生，可以看到少量炎症细胞浸润。根据普鲁士蓝染色，可见肝细胞内蓝色铁颗粒的存在。患者病理形态比较典型，符合血色病表现。原发性通常铁沉积在肝细胞内（正如该患者），继发性铁通常分布在肝窦组织细胞内，故该患者应诊断为原发性血色病。

该患者心衰起病，伴 1 型糖尿病病史，体格检查发现皮肤呈古铜色伴色素沉着，辅助检查中发现肝脾肿大、雄激素分泌减少，这些都符合原发性血色病的特征。治疗主要从原发疾病的治疗、改善心功能的治疗以及血糖控制等方面进行。血色病的治疗目标是尽快去除体内过量的铁，并根据铁负荷造成各器官损害的症状进行对症治疗。治疗方法包括以下几种。

（1）静脉放血疗法：该患者选择放血治疗。治疗目标为血清铁水平降低至 50～100 $\mu g/L$，此时可认为多余的铁储积已被清除。每次放血 400～500 ml，其中含 200～250 mg 铁。最初放血可以每周 1 次，这取决于血红蛋白数值。放血治疗期间需要密切监测血红蛋白水平，应保证其不低于标准值的 80％。贫血重而不宜放血者，可用铁螯合剂行转铁治疗。

（2）改善心功能：目前予利尿剂、美托洛尔、ACEI 等改善心力衰竭，患者合并阵发性房颤，有抗凝指证，目前华法林抗凝、胺碘酮控制维持窦律。

（3）血糖管理：血色病可引起血糖升高，一方面与铁直接沉积对胰岛细胞功能的损伤有关，另一方面有最近研究表明肝脏铁沉积与脂肪肝以及肝脏胰岛素抵抗有密切关系。该患者存在 1 型糖尿病，且较难控制，住院期间出现酮症酸中毒，考虑患者胰岛功能较差。在以往的治疗经验中，血色病患者多以胰岛素抵抗为主要病理生理特征，可进一步完善胰岛细胞功能评估。

综上，该病例是较为罕见的以心脏扩大、心功能不全起病的原发性血色病病例。在临床中，我们经常能够遇到心功能不全的患者，但在抗心衰治疗的同时，进行完善的症状、体征、辅助检查，明确其病因也是十分重要的。在本病例中，其 1 型糖尿病的病史、古铜色皮肤及色素沉着的体征，以及铁代谢、腹部 MRI 及肝穿刺病理等，都是对于病因诊断十分重要的线索。本病例让我们对于血色病的诊疗有了深入的了解，同时让我们体会到，作为心内科医生，拥有扎实的内科基础知识以及诊断功底非常重要，只有细致的问诊查体，才能在繁杂的临床工作中发现有助于诊疗的蛛丝马迹。同时，由于血色病是累及多系统的代谢性疾病，因此对于各个器官系统的评估都不可或缺。该病例的讨论过程也让我们体会到多学科团队协作的重要性，通过影像科、血液科、病理科、内分泌科的共同参与，使得我们能够更全面、更系统地了解血色病，从而为患者提供更为有效以及有针对性的治疗。

病例提供单位：复旦大学附属中山医院

整理：徐亚妹，朱雯晴，李智行

述评：葛均波

参考文献

[1] ADAMS P，BRISSOT P，POWELL LW. EASL international consensus conference on haemochromatosis [J]. J Hepatol，2000，33(3)：485 – 504.

[2] SIVAKUMAR M，POWELL LW. Management of human factors engineering-associated hemochromatosis：A 2015 update [J]. World J Hepatol，2016，8(8)：395 – 400.

[3] BARDOU-JACQUET E，MORCET J，MANET G，et al. Decreased cardiovascular and extrahepatic cancer-related mortality in treated patients with mild HFE hemochromatosis [J]. J Hepatol，2015，62(3)：682 – 689.

[4] PIETRANGELO A. Iron and the liver [J]. Liver Int，2016，36(Suppl 1)：116 – 123.

[5] EKANAYAKE D，RODDICK C，POWELL LW. Recent advances in hemochromatosis：a 2015 update：a summary of proceedings of the 2014 conference held under the auspices of Hemochromatosis Australia [J]. Hepatol Int，2015，9(2)：174 – 182

[6] BARDOU-JACQUET E，BRISSOT P. Diagnostic evaluation of hereditary hemochromatosis (HFE and non-HFE) [J]. Hematol Oncol Clin North Am，2014，28(4)：625 – 635.

[7] LI S，XUE J，CHEN B，et al. Two middle-age-onset hemochromatosis patients with heterozygous mutations in the hemojuvelin gene in a Chinese family [J]. Int J Hematol，2014，99(4)：487 – 492.

[8] PELUSI S，RAMETTA R，DELLA CORTE C，et al. Juvenile hemochromatosis associated with heterozygosity for novel hemojuvelin mutations and with unknown cofactors [J]. Ann Hepatol，2014，13(5)：568 – 571.

[9] RADIO FC，MAJORE S，BINNI F，et al. TFR2-related hereditary hemochromatosis as a frequent cause of primary iron overload in patients from CentralSouthern Italy [J]. Blood Cells

Mol Dis，2014，52(2-3)：83-87.

[10] KANWAR P，KOWDLEY KV. Diagnosis and treatment of hereditary hemochromatosis：an update [J]. Expert Rev Gastroenterol Hepatol，2013，7(6)：517-530.

[11] DEUGNIER Y，TURLIN B. Pathology of hepatic iron overload [J]. Semin Liver Dis，2011，31 (3)：260-271.

[12] WOOD MJ，GADD VL，POWELL LW，et al. Ductular reaction in hereditary hemochromatosis：the link between hepatocyte senescence and fibrosis progression [J]. Hepatology，2014，59(3)：848-857.

[13] BRUNT EM. Pathology of hepatic iron overload [J]. Semin Liver Dis，2005，25(4)：392-401.

[14] RAMM GA，RUDDELL RG. Iron homeostasis，hepatocellular injury，and fibrogenesis in hemochromatosis：the role of inflammation in a noninflammatory liver disease [J]. Semin Liver Dis，2010，30：271-287.

病例32 年轻女性，复发性心脏肿瘤

主诉

心脏肿瘤切除术后4年，复发2周余。

病史摘要

患者，女，23岁，未婚，因"心脏肿瘤切除术后4年，复发2周余"入院。患者于2008年3月起出现活动后胸闷、气促，活动耐力明显减退，自行休息后症状明显好转，无明显胸痛、放射痛，无头晕、黑矇等不适。于我院就诊，心超提示左心房肿物（见图32-1）。于我院行左心房肿物切除术，术后病理提示黏液瘤。本次于我院门诊随访复查，心超提示右心房见大小约2 cm×3 cm×3 cm中等回声肿块，见一蒂附着于右心房前壁随心脏收缩摆动，黏液瘤可能（图32-2）。患者为求进一步明确诊断及治疗，门诊收治入院。

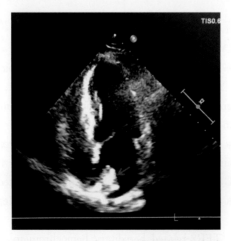

图32-1 2008年5月心超提示左心房肿物约2 cm×2 cm×3 cm，蒂位于左心房顶近房间隔

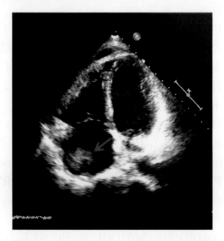

图32-2 2012年10月心超提示右心房内见大小约2 cm×3 cm×3 cm中等回声肿块，见一蒂附着于右心房前壁

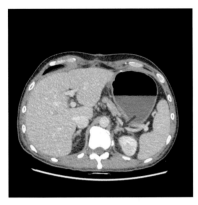

图 32 - 3　2009 年 5 月肾上腺增强 CT 提示左肾上腺结节样增粗

患者既往体健。否认儿童肥胖史。否认慢性病史,否认精神障碍疾病。否认传染病史,无重要药物及毒物接触史。生长于原籍,否认大量饮酒,否认疫区驻留史,否认动物密切接触史。月经规则、经量中等。足月顺产,婴幼儿无殊。未婚,否认性生活史。患者父亲有肾上腺肿瘤及甲状腺瘤病史,叔叔有心房黏液瘤病史,母亲健康。

患者于 2009 年 9 月起出现乏力明显伴进行性体重增加,于我院就诊考虑库欣综合征,肾上腺增强 CT 提示左肾上腺结节样增粗(图 32 - 3),予以行左肾上腺切除术,术后病理提示左肾上腺皮质增生。2010 年 4 月于复旦大学附属华山医院神经外科发现垂体占位(图 32 - 4),予以行垂体肿瘤切除术,术后病理提示垂体微腺瘤。

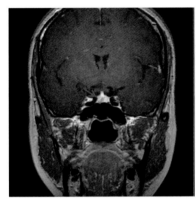
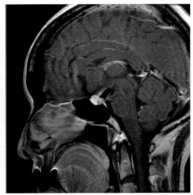

图 32 - 4　2010 年 4 月鞍区增强 MRI 提示垂体占位

入院查体

体格肥胖,满月脸,水牛背,身高 158 cm,体重 70 kg,BMI 28.0 kg/m²。生命体征:T 36.6℃,P 89 次/分,R 20 次/分,BP 116/88 mmHg(左右两侧基本对称)。神清,无急性病容,对答正常。口唇无发绀,无杵状指。双肺呼吸音清,无干、湿啰音。胸部正中及右侧侧胸壁可及陈旧性瘢痕,心率 89 次/分,律齐,各瓣膜听诊区未及明显病理性杂音。腹软,无压痛。双下肢无明显水肿,双侧桡动脉及双下肢足背动脉搏动正常对称。

辅助检查

激素水平(2016.9):血清醛固酮 94 pg/ml,ACTH <10 pg/ml,皮质醇 45 nmol/L↓,黄体生成素 0.30 mIU/ml↓,卵泡刺激素 0.46 mIU/ml↓,雌二醇 29 pg/ml↓,催乳素 0.1 ng/ml↓。

常规化验:血常规、肝肾功能、电解质、血脂、凝血功能、动脉血气、BNP、心肌损伤标志物、尿常规、粪便常规等未见明显异常。

心超:主动脉根部 27 mm,左心房内径 36 mm,LVEDD 43 mm,LVESD 28 mm,室间隔厚度 7 mm,左心室后壁厚度 7 mm,LVEF 65%。右心房内见大小约 2 cm×3 cm×3 cm 中

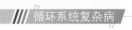

等回声肿块,见一蒂附着于右心房前壁随心脏收缩摆动。轻度二尖瓣反流(图32-2)。

腹部B超:肝右叶实性结节,甲状腺双叶实性结节,均无血流信号。

鉴别诊断

患者为年轻女性,发现心内肿物。结合患者心超及既往病史,考虑患者目前以"复发性心脏肿物"为主要特征,如何进行病因诊断与治疗?

根据患者体征及心超结果,主要考虑心脏肿瘤,首先应注意和心房内球形血栓相鉴别。在超声心动图中可见心房血栓大多出现于左心房后壁,它的异常反射光团缺乏随心动周期迅速移动的特征,左心房血栓常伴发于二尖瓣狭窄,因而也可见二尖瓣活动异常的反射图形。其次应考虑心脏肿瘤良恶性的鉴别。良性肿瘤以心脏黏液瘤最为常见。恶性肿瘤相对于良性肿瘤,基底宽,形态不规则,通常无蒂;呈浸润性生长,可侵入心肌、心腔或向心外膜渗透;可对周边组织造成压迫和阻塞。相对于良性肿瘤,恶性肿瘤倾向于累及多个腔室,通过直接侵袭毁坏瓣膜。恶性肿瘤侵袭范围较大,与正常组织界限不清。其中转移性心脏肿瘤最为常见,机体任何部位的恶性肿瘤,通过直接浸润、淋巴管或血液途径转移至心脏某些部位。几乎机体任何部位的恶性肿瘤均可侵犯心脏,原发灶以肺癌、乳腺癌多见,其次为恶性淋巴瘤、急性白血病、恶性黑色素瘤。检出心外肿瘤是诊断转移性心脏肿瘤的重要依据。本案例中患者心超提示肿瘤蒂长,形态规则,未见心外占位,暂时不考虑转移性肿瘤。

最后诊断

结合患者上述检查结果,结合既往病史及家族史,排除了心房血栓、转移性心脏肿瘤等因素,最终诊断为Carney综合征,右心房肿物(复发性右心房黏液瘤可能)。

治疗与转归

患者入院后内分泌科会诊排除手术禁忌,全麻体外循环下右心房黏液瘤摘除术,经股动静脉建立体外循环,手术沿原正中切口进入,原创面粘连严重,见右心房前壁可及半透明肿块,直径约3cm,基底呈蒂状连于右心房前壁。完整切除肿瘤及周围右心房壁组织。

术后病理:右心房瘤样组织黏液样变性,考虑黏液瘤。送检心肌组织基底切缘未见肿瘤累及。免疫组化结果:Vim(+),CK(-),CD34(血管+),CD31(血管+),Des(肌肉+),calretin(+)。

患者术后复查心超,提示心超:主动脉根部27 mm,左心房内径35 mm,LVEDD 43 mm,LVESD 28 mm,室间隔厚度7 mm,左心室后壁厚度7 mm,LVEF 65%。各腔室大小正常,未见异常团块回声。

患者于我院随访8年,每年行心超,未见心内肿瘤复发。

讨论与评述

1. 心脏黏液瘤的发生与诊治

心脏黏液瘤是成年人中最为常见的原发性良性心脏肿瘤,好发于女性,女性发病率约为男性的3倍,患者的平均年龄为40~50岁,儿童非常罕见。目前一致认为黏液瘤肿瘤细胞起源于位于卵圆窝和心内膜处的原始多能间充质干细胞,可分化为心肌原性细胞、神经内分泌细胞及内皮细胞,因此可发生于心脏的任何位置。据既往文献报道,以左心房最为常见(60%~80%),具体位于房间隔卵圆窝处左心房侧,其次为右心房(15%~28%)、右心室(8%)、左心室(3%~4%),偶有报道称黏液瘤发生于二尖瓣、主动脉瓣、下腔静脉、肺血管。90%的心脏黏液瘤为散发性,仅有5%~10%为家族遗传性。

黏液瘤的临床表现不典型。70%的心脏黏液瘤主要表现为因肿块阻塞心腔而引起的症状,如左心或右心衰竭,并伴有呼吸困难、端坐呼吸、夜间阵发性呼吸困难、肝大、腹水及外周水肿等。黏液瘤可能部分脱落造成栓塞,也可能继发感染,有部分患者因脑梗死或感染性心内膜炎起病确诊。

目前尚没有能使黏液瘤消退、缩小或阻止其继续生长的药物,对于任何心腔的黏液瘤最佳治疗方法就是手术。因为心脏黏液瘤存在着栓塞和猝死的危险,所以一旦确诊,应尽早手术,手术切除常可治愈。

2. Carney 综合征

目前据文献报道,散发心脏黏液瘤患者虽然没有确切的致瘤基因发现,但有20%的散发性黏液瘤合并有基因异常,这部分患者的复发率在12%~40%左右。而家族性心脏黏液瘤往往带有致病基因,多为常染色体显性遗传。其中 Carney 综合征(Carney complex, CNC)是家族性黏液瘤的一个重要亚群,于1985年由 J Aidan Carney 正式描述为由黏液瘤、皮肤色素沉着、内分泌功能亢进所组成的综合征。他们一般同时满足至少以下条件中的2个:皮肤黏液瘤、皮下色素沉着、心脏黏液瘤、乳房黏液纤维腺瘤、垂体腺瘤、原发性色素结节性肾上腺皮质病(primary pigmented nodular adrenocortical disease, PPNAD)同时合并库欣综合征等。

根据目前文献报道,70%以上的 CNC 患者存在 PRKAR1A 基因突变,而合并库欣综合征的 PPNAD 患者超过80%存在该基因突变。该基因位于17q24.2 - 24.3(称为 CNC1 基因座),负责编码蛋白激酶 A 的调节亚基,在 cAMP 信号传导通路中起重要作用。PRKAR1A 基因作为一种抑癌基因,其突变可能与内分泌肿瘤的发生有关,而多数家族的基因突变类型都互不相同。此外,位于 2p16 的 CNC2 基因在 CNC 发病中可能有一定作用,但有待于进一步研究。

CNC 患者的心脏黏液瘤同样需要外科手术切除且术后容易复发,多数患者需要2~3次外科手术。患者确诊后需密切随访,至少每年一次心超检查。患者的自然寿命为50~55岁,正规的随访和治疗可使患者接近正常寿命。最常见的死亡原因是心脏黏液瘤导致的栓塞、心脏术后心肌病或心律失常等。同时患者也可能死于其他器官的恶性肿瘤。

病例提供单位:上海交通大学医学院附属第一人民医院

整理:周任

述评:虞敏

参考文献

[1] 唐颖.心脏黏液瘤的发生、特征和分子生物学机制[J].中国循环杂志,2017,32(7):719 - 720.

[2] 于长江,阿不都沙拉木阿不都拉,艾米热拉依马木,等.Carney 综合征研究现状与进展[J].岭南心

血管病杂志,2020,26(1):110-114.

[3] CERVANTES-MOLINA LA, RAMÍREZ-CEDILLO D, MASINI-AGUILERA ID, et al. Recurrent atrial myxoma in a patient with carney complex. A case report and literature review [J]. Arq Bras Cardiol, 2020,114(4 Suppl 1):31-33.

[4] DELL'AQUILA M, CARBONE A, PENNACCHIA I, et al. Sudden death by massive systemic embolism from cardiac myxoma. Role of the clinical autopsy and review of literature [J]. Cardiovasc Pathol, 2020,49:107244.

[5] KIM CH, JE HG, JU MH, et al. Cardiac myxoma misdiagnosed as infective endocarditis: A case of Carney complex. [J]. J Cardiothorac Surg, 2020,15(1):188.

[6] TIROSH A, HAMIMI A, FAUCZ F, et al. Liver findings in patients with Carney complex, germline PRKAR1A pathogenic variants, and link to cardiac myxomas [J]. Endocr Relat Cancer, 2020,27(6):355-360.

病例33 年轻女性,肺静脉狭窄伴肺动脉高压

主诉

活动后胸闷、气急2年,2个月前咳痰伴咯血1次。

病史摘要

患者,女性,17岁。因"活动后胸闷、气急2年,2个月前咳痰伴咯血1次"入院。近2年来反复出现活动后胸闷、气促,活动耐量明显受限,平路步行300~500米即出现胸闷、气急、乏力,休息后稍好转。2个月前出现咳嗽、咳痰伴痰中带血,于当地医院给予头孢等治疗5天后突发咯血1次,量中等,约20 ml,鲜红色,胸部CT平扫提示双肺纹理增多,右中上肺及左下肺见斑片状高密度影,以右肺中叶为甚,边缘模糊,未见双侧胸腔积液,转上级医院给予止血,抗炎等对症治疗后稍好转。目前患者仍有活动后胸闷、气急,无咯血,否认反复低热、发绀、双下肢水肿、面部红斑、畏光、关节疼痛等其他症状。为进一步明确病因及治疗,转入我院。既往体健。否认儿童肥胖史。否认慢性病史,否认精神障碍疾病。否认传染病史、手术史、外伤史、重要药物及毒物接触史。生长于原籍,否认大量饮酒,否认疫区驻留史,否认动物密切接触史。月经规则,经量中等。足月顺产,婴幼儿无殊。未婚,否认性生活史。父母均健康,否认疾病家族史。

入院查体

体格肥胖,身高165 cm,体重100 kg,BMI 36.7 kg/m²,发育正常,查体配合。生命体征:T 36.6℃,P 120次/分,R 20次/分,BP 116/88 mmHg(左右两侧基本对称)。神清,无急性病容,对答正常。口唇无发绀,无杵状指。双肺呼吸音清,无干、湿啰音。心率120次/分,律齐,可闻及P2亢进,各瓣膜听诊区未及明显病理性杂音。腹软,无压痛。双下肢凹陷性水肿(一),双侧桡动脉及双下肢足背动脉搏动正常对称。

辅助检查

血常规：WBC 7.07×10^9/L，Hb 100 g/L；CRP 49.3；ESR 66 mm/h；动脉血气分析：pH 7.44，PaO_2 74 mmHg，SaO_2 95%；BNP 628.7 ng/L。未见明显异常检验包括：出凝血系列，D-二聚体，心肌酶，肝肾功能，电解质，血脂，血糖，甲状腺功能，肿瘤标志物呼吸道九联，结核抗体，T-SPOT，ASO，类风湿因子，抗核抗体组合，抗双链 DNA 抗体，IgG、IgA、IgM、IgG4，补体 C3、C4，二便常规。

6 分钟步行距离：233 m。

肺功能：通气功能轻度减退（限制性），残气及残总比增高，弥散功能中度减退，气道阻力增高。

心动图：窦速，电轴右偏，右心室肥大（图 33-1）。

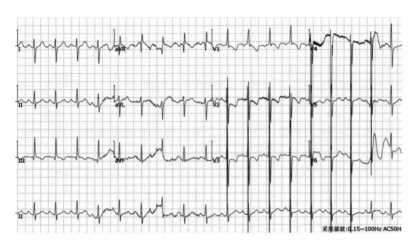

图 33-1 心电图提示右心室肥厚劳损

心脏彩超：主动脉根部 32 mm，左心房内径 36 mm，LVEDD 43 mm，LVESD 26 mm，肺动脉干 27 mm，室间隔厚度 9 mm，左心室后壁厚度 8 mm，LVEF 60%。右心房（48 mm×40 mm）增大，右心室增大（39 mm）；轻度三尖瓣反流，估测肺动脉收缩压 87 mmHg。右下肺静脉连续性湍流峰值 3.0 m/s；左上肺静脉流速峰值 1.8 m/s，左下肺静脉流速峰值 1.4 m/s。

胸部 CT 平扫：双肺纹理增多，右中上肺及左下肺见斑片状高密度影，以右肺中叶为甚，边缘模糊，未见胸腔积液。

初步诊断

①肺静脉狭窄；②肺动脉高压。

诊断和鉴别诊断

患者为年轻肥胖女性，以活动后胸闷、气急为主要表现，伴咳嗽、咳痰，咯血 1 次。心电图提示右心室肥厚劳损。心超提示肺动脉高压（83 mmHg）、右心增大、左心功能正常、肺静脉多普勒提示右下肺静脉流速增加。胸部 CT 平扫提示右中上肺及左下肺见斑片状高密度影。患者以"肺静脉狭窄、肺动脉高压"为主要疾病特征，下一步还需要完善哪些检查？如何进行病因诊断与治疗？

　　根据肺动脉高压和肺静脉狭窄的病因分类，逐一进行排除。肺动脉高压的病因包含五大类：第一类为动脉性肺动脉高压，包括特发性、遗传性、药物或毒物（阿米雷司、芬氟拉明等）、结缔组织疾病、HIV 感染、门脉高压、先天性心脏病、血吸虫病、肺静脉闭锁症等，结合患者病史、既往史、家族史和实验室检查结果可逐一排除；第二类为左心疾病导致的肺动脉高压，患者心超检查未提示左心室收缩/舒张功能异常或瓣膜相关疾病，故可排除；第三类为肺疾病或低氧相关性肺动脉高压，包括慢性阻塞性肺疾病、间质性肺疾病、睡眠呼吸暂停等，患者胸部 CT 平扫未见相关病变，故可排除；第四类为慢性血栓栓塞性肺动脉高压，尽管患者 D-二聚体正常，但需肺动脉 CTA 进一步明确；第五类为其他原因不明和/或多种因素导致的肺动脉高压，包括结节病、纤维性纵隔炎、肿瘤压迫阻塞等，需进一步胸部增强 CT 或 PET/CT 检查明确。另一方面，肺静脉狭窄的病因包括先天性发育因素（如肺静脉数量/直径异常与分流异常等）和后天性因素（如肺静脉钙化、肿瘤或其他组织压迫、纤维性纵隔炎、射频消融术并发症等）。因此将病因诊断聚焦于肺血管血栓性疾病、结节病、肿瘤压迫、纤维性纵隔炎、先天性肺静脉发育异常等方面，故需要进一步完善胸部 CT 增强、PET/CT 和病理组织学检查。

进一步检查

　　胸部 CT 增强：双侧肺静脉狭窄，双侧肺动脉未见明显充盈缺损。纵隔大血管周围软组织影，边界欠清，增强呈轻度强化。两肺少许炎症。

　　PET/CT：右肺上中叶及左肺上叶舌段斑片浸润影，显像剂异常浓聚，标准摄取值（standard uptake value，SUV）$_{max}$ 约为 4.4，考虑炎症性改变可能。纵隔大血管周围软组织增厚，显像剂异常浓聚，SUV$_{max}$ 约为 5.3。纵隔（2R 组）淋巴结显示，显像剂异常浓聚，SUV$_{max}$ 约为 5.0，考虑炎症性改变可能。两侧肺门未见异常肿大淋巴结或淋巴结浓聚（图 33-2）。

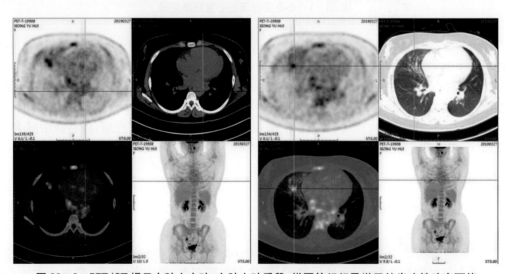

图 33-2　PET/CT 提示右肺上中叶、左肺上叶舌段、纵隔软组织及淋巴结炎症性改变可能

　　组织病理：支气管镜下纵隔肿块活检为血液成分及纤维组织病变。酶标：TTF-1（－）、P40（－）、CK（－）、CD56（－）、NapsinA（－）。未找到癌细胞。

治疗与转归

患者接受了左上/左下/右上/右下肺静脉支架植入术,右心导管检查提示术后肺动脉压、肺静脉压及肺血管阻力均较术前显著降低(表33-1)。

表 33-1　右心导管测压

指　　　标	术前(mmHg)	术后(mmHg)
右心房压	12/3(6)	10/3(5)
肺动脉压	82/26(45)	45/20(28)
左心房压	14/4(7)	19/8(12)
左上肺静脉压	42/23(29)	24/12(16)
左下肺静脉压	36/22(27)	24/13(16)
右上肺静脉压	34/18(23)	25/10(15)
右下肺静脉压	33/22(25)	24/10(15)
肺血管阻力	7.8	2.75

患者于支架术后两个月来院随访,自诉活动后胸闷、气促症状明显缓解,指脉氧饱和度99%。复查6分钟步行距离440 m,较前明显改善。复查心脏彩超左心房、左心室内径正常,左心房于右下、左上及左下肺静脉入口处分别见支架回声,右上肺静脉入口处似见支架回声,彩色及脉冲多普勒于右下肺静脉开口处仍测及快速血流,连续多普勒估测其峰值流速约1.7 m/s。连续多普勒估测左下肺静脉峰值流速约0.79 m/s。左心室壁不增厚,静息状态下收缩活动未见明显异常。右心房内径(50 mm×40 mm)正常、右心室内径(41 mm)仍略增大,肺动脉不增宽,连续多普勒据轻度三尖瓣反流估测肺动脉收缩压约54 mmHg。提示肺静脉峰值流速和肺动脉压力均较前下降。

最后诊断

结合患者上述检查结果,排除了血栓性疾病、结节病、肿瘤压迫、先天性肺静脉发育异常等因素,最终考虑纤维性纵隔炎。

讨论与述评

纤维性纵隔炎(fibrous mediastinitis,FM)一种少见的纵隔疾病,又称为慢性纤维性纵隔炎、纤维化纵隔炎、纤维素性纵隔炎、纵隔纤维化、硬化性纵隔炎。其特点是纵隔内纤维组织增生,并压迫纵隔内血管(肺动脉、肺静脉、上腔静脉及胸主动脉等)、支气管或食管等重要结构,从而引起相应临床症状(咯血、肺心病、反复肺部感染等)。其病因可能继发于感染(如组织胞浆菌、结核、真菌等)或非感染性疾病(如结节病、自身免疫性疾病等),也可能无明确发病原因,即为特发性。病理组织学特点为:大量纤维组织增生伴胶原化,增生的纤维组织内淋巴细胞呈弥漫性或灶性分布,部分区域淋巴滤泡形成,排列成小梁状,有时可见灶性浆细胞或嗜酸性细胞。FM患者的临床症状和体征主要表现在三个方面:①基础疾病或伴随疾病的表现;②病灶本身引起的症状;③并发症的症状,主要为肺门及纵隔各管道结构狭窄或闭塞引起,以及心包积液或胸腔积液等表现。目前,国际公认的 FM 的诊断依据主要包括:①纵隔、肺门结构受压引起的症状体征;②典型的 CT 改变;③典型的病理改变。鉴别诊断包括纵隔肿瘤、肉芽肿样纵隔炎以及其他纵隔疾病。

FM 的治疗主要有糖皮质激素、外科手术、血管介入治疗。目前对于糖皮质激素的治疗效果存在争议,其原因可能与 FM 的异质性有关。近年来的研究发现,特发性 FM 可能与自身免疫失调有关,因此此类患者使用糖皮质激素可能通过抗炎、调节免疫从而改善组织纤维化;而对于继发于感染的 FM,糖皮质激素不能改变修复已经形成的纤维化组织,因此该类患者糖皮质激素治疗的反应性较差。此外,另一方面,对于因纵隔内管道组织受累及引起明显症状的患者,可以考虑手术治疗或血管介入治疗以改善压迫症状。手术治疗不仅可明确病变组织病理性质,同时能够改善病变组织对纵隔内结构的压迫,且重复手术率相对较低;而对于合并腔静脉狭窄、肺动脉狭窄、肺静脉狭窄,可予血管支架植入以改善血管狭窄。一项对梅奥医学中心 1998 年至 2007 年间诊断为纤维性纵隔炎患者的临床随访数据显示,共有 15 例患者因压迫症状而接受肺动脉、肺静脉或上腔静脉支架植入术,手术的安全性及疗效性得到肯定,但超过半数患者术后 6～12 个月发生支架再狭窄现象,该并发症需引起重视。另外,对于原发疾病明确的,需针对原发疾病治疗。但对于既往感染患者,无须再针对病原体治疗。对于合并免疫系统疾病的,需要同时治疗免疫系统疾病。

病例提供:上海交通大学医学院附属胸科医院

整理:潘欣,张维峰

述评:何奔

 参考文献

[1] 王雅敏,江国强.纤维性纵隔炎一例并文献复习[J].中国呼吸与危重监护杂志,2018,17(6):593 - 598.

[2] ROSSI SE, MCADAMS HP, ROSADO-DE-CHRISTENSON ML, et al. Fibrosing mediastinitis [J]. Radiographics, 2001,21(3):737 - 757.

[3] PEIKERT T, COLBY TV, MIDTHUN DE, et al. Fibrosing mediastinitis: clinical presentation, therapeutic outcomes, and adaptive immune response [J]. Medicine (Baltimore), 2011,90(6): 412 - 423.

[4] ROSSI GM, EMMI G, CORRADI D, et al. Idiopathic mediastinal fibrosis: a systemic immune-mediated disorder. A case series and a review of the literature [J]. Clin Rev Allergy Immunol, 2017,52(3):446 - 459.

病例34 反复血性心包积液原因待查

主诉

反复气促乏力 4 个月余。

患者,女性,31 岁,新疆阿拉尔市人,汉族,因"反复气促乏力 4 个月余"入院。患者 2016 年 9 月底出现反复出现胸闷、气促、乏力,伴干咳。无咳痰、咯血、发热、盗汗、消瘦,无皮疹、关节疼痛。至当地医院就诊,胸腹部 CT:多浆膜腔积液。心脏超声:中-大量心包积液。肿瘤标志物、免疫球蛋白、自身抗体、补体 C3、C4 均未见异常;T - spot 阴性。2016 - 10 - 28 心包积液示血性,Rivalta 试验阳性,乳糜试验阴性,未找到肿瘤细胞及抗酸杆菌;心包积液结核杆菌抗体试验阳性。支气管镜检查:未见明显异常。盆腔 CT:未见明显异常。B 超:肝、胆、胰、脾、双肾未见明显异常;双侧颈部淋巴结肿大;双侧腋窝未见明显肿大淋巴结。于 2016 - 11 - 24 开始利福平、异烟肼、乙胺丁醇抗结核治疗。2017 年 1 月底再发胸闷、气促,现为求进一步治疗,收住我院。否认高血压、糖尿病史,否认烟酒史;发病前曾有脚踝处铁钉外伤史,生于原籍,否认疫区驻留史,否认吸烟酗酒史;月经规则、经量中等。已婚,育有 1 子。父母均健康,否认家族遗传病史。

T 36.5℃,P 100 次/分,R 17 次/分,BP 108/76 mmHg。神清,贫血貌。胸廓无畸形,双肺叩诊清音,听诊呼吸音清。心界增大,心率 100 次/分,律齐,未及病理性杂音。腹部平软,肝、脾肋下未及,肝肾区无叩击痛。双下肢无水肿,神经系统检查(一)。

血常规:Hb 81 g/L;肝肾功能、电解质、血糖、血脂正常;T - SPOT 阴性;CRP 17.4 mg/L;肿瘤标志物全套、自身抗体全套、免疫球蛋白、补体、RF、抗"O"、甲状腺功能均正常;免疫固定电泳(一)。

心电图(2017 - 02 - 08):窦性心律,Ⅱ、Ⅲ、AVF、V3～V6 导联 T 波倒置(图 34 - 1)。

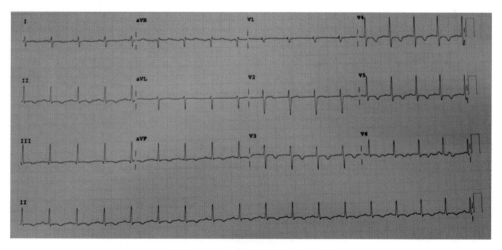

图 34 - 1　心电图(2017 - 02 - 08)

心超(2017 - 02 - 08):左心房室大小正常,室壁厚度正常,LVEF 70%;中量心包积液(舒张期分布于左心室后方 15 mm,右心室游离壁前方 12 mm,左心室侧方 17 mm,右心室侧方 12 mm,右心房顶周围 7 mm,右心室膈面 18 mm,其内见条索样回声,主要分布于左心室前侧方）。

PET/CT：①心包右心房旁代谢性异常增高灶，恶性病变不除外；心包增厚；双侧胸水；②双肺多发小结节，建议密切随诊；食管下段代谢增高，炎性病变可能，必要时食管镜检查；③双侧颈肩部棕色脂肪；头、颈、胸、腹部和盆部其余部位未见明确代谢异常增高病灶（图34-2）。

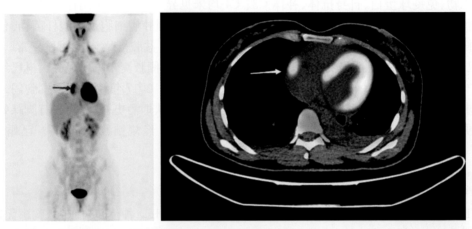

图34-2　PET/CT(2017-02-18)

初步诊断

心包积液待查：肿瘤？结核？寄生虫？子宫内膜异位症？

进一步检查

1. 心包穿刺＋心包积液送检（表34-1、表34-2）

（1）2017-02-09行超声定位下心包穿刺引流置管术，引流500 ml血性液体。02-10至02-14每日引流100 ml左右血性液体。02-15拔管。

表34-1　心包积液常规检查(2017-02-10)

项　目	结　果	单　位
颜色	红色	
透明度	混浊	
凝块	无	
蛋白定性试验	++	
比重	1.040	
红细胞	384万	/mm³
白细胞	2030	/mm³
淋巴细胞	44	%
中性粒细胞	56	%

表 34-2　心包积液生化检查(2017-02-10)

项　目	结　果	单　位
LDH	455.0	U/L
CL⁻	98.9	mmol/L
K⁺	3.5	mmol/L
Na⁺	135.5	mmol/L
体液尿素氮	4.2	mmol/L
体液肌酐	61.0	μmol/L
体液白蛋白	34.94	g/L
体液蛋白	55.3	g/L
体液葡萄糖	3.6	mmol/L

(2) 腺苷脱氨酶(adenosine deaminase，ADA)15 U/L，LDH(心包积液/血浆)2.23 U/L，白蛋白(心包积液/血浆)0.94 g/L；心包积液厚涂片找抗酸杆菌、肿瘤细胞阴性，心包积液细菌培养阴性；血液及心包积液寄生虫检查阴性(表 34-3)。

表 34-3　血清抗体检验报告单(2017-02-13)

编　号	检查项目	结　果	备　注
1	囊虫	阴性	心包积液
2	肺吸虫	阴性	心包积液
3	华支睾吸虫	阴性	心包积液
4	血吸虫抗体	阴性	心包积液
5	包虫	阴性	心包积液
6	旋毛虫	阴性	心包积液
7	曼氏裂头蚴	阴性	心包积液
8	弓形虫 IgG	阴性	心包积液
9	广州管圆线虫	阴性	心包积液
10	线虫	阴性	心包积液

胸部 CT 平扫＋增强：2017-02-13 检查示心包积液(图 34-3A)，右心房处占位病灶较 2016-10-12 明显增大(图 34-3B)。增强显示右心房壁外侧心包脏层约 42 mm×18 mm 低回声带，内见丰富血流信号。

心脏 MRI 平扫＋增强(2017-02-16)：右心房前缘占位(与右心房壁关系密切，包绕右冠状动脉)，血管肉瘤概率大(图 34-4)。

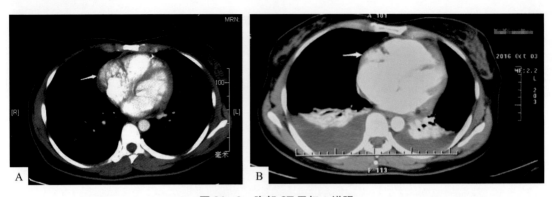

图 34-3　胸部 CT 平扫＋增强

A. 2017-02-13；B. 2016-10-12

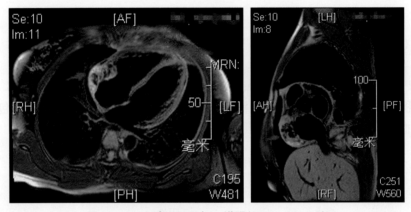

图 34-4　心脏 MRI 平扫＋增强(2017-02-16)

　　心脏占位切除术＋右心房重建术(2017-02-21)：术中经食管超声心动图示右心房游离壁见跨壁范围约 42 mm×20 mm 蜂窝状团块样回声，彩色多普勒见其内丰富血流信号，位置固定，活动度低；邻近上腔静脉入口；心包腔内见少量积液(图 34-5)。

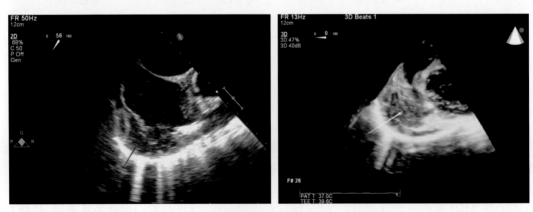

图 34-5　经食管超声心动图(2017-02-21)

手术过程(图 34 - 6):打开心包,见心包与心外膜多处粘连,淡黄色包裹性心包积液约100ml,予以吸尽,见右心房游离壁黑灰色占位,面积约 4 cm×3 cm,触之略硬,与周围组织分界不清,并与右侧邻近心包粘连。取肿物中心处组织约 1.5 cm×1 cm×0.5 cm。送术中快速冰冻病理。术中冰冻示送检组织大部分为增生纤维组织,可见渗出纤维素,局灶区见增生的异型核深染细胞,不排除肿瘤性病变,因病变组织太少,最终结果待常规术后病理。依次行升主动脉、上腔静脉、下腔静脉插管建立体外循环,阻断升主动脉,切开右心房,探查三尖瓣瓣叶及瓣环未累及,右冠状动脉未累及。完整保留三尖瓣及右冠状动脉,分离并切除右心房肿物约 4 cm×3 cm×1.5 cm,肿物切面黄白色鱼肉样,较多处组织内出血,结构呈海绵状,血窦丰富,与右心房腔内相通,血窦内局部血栓形成。切除肿瘤累及之邻近心包约 6 cm×5 cm。取自体心包约 4 cm×4 cm,3 - 0prolene 连续缝合重建右心房游离壁。右心室收缩功能未见明显异常。心电监护示窦性心律。术后食管超声提示右心房壁占位清除术后未见异常。

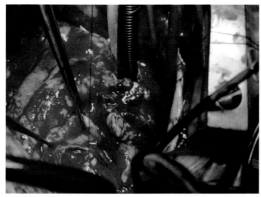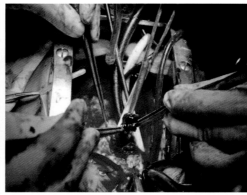

图 34 - 6　心脏占位切除术＋右心房重建术(2017 - 02 - 21)

术中冰冻病理:送检组织大部分为增生纤维组织,可见到渗出纤维素,局灶区见增生的异型核深染细胞,不排除肿瘤性病变,因病变组织太少,最终结果待常规。

术后病理:(右心房室沟)血管肉瘤,Ⅲ级,肿瘤浸润心肌组织。壁层心包可见肿瘤组织累及(表 34 - 4)。

表 34 - 4　肿瘤组织病理报告(2017 - 02 - 21)

巨检	灰黄灰褐不规则组织一枚,大小 6 cm×3 cm×1.2 cm,切面灰褐质软,结构欠清。另送壁层心包组织,大小 6 cm×6 cm×5 cm,壁厚 0.3 cm,内侧附着灰褐质软物。
病理诊断	(右心房室沟)血管肉瘤,Ⅲ级,肿瘤浸润心肌组织。 (壁层心包)可见肿瘤组织累及。 免疫组化(2017 - N03454): 17S06694 - 001:CD34(＋), F8(部分＋), FLI - 1(＋), Erg(＋), Ki - 67(密集区 60％阳性), S - 100(部分＋), CK 广(－), EMA(个别＋), Keratin(个别＋), TLE - 1(散在＋), Vim(＋), CD56(＋), SMA(－), BCL－2(＋), DES(－), myoD1(－), mylgenin(－) Capolin(部分＋), CD117(＋) 2017 - 03 - 01 补充报告: 检测项目:双色荧光原位杂交　检测编号:FISH2017 - 0374　检测蜡块:17S06694 - 001 检测结果: SS18 分离探针检测结果示未见 SS18 基因分离,提示 FISH 检测结果为阴性。

切除的肿瘤组织（大体标本、HE染色和CD34＋免疫组化染色）如图34－7所示。

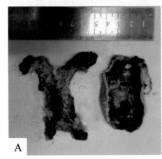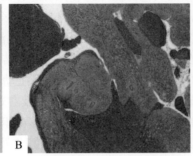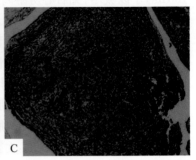

图34－7　切除的肿瘤组织

A. 大体标本；B. HE染色；C. CD34＋免疫组化染色

患者术后恢复可，2017－04－13心脏超声示右心房壁占位术后；未见明显异常。2017－04－15胸部平扫＋增强CT：两肺结节，较2017－02－13片进展，考虑转移；两侧腋窝稍大淋巴结。提示肺转移，建议化疗。患者回到当地后，完成4个疗程的化疗，方案为紫杉醇＋吉西他滨。复查胸部CT结节明显减少。

最终诊断

心脏血管肉瘤。

治疗及转归

心脏肿瘤有如下特点：①罕见，尸检结果提示发病率为0.0017％～0.033％。②其中25％是恶性，肉瘤是原发性心脏恶性肿瘤的最主要类型。③好发于成人，好发年龄为30～50岁，男性多于女性。④可发生于心脏任何部位，以右心最为常见，约占93％，特别是右心房和心外膜，其次好发于左心房、右心室、左心室。⑤早期诊断困难，恶性程度高，预后差。浸润性生长和转移，常浸润心肌、瓣膜和心包，甚至可以转移到冠状动脉。早期体积较小，对血流动力学影响较小，往往无明显临床症状，不易被发现。⑥心包积液反复发作——不要遗漏少见疾病；心包积液找肿瘤细胞阴性——不要轻易排除肿瘤。

间叶来源恶性肿瘤发病率很低，属于少见肿瘤，血管肉瘤发生率则更低，一般在皮肤、肌肉、骨骼多见，心脏罕见。有皮下结节、骨痛、肌痛及颌面部的肿瘤容易以肿块出血起病。没有特异的临床表现，以肿瘤累及位置引起的症状为主。诊断比较困难，基本都依赖于病理。该病例最终病理诊断是血管肉瘤。心脏恶性肿瘤并不常见，血管肉瘤是心脏最常见的恶性肿瘤。这种肿瘤病理形态因病例而异，可以是分化好、交通状的血管腔隙，这种情况下通过形态即可作出诊断。也可以主要由梭形细胞或未分化细胞组成的差分化肿瘤，这个时候瘤内血管形成不明显，需要免疫组化标记证实。该病例肿瘤分化差，以梭形肿瘤细胞为主，可以见到形成欠佳的管腔结构，边界不清楚，浸润性生长，侵犯心肌组织。需要与其他梭形细胞为主的肉瘤鉴别，包括与恶性周围神经鞘膜瘤、滑膜肉瘤、多形性未分化肉瘤、平滑肌肉瘤、横纹肌肉瘤等鉴别。这个病例免疫组织化学染色提示血管内皮源性标记CD34、erg、Fli1、F8等染色阳性，肌源性、神经源性、滑膜肉瘤相关标记呈阴性反应，证实其血管内皮来源,符合血管肉瘤。HE 染色可以看到分化差的肿瘤组织实性片状生长,部分呈乳头状结构。为了排除滑膜肉瘤,我们做了一个 SS18 基因的检测,结果阴性,排除滑膜肉瘤。本例为右心房壁占位包绕 RCA 并累及邻近心包(延迟增强心包强化)。心脏 MRI 信号特点:信号混杂,T2WI 上见流空血管影,T1WI 病灶内见小片状高信号(提示病灶内出血)。增强后强化明显且不均匀,上述征象考虑血管肉瘤机会大。转移瘤是心脏最常见的恶性肿瘤,血管肉瘤是心脏最常见的原发恶性肿瘤,约 75% 位于右心房壁。主要鉴别诊断包括淋巴瘤和横纹肌肉瘤。淋巴瘤也是最好发于右心房,有几点可以帮助鉴别:淋巴瘤发病年龄较血管肉瘤大;淋巴瘤常环绕血管周围生长,血管肉瘤包绕血管一般<180°;淋巴瘤强化一般均匀无坏死,强化程度不及血管肉瘤;弥散加权成像(diffusion weighted imaging, DWI)上为明显高信号。

心脏血管肉瘤目前治疗以手术为主,但如果累及范围广,尤其出现转移,预后极差。目前针对血管肉瘤放化疗都不敏感,但如果是晚期肿瘤患者,还是要考虑接受姑息性的化疗,争取改善症状以延长生存期。姑息性化疗没有疗程之说,如果有效就长期做化疗,但一般到四五个月就失效了。血管肉瘤的化疗参考软组织肿瘤的有效方案,以大剂量蒽环类药物和铂类药物为主。但因为蒽环类药物对心脏的毒性限制了这类药物在心脏血管肉瘤中的应用。所以这位患者可以考虑采用紫杉类和吉西他滨这一些抗微管的新型化疗药物。在应用过程中也要注意这类药物有引起心律失常的风险。VEGF 抑制剂在这类肿瘤上的效果还是很明显的。VEGF 是广谱的,但只是所谓的"广撒网"而已。更明显的是有一些检测到更敏感的基因突变,如 c-MET 之类,效果会更好。软组织肉瘤是肿瘤科医生都比较头疼的一个类型,表现特别多样,而且发病往往年轻,对于不确认、有效性很低的治疗方案,如果能根治,也就不再考虑多用术后辅助化疗,以免心脏毒性影响后续生存。目前软组织肿瘤的靶向药物也有新的研究进展,如帕唑帕尼,是干扰肿瘤存活和生长所需的新血管生成的新型口服血管生成抑制剂,靶向作用于血管内皮生长因子受体(VEGFR),通过抑制对肿瘤供血的新血管生成而起作用,已经被批准在软组织肿瘤中使用,较目前的化疗方案可能更有效。但同样需注意抗血管类药物的心脏毒性。很多软组织肿瘤范围大或累及重要器官,往往无法手术。总的说来,这类患者的预后较差,如果没能够根治性手术切除的话,五年生存率低于百分之十。可以试用新辅助化疗,但因为没有效方案,所以也很难达到退缩的效果。新进展还在于寻找治疗靶点,行全基因检测,肿瘤能找到有效治疗靶点的话更好。

外科手术切除是首选治疗,可联合放、化疗。心脏原发性血管肉瘤预后极差,平均存活不超过 1 年。手术难以完全切除,术后复发率高。放化疗可部分缓解患者症状并延缓肿瘤发展,但并无报道提示可提高远期生存率,且放化疗会显著降低患者生活质量。

病例提供单位:复旦大学附属中山医院

整理:章轶琦,吴宏宪,邓理湘

述评:葛均波

参考文献

[1] LUK A, NWACHUKWU H, LIM KD, et al. Cardiac angiosarcoma: a case report and review of

the literature [J]. Cardiovasc Pathol, 2010,19(3):e69 - e74.

[2] ZHANG R, LI L, LI X, et al. Primary cardiac angiosarcoma: A case report [J]. Medicine (Baltimore), 2017,96(42):e7352.

[3] COLIN GC, SYMONS R, DYMARKOWSKI S, et al. Value of CMR to differentiate cardiac angiosarcoma from cardiac lymphoma [J]. JACC Cardiovasc Imaging, 2015,8(6):744 - 746.

[4] KUPSKY DF, NEWMAN DB, KUMAR G, et al. Echocardiographic features of cardiac angiosarcomas: the Mayo Clinic experience (1976 - 2013) [J]. Echocardiography, 2016,33(2): 186 - 192.

[5] WANG M, FU G, JIANG H, et al. Multimodality treatment for cardiac angiosarcoma [J]. Intern Med, 2014,53(17):1949 - 1953.

索引